本书为国家社会科学基金项目最终成果

新型农村医疗保障制度研究

——以沿海地区为视角

林淑周　著

知识产权出版社

内容提要

建立健全新型农村医疗保障制度对于我国转变经济增长方式，社会主义新农村建设和实现城乡社会统筹发展具有重要意义。本书以东部沿海地区为主要视角，首先论述了中国农村医疗保障制度的发展历程，其次对沿海地区新型农村医疗保障制度建设的成效、经验与存在的问题及农民参与新型农村合作医疗行为进行了较全面的分析，接着介绍了沿海地区新型农村医疗保障典型模式，并从公平性、效率性和可及性三个方面对新模式进行评价，然后对沿海地区与内陆地区在农村医疗保障制度建设的共性和差异性方面进行了比较，最后介绍了国外农村医疗保障制度模式及我国农民的就医行为，并针对农民的需求较系统地提出了建立健全新型农村医疗保障制度的政策建议。

责任编辑：贺小霞

图书在版编目（CIP）数据

新型农村医疗保障制度研究：以沿海地区为视角/林淑周著．—北京：知识产权出版社，2010.9

ISBN 978-7-5130-0152-6

Ⅰ.①新… Ⅱ.①林… Ⅲ.①农村—医疗保障制度—研究—中国 Ⅳ.①R199.2

中国版本图书馆 CIP 数据核字（2010）第 165730 号

新型农村医疗保障制度研究——以沿海地区为视角

林淑周　著

出版发行：知识产权出版社

社　　址：北京市海淀区马甸南村 1 号　　邮　　编：100088

网　　址：http://www.ipph.cn　　邮　　箱：bjb@cnipr.com

发行电话：010-82000860 转 8101/8102　　传　　真：010-82005070/82000893

责编电话：010-82000860 转 8129　　责编邮箱：2006HeXiaoXia@sina.com

印　　刷：北京富生印刷厂　　经　　销：新华书店及相关销售网点

开　　本：787mm×1092mm　1/16　　印　　张：16.75

版　　次：2011 年 1 月第 1 版　　印　　次：2011 年 1 月第 1 次印刷

字　　数：272 千字　　定　　价：38.00 元

ISBN 978-7-5130-0152-6/R·031（3089）

目 录

导　论

一、研究背景及意义

（一）转变经济发展方式为构建完善的农村医疗保障制度带来了新机遇，提出了新要求

改革开放30年来，我国开始由生存型社会步入发展型社会。广大社会成员在解决了温饱问题以后，全社会的需求结构发生了明显变化。突出地表现为从私人产品的短缺转变为公共产品的短缺，人们从对物质的追求到对人自身全面发展的追求。这些需求结构的战略性变化对经济发展方式转型提出了新要求。这就是只有加快推动我国经济增长由主要依靠投资、出口拉动向主要依靠消费、投资、出口协调拉动转变，由主要依靠增加物质资源消耗向主要依靠科技进步、劳动者素质提高、管理创新转变，才能更好地应对可以预见和难以预见的国际风险，不断提高我国经济的国际竞争力，才能更好地发展社会生产力；不断满足人民群众日益增长的物质文化需要，才能加快解决经济发展中不平衡、不协调、不可持续的问题，切实推动科学发展，保持社会和谐稳定。这就要求我们必须加快发展社会事业和改善民生，始终坚持把发展社会事业和改善民生作为贯彻落实科学发展观的重要任务，作为全面建设小康社会的迫切要求，作为转变经济发展方式、扩大国内需求的重要途径。在此背景下更突显了社会保障在改善民生、转变发展方式中的重要作用。完善的社会保障体系不仅应当成为国家发展的基本民生目标，而且应当成为国家协调经济社会发展、调控收入分配格局、促进经济发展战略转型和转变经济增长方式的重要工具与手段。

1. 完善的医疗保障制度是扩大内需、转变经济发展方式的制度保证

扩大内需，意味着扩大消费。居民消费行为受其永久收入支配，因此改变居民收入预期的一项重要举措就是完善社会保障制度。人们的储蓄与消费行为和社会保障制度有着不可分割的密切联系，社会保障越是相对完善，人们的消费就越

大；相反，社会保障越是相对欠缺，人们就越是追求储蓄，借此来抵御可能产生的风险。只有完善社会保障制度，才能减少居民收入的不确定性，从而增加居民的收入预期，进而促进居民消费增加，最终拉动经济增长；而经济增长又能创造更多的产出，从根本上增加居民的永久收入，两者形成良性循环。社会保障不仅是经济危机条件下消除民众恐惧、安定人心、维护社会长治久安的重要举措，而且对于拉动消费、遏制衰退、刺激经济复苏具有特殊重要的作用。19 世纪 70 年代德国的经济危机和 20 世纪 30 年代美国的经济大萧条，分别促成两国建立起比较完善的社会保障体系，并最终帮助两国战胜萧条，走出经济泥淖。日本在 20 世纪 80 年代长达 10 多年的经济停滞期间，国民仍能保持很高的生活水准，社会保障体系功不可没。❶

只有进一步完善养老保障、医疗保障、教育保障、住房保障、就业援助、低保等制度，大幅度提高社会保障水平，把解决全民社保问题作为有利于启动消费的基本着力点，才能通过社会保险流向中低收入群体对拉动内需带来的乘数效应，形成完善的社会保障制度促进消费、消费促进经济增长的良性循环，它不仅是构建和谐社会的一项重要举措，也是拉动内需和促进经济发展方式转变的一项制度保证。（肖严华，2009）

农村消费潜力巨大，是扩大内需的主要方向。农村社会保障体系的完善有助于增加农民对未来的稳定预期，减少农民的预防性储蓄，促进消费，扩大内需，增加消费对经济增长的贡献份额，实现经济增长由主要依靠投资、出口拉动向依靠消费、投资、出口协调拉动的转变。

在农村社会保障中，医疗保障制度是最为迫切需要建立的。广大农民对医疗保障制度的需求和关心超过了其他任何一项保障制度。据有关研究表明，养老保障和医疗保障是农民最迫切希望得到的社会保障。“与养老保障相比，医疗保障显得更为重要，医疗保障已成为农村居民的第一保障需求，医疗风险较养老风险更大。”（梁鸿，1998）

2. 完善的医疗保障制度是人的全面发展的根本保证

从生存型向发展型社会转变的一个显著特点是人们开始将从关注生产力的解

---

❶ 刘文海．“十二五”期间我国社会发展面临的挑战。http://www.leaders-re.com/news.aspx? id = 8123&2010-01-12.

放逐步转向更加关注人的解放，从关注经济发展逐步转向更加关注人的全面发展，实现以人力资本的积聚和软实力的增强推动经济社会的全面协调可持续发展。在未来中国发展战略中，人力资本将会被摆上更为突出的位置。人口不再仅被看成控制和管理的对象，而将成为服务、投资和发展的目标。通过人力资本的开发和积聚，通过统筹应对和解决人口数量、素质、结构、分布和安全等问题，促进人口与经济、社会、资源、环境的协调和可持续发展。

未来几十年，随着城镇化加速，农村人口将成为中国持续发展的重要人力资本来源。无论现在还是未来，农村和农民都是需要我们特别关注的重点和难点。实现我国农村由生存型向发展型社会的转变，实现7亿农民的真正现代化，对中国的长远发展和真正复兴具有十分重要的意义。而其中的核心，在于农民人力资本的开发、提升和积累。健康是人力资本的重要基础，而农民的健康又离不开健全的医疗保障的实施。樊明（2005）研究发现，当劳动者面临健康不良时，劳动供求双方均需要作出回应和调整；在供给方面，工人将主动对劳动力参与和工作时间进行调整，还可能调换工作来适应其下降了的健康状况；在需求方面，由于健康状况下降导致边际生产率下降，对该工人的劳动服务的需求将下降，导致对其劳动市场表现带来负面的影响。实证研究的结果发现，健康不良和所选的大部分疾病对劳动参与率、就业和工资有显著的负面影响。因此，加快建立健全农村医疗保障制度、提高农民的健康水平、促进人力资本积累、提高劳动生产率是实现经济增长由主要依靠增加物质资源消耗向主要依靠科技进步、劳动者素质提高和管理创新转变的动力。

（二）农村公共卫生和医疗保障发展仍面临着严峻形势和压力

新中国成立50多年来，尤其是20世纪80年代经济体制改革以来，农村改革取得了举世瞩目的成就，农民收入水平、生活和教育水平都得到了不同程度的提高，农村卫生工作成绩显著，农民的健康得到了一定改善。但农村卫生工作目前仍存在许多令人担忧的问题，尤其是农村医药费用上涨迅速，超过了农民经济收入增长，医疗保健覆盖率低、疾病经济负担重等严重影响农民对卫生服务的利用，农民因病致贫、因病返贫的问题远没有得到有效解决。

1. 农村医疗服务能力落后

从总体上看，我国农村基层医疗卫生机构的设施条件普遍比较落后，公共卫生和预防保健服务得不到有效保证。突出表现为人员素质不高，技术水平有限；卫生服务机构的设备短缺，必备物品老化；三级网络功能不强（县、乡、村彼此分散）。许多中西部地区乡镇卫生院缺乏基本设施，部分贫困地区卫生院还停留在血压计、听诊器和体温计“老三样”的水平。从农村卫生人力资源方面来看，农村乡镇卫生院卫生技术人员中具有本科以上学历的只占1.4%，中专学历的占53%，高中及以下学历的占36.4%。技术较高的医护人员多数集中在县城和县以上的大医院。农村多数人口居住在村庄，他们经常利用的卫生资源是村卫生室和个体乡村医生。然而，村里的卫生人员多数是只受过短期培训的“赤脚医生”，虽然他们也都或多或少地参加过一些培训，但终究由于缺少专门训练而难以满足农民的基本医疗保健需求。由于农村有限的医疗条件，农村居民被迫长途跋涉到大城市、大医院就医，更加重了患者的经济负担。（李小云、左停，2005）近年来，随着经济社会的快速发展，医疗卫生事业特别是农村医疗卫生机构的建设，在基础设施、医疗设备、人才培养、技术提升等方面有了大幅度提高，但农村仍面临着“看病难”的问题。

2. 农民医药卫生支出负担沉重，“看病难、看病贵”的现象仍未有明显改变

卫生部“第三次国家卫生服务调查”显示，“因病致贫、因病返贫”成为农民最大的经济负担和心理负担，医疗服务费用增长速度超过了农民人均收入的增长，医药卫生消费支出已经成为家庭食物、教育支出后的第三大消费。1998年全国卫生服务调查显示：农村居民就诊者两周平均每次门诊就诊费用为44.7元，住院者平均每次住院费用为1532元，与1993年相比，平均每次就诊费用增加了2.5倍，住院费用增加了1.5倍。1993年农村人均纯收入为921.62元，医药费支出为27.17元；到1999年农民人均纯收入为2210.34元，医药费支出为70.2元，农民人均纯收入增长了139.7%，而医疗费用增长了157.7%。农村有1.16%的人享有公费医疗，0.56%的人享有劳保医疗，0.20%的人享有半劳保，1.14%的人享有医疗保险。到1998年，各种医疗保障制度之和的覆盖人口还不足5%，自费医疗的比例高达90%以上。调查表明，由于经济困难，无力支付医药费，37%的患病农民应就诊而未就诊，65%的患病农民应住院而未住院，均比1993年有所增加。（汤质如，2002）从以上数据可见，医疗费用的大幅度上涨高于同期农民人均收入的增长，给农民看病问题造成了沉重的经济负担。在解决了

农民缺医少药的矛盾之后，中国农民出现了新的“看病贵、住院贵”问题。无钱看病买药、无钱住院治疗的病人增多。越来越多的农民无力承受日益增长的医疗费用，成为当前农村医疗卫生保障的突出问题。农民的健康问题不仅仅是一个公平或道义的问题，更是一个需要重视的经济、社会问题。

虽然近几年，国家加强了农村公共卫生体系建设，改善农村医疗卫生条件，稳步推进新型农村合作医疗制度试点工作，初步建立了农村医疗救助工作的政策框架，并强调要切实把医疗卫生工作的重点放在农村，加强农村医疗卫生基础设施和农村卫生队伍建设。这些对提高我国农村疾病预防控制和突发公共卫生事件应急处置能力、改善农村公共卫生环境、保障农村居民身体素质提供了制度建设的法律依据。但对于人口众多的农民群体来说，仍然是杯水车薪，农村公共卫生和医疗保障发展仍面临着严峻形势和压力。

3. 目前的医疗卫生服务体系难以满足农民多元化的健康需求

随着农村居民生活水平的不断提高，广大居民群众隐性医疗需求不断释放，显性医疗需求逐年大幅度提升。尤其是沿海等经济发展较好的地区，老百姓的求医需求逐步增大，医疗消费弹性逐步增大，求医倾向已经从“看上病”转而要求“看好病”，人们看病往往依赖大医院，著名专家，希望用好药，用贵重仪器检查，而不在乎花钱多少。因此，居民收入的增加、消费档次的提升，必然会促进医疗费用的增加，但是这种增加是理性消费者理性选择下合理的要求，是一个必然的趋势。医疗消费弹性系数大于1将是我们不得不长期面对的客观现实。因此，如何打破职业界限、城乡分隔、身份界限，建立全民医疗保障制度，提高统筹层次，增强共济能力，同时大力发展商业健康保险，满足群众的多元化需求，形成多层次的医疗保障体系，是我们面临的一项重大而迫切的课题，需要我们尽快予以解决。

（三）沿海地区新型农村医疗保障制度实践为广大农村地区医疗保障制度建设提供经验和借鉴

由于我国幅员辽阔，各地区的地理环境、经济、文化发展很不平衡。对于中国农村内部而言，哈佛大学公共卫生学院经济学教授萧庆伦把中国农村划分为三个世界：沿海地区发达的、高收入的农村是第一世界；中等收入的中部农村地区是第二世界；低收入的贫困地区是第三世界。他认为，三个地区卫生的供方和需方的条件不一样。第一世界的供方条件应该说和城市非常接近了，需方收入高，支付能力和需求也很强；第二世界供方的情况是缺医而不少药，缺医是缺少较高质量、较高水平的医疗服务能力，而需方主要是对医疗保险的要求比较高；第三世界贫困地区供方是缺医又少药，需方也有一句话，叫“小病养，大病扛，重病等着见阎王”。（萧庆伦，2001）可见，不同地区的农民由于所处的地理位置、经济条件和文化背景不同，他们对同一事物的态度和行为有着截然不同的看法和行为选择。现阶段，我国农村新型合作医疗只能根据不同地区经济、社会和人文特点，根据不同医疗保障模式发展应具备的制度基础和条件选择多元化的发展模式。但毋庸置疑，随着我国经济社会的发展，建立统一的覆盖全民的医疗保障制度是我们最终的发展方向。

沿海发达地区一直是中国经济发展较为先进的地区，也是农村卫生保障体系变化发展的先导区。在这一地区的部分经济发达地区，如上海市嘉定区、江苏省常州市等农村工业化、城市化程度较高的地区，农村与城市的经济发展水平、社会结构及人文观念等都很接近，正逐步实现城乡医疗保障制度的对接和统筹发展。而广州顺德市、福建省厦门市已经实现了城乡融合一体的医疗保障体系，较好地满足了农民的需求，提高了农民的生活质量，促进了经济的发展。它们的实践将为广大农村地区建立健全医疗保障体系提供未来发展的模式。

2002 年 10 月，中共中央、国务院颁发的《关于进一步加强农村卫生工作的决定》中提出，沿海经济发达地区要率先建立以大病统筹为主的农村新型合作医疗制度。开展新型农村合作医疗试点工作后，2003 年 12 月 4 日吴仪副总理在全国新型农村合作医疗试点工作会议上讲道：“各地的试点方案都要立足于积极探索建立新型农村合作医疗制度的多种形式，经济条件较好的东部地区，可探索逐步向农村社会医疗保险过渡的可行性；中西部地区可探索以大额医疗费用统筹补助为主、兼顾小额费用补助的模式。”以后在每年的全国新型农村合作医疗会议上，卫生部相关负责人都指出，东部发达地区在新型农村合作医疗的发展方面应该走在全国的前列，总结出好的经验，指导全国新型农村合作医疗制度的发展。2004 年，时任卫生部部长的朱庆生在“ISSA 第 28 届全球大会”上发表的题为《积极稳妥地推进中国新型农村合作医疗制度建设》中指出：一些经济比较发达的地区（北京、上海、江苏、浙江、山东等），合作医疗的建立都取得了可喜的成效，并且在管理、运营等方面也积累了宝贵的经验，这些都为全国范围内多层次医疗保障制度的建立和推广打下了坚实的基础。（朱庆生，2004）同时，东部沿海地区在探索医疗保障制度建设方面暴露出的问题也较其他地区要早，所以，这方面的理论探索、创新就显得尤为重要。

（四）研究意义

本书研究的重要意义，首先就在于建立健全农村医疗保障制度，使占全国绝大多数人口的广大农民病有所医，维护和促进农民的健康权益，实现我国城乡经济和社会统筹发展，建设社会主义新农村，促进社会公平。世界卫生组织在《2000 年世界卫生报告》中规定，卫生服务追求的目标有三项：一是改善人类的卫生健康水平，降低和减少在卫生保健方面的不公平性；二是提高人群对卫生服务合理需求的满意度；三是保证在资金、资源分配上的公平性；或者说，就是保障基本人权的实现，使每个人都享有生存权和健康权。健康权同人类的生存权与发展权一样具有同等重要性，保障人们健康是一个社会应尽的责任和义务。因此，医疗保障制度有利于消除经济性障碍，使所有患病个人都能得到及时、平等、公正的医疗，从而成为当前世界各国社会保障政策的首选。在 2006 年的中央政治局第三十五次集体学习会上，胡锦涛总书记指出："人人享有基本卫生保健服务，人民健康水平不断提高，是人民生活质量改善的重要标志，是全面建设小康社会、推进社会主义现代化建设的重要目标。在经济发展的基础上，保证人民群众公平享有公共卫生和基本医疗服务，是实现人民共享改革发展成果的重要体现。"可以说，构建一个立足国情、政府角色定位明确的农村社会医疗保障体系，逐步形成以基本医疗需求为核心的农村医疗保障体系，是社会主义新农村建设的必然要求，是在现有城乡二元结构下实现城乡统筹、协调发展和解决"三农"问题的必然选择。因此，建立和完善农村医疗保障制度不仅仅是理论上的一个热点问题，而且是目前"三农"问题中必须首先要解决的问题，是实践中首要的问题。

其次，本书的研究将为党和政府建立和完善农村医疗保障制度提供决策参考。随着我国社会经济的发展、农民保险意识的增强和卫生需求的提高，农民的医疗需求必将呈现多元化、多层次的需求。现行的新型农村合作医疗制度只是一种初级的保障形式，保障程度较低，同时，一种制度也不可能覆盖全体农村居民和彻底解决农民医疗费用负担问题，在这种情况下，农民超越合作医疗范围以外的医疗服务需求，将刺激其他一些医疗保障形式得到一定程度的发展，如商业医疗保险、社会医疗救助等。这些医疗保障形式与合作医疗共同构成一个多层次的社会医疗保障体系。因此，农村未来的医疗保障制度必然是多层次的医疗保障体系的建立。我国东部沿海农村地区，生产力水平和农民生活水平提高得较快，基本具备了全面推进农村医疗保障建设的条件。在这种背景下，笔者提出了对沿海地区农村医疗保障制度的研究不仅有利于沿海地区农村医疗保障体系的完善和发展，对中等发达地区及不发达地区农村医疗保障制度的发展具有借鉴意义，同时也为各级政府建立健全农村医疗保障制度及城乡统一的医疗保障制度的构建提供了有价值的决策参考。

最后，不管建立何种形式的农村医疗保障制度，都必须以最大限度满足农民的医疗需求为目标以及适应农民的就医模式。立足于满足农民的医疗需求而构建医疗保障制度的论证将有利于进一步充实现有医疗保障的理论，为农村社会保障事业的发展提供一些可资参考的建议，借以弥补社会保障研究体系中存在的不足。

二、国内外相关研究述评

本书认为，农村居民医疗保障制度应该由农村公共卫生服务、新型农村合作医疗制度、农村医疗救助制度和商业医疗保险四大部分组成。由于商业医疗保险在农村处于起步阶段，对此研究几乎空白。因此，国内学者对于农村医疗保障制度的研究主要集中在农村公共卫生服务提供状况、新型农村合作医疗、医疗救助和农村医疗保障体系构建等几个方面。下面就这几个方面的相关研究分别进行综述。

（一）农村合作医疗制度研究

中国农村合作医疗制度萌芽于20世纪40年代，形成于50年代，繁荣于六七十年代，衰退于80年代，重建于90年代，新生于21世纪。在合作医疗制度的研究中，一般把20世纪90年代前的合作医疗制度称为“初级合作医疗制度”，20世纪90年代恢复与重建时期的制度称为“第二次合作医疗制度”或“二次合作医疗改革”。2002年10月，《中共中央、国务院关于进一步加强农村卫生工作的决定》提出要“建立以大病统筹为主的新型农村合作医疗制度”。区别于新型农村合作医疗制度，可以把在此之前的制度统称为“传统农村合作医疗制度”。

1. 传统合作医疗的研究

在这方面的研究主要探寻合作医疗繁荣、衰退、重建失败的原因以及传统合作医疗发挥的作用。

学者们一致认为，在20世纪80年代以前，合作医疗在解决我国农村居民医疗问题上取得的成就是有目共睹的。这一制度为农村居民提供了基本医疗、预防和保健服务，减轻了农村居民因疾病所造成的经济负担，在农村地区经济发展水平较低的情况下，基本解决了农村居民看不上病、看不起病的问题，提高了他们的健康水平，得到世界卫生组织和著名学者的高度评价，为世界上发展中国家发展农村医疗卫生事业提供了较为成功的典范。

20世纪80年代初世界银行和世界卫生组织的专家组通过考察我国农村卫生后强调指出：“中国农村实行的合作医疗制度是发展中国家群体解决卫生经费的唯一范例。”世界卫生组织还在另一份考察报告中说：“初级卫生工作人员的提出主要来自中国的启发。中国在占80%人口的农村地区发展了一个成功的基层卫生保健系统，向人民提供低费用和适宜的医疗保健技术服务，满足大多数人的基本卫生需求，这种模式很适合发展中国家的需要。”（王龙兴，1998）

张自宽和钱信忠等人经过比较全面的分析后认为，合作医疗制度的推行对农民的卫生保健发挥了很大作用。利于贯彻“预防为主”的方针；在较短时间内，建立和普及了农村基层卫生组织，培养了一支数以百万计的农村卫生队伍，形成了低成本、广覆盖的卫生保障机制，大大增强了医疗卫生服务的公平性和可及性；显著改善了中国农村缺医少药的面貌，大大提高了广大人民群众的健康水平。合作医疗使“农民治病有了保障，避免了因病致贫”；“使农村防疫、妇幼保健落到了实处，避免了重治轻防；”“促进了农村基层卫生组织的发展”等。

对于传统合作医疗衰落、解体、重建失败的原因，学者们不仅从经济、社会环境，而且从政策导向和制度本身的缺陷，对农村合作医疗制度衰落进行了有益的探讨。

（1）制度本身的缺陷

张琪（2003）认为农村合作医疗解体的主要原因是，合作医疗失去了集体经济支持，降低了凝聚力；合作医疗的低保障无法满足农民多元化的要求，对农民没有吸引力；管理不善导致信任危机。而吕美行、顾邦朝（1995）认为，合作医疗的解体是由于：目标定位偏低；资金筹集渠道不畅；管理水平较低；价值取向扭曲；利益机制缺失。朱玲（2000）论及20世纪80年代合作医疗制度的迅速衰落，并不认同将其归因于人民公社的解体的流行说法。她认为合作医疗的衰落是自身缺少制度可持续性的结果。第一是财务制度不可持续，资金来源有限但支出却没有控制。第二是干部和社员在享受医疗保健服务中的不平等。林闽刚（2002）认为，从农村合作医疗运作特点来看，具有两个突出特点：①民办性。民办是农村合作医疗制度的运行机制，民办水平与集体经济强弱和农民的收入多少有直接的关系。②公助性。公助是农村合作医疗制度的结构，公助强度取决于政府对医疗资源垄断的强弱和行政权威治理的认同大小。因此，合作医疗步入困境的原因是：民办的资金断流，公助的结构软化，导致制度安排不当。

（2）经济体制变化导致合作医疗解体

谢圣远（2005）认为："市场机制的确立则是其崩溃的根本原因。"汪时东、叶宜德（2004）认为，农村开始实行家庭联产承包责任制，集体经济在许多地方削弱甚至解体，合作医疗失去了主要的经济来源。再加上合作医疗在运行过程中也存在着管理不善、监督不力等问题，导致合作医疗大面积解体，濒临崩溃。

顾昕、方黎明（2004）认为，中国的合作医疗在市场化改革开始之前取得奇迹般的绩效，并不是其本身有任何优越和创新之处，而是由于当时的外部环境，即强大的政治动员机制、全面控制农村经济社会的人民公社组织和计划经济体制下低成本的医疗服务递送体系，使逆向选择和控制医疗成本完全消解。

陈秋霖（2003）也分析了农村两次合作医疗不成功的原因是：集体所有制基础解体，农民观念落后，素质太低，居民健康卫生具有很大的外部性，基本医疗保障具有公共品性质，医疗市场的信息不对称导致严重的市场失灵，必须依靠政府基金和供给。从经济运行的角度看，中国有能力也应该增加对农村卫生投入。政府加大卫生投入尤其是农村卫生投入是解决农村基本医疗保障的必要和必然。

董忠波（2004）认为"缺钱"是农村合作医疗制度曲折的根本症结。合作医疗筹资困难的原因是政府政策不稳，缺乏刚性；基层政府财政相对困难；集体组织经济力量弱化；合作医疗制度负面效应；农民的落后意识。

王延中（2008）指出，传统合作医疗由于政治支持力度下降，相关政策发生了摆动，合作医疗失去了集体经济的支持，财政补贴没有相应跟上，组织管理体制也处于剧烈变动之中。合作医疗不可避免地陷入了衰落。

（3）农民参加合作医疗的意愿低

"合作医疗能否发展起来，能否维持下去，最重要的是要看群众愿不愿意参加。"（刘远立，1999）在合作医疗重建过程中，农民参加合作医疗的意愿较低，主要原因有：一是医疗服务价格的迅速上涨，为数不多的合作医疗基金无法为大多数参加者的看病支出提供很高的补偿，农民认为参加合作医疗的实惠不大。二是农民对合作医疗的组织者不太信任。许多调查都表明，影响农民是否参加合作医疗的最重要因素之一，是农民对合作医疗的组织和管理者有无信任感。（王延中，2002）事实上，在人民公社时期，在一些地区就存在社队干部及家属多拿药、拿好药、带头欠费的现象，一般村民享受不到同样的待遇，有些农民认为合作医疗就是"群众交钱、干部吃药"，"群众吃草药、干部吃好药"，因而丧失了对制度公平性的信心。（朱玲，2000）20 世纪 90 年代初，有关部门提出恢复与重建合作医疗，但重建工作异常艰难，预定"2000 年在农村多数地区建立起各种形式的合作医疗制度"的目标没能实现。陈秋霖（2003）从理论推演的角度对传统合作医疗推行困难作出了解释，认为政府促成的"自愿参加、个人支付为主"的传统合作医疗实质上是政府提供的垄断医疗保险，理论上，这种方式无法实现人人参与的目标，因为不完全信息的垄断医疗保险市场由于需求方人群的疾病风险、风险态度、医疗习惯、就医可能性的不同而不可能存在混同均衡。伴随着合作医疗的衰败，农村医疗保障制度的缺失与滞后已成为构建和谐社会的"短板"。（程岚，2005）

综上所述，理论界对合作医疗制度的兴衰原因、发展过程、存在意义及其解体后对农村医疗卫生事业所造成的负面影响等，都有较深刻的理论分析，对历史经验有较好的总结，对新型合作医疗的建设有很好的理论指导作用。

2. 关于新型农村合作医疗制度的研究

近几年来，在各级政府的大力推动下，新型农村合作医疗的试点在全国各地顺利开展，2008 年此项制度已在全国农村全面开展。伴随着新型农村合作医疗试点的展开和推进，学术界对新型农村合作医疗制度的学术研究也随之"兴盛"，并且取得了一系列研究成果。主要有以下几个方面。

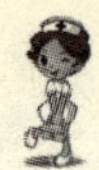

（1）很多研究从不同角度论证了建立农村医疗保障制度的必要性和迫切性

韩俊、罗丹（2007）认为当前我国农村医疗费用增长速度远比农民收入增长的速度快，医疗费用增幅大大超过农民的经济承受能力。农民看不起病的情况普遍存在，尤其是贫困地区的农民大多无力负担医疗费用。在现有的收入约束下，广大农民依靠自身的能力根本无法化解大病、重病风险，由此导致众多的因病致贫、因病返贫现象。随着收入差距的扩大，就政府的角色而言，现阶段建立和完善新型农村合作医疗制度显得尤其重要。对于那些特别贫困地区或者贫困户而言，政府甚至有必要进行医疗救助。

华迎放等（2005）认为在我国农村人口结构发生重大变化、农村人口比重下降、农村家庭规模日趋小型化的情况下，农民明显存在疾病、养老等风险，必须加快构建包括农村医疗保障、养老保障等为基本内容的制度框架。

北京大学中国经济研究中心负责开展了“中国农村医疗保障制度”研究项目（2004），研究提出“因病致贫”的罪魁祸首是大病风险，贫困农户在大病冲击以后，将近要花8年的时间才能恢复到大病前的消费水平，将近要花10年的时间才能恢复大病前的生产经营投入水平。减轻大病风险是关乎我国实现“中国战胜农村贫困”长远规划的关键所在。

乐章（2005）通过提出假设并建立回归模型进行检验的实证研究，提出疾病风险已是农民所面临的诸多现实威胁中最普遍的一种，建立与完善农民的疾病医疗保障制度已是当务之急。

（2）政府在医疗保障中的地位和作用

在政府作用和责任的研究方面，多数学者都认同政府作为社会保障政策的主体，在农民医疗保障方面具有重要的不可推卸的作用和责任。

王延中（2008）认为“理性”的农民在经济水平很低的情况下，不可能自发地建立覆盖面很广的社会保障制度。建立农民健康保障制度离不开政府的支持。政府在建立农民医疗保障制度中的主导作用主要表现在：政治动员（支持）、政策引导、经济（财政）补贴、组织管理、制度调整，其中政治动员、财政补贴、组织管理是最根本的。

刘远立等（2006）认为，建立和维持农村健康保障制度，需要政府强有力的支持。他们呼吁建立健康保障系统，认为健康保障系统会对乡镇卫生院和村卫生室产生积极影响。此外，他们的研究还表明，疾病已成为导致农村人口贫困的重要因素之一，只有建立完善的农村健康保障制度，才能从根本上提高农民的健康水平，使其最终摆脱因病致贫的困境。

王绍光（2005）认为卫生保健的不公平是可以通过政府的政策干预加以遏制的，良好的公共政策可以遏制两极分化的趋势。

李和森（2005）提出农村医疗保健市场具有明显的不确定性，单凭商业化医疗保险或自愿性的合作医疗制度，单凭农民较低的收入水平和农村现有集体经济的力量，都难以有效解决全体农村社会成员的疾病风险问题。政府的介入，既是社会公平性的需要也是提高整个医疗卫生服务效率的需要。

朱玲（2000）认为，投资改善居民的人力资源质量是政府的责任，而为农村居民提供必要的基本医疗保障服务属于人力资源投资，政府不能将其视为一种可以由市场机制实现的福利性消费。

G·布罗姆和汤胜兰（2003）认为，必须从卫生筹资和管理的整体出发考虑合作医疗的重建和发展，而这种制度的可持续发展离不开政府的积极参与。为发展合作医疗，中国政府应当多渠道筹措资金，对合作医疗的投入或许可以改为强制性的，同时，政府的管理能力也相当重要。指出只有将重建中国农村合作医疗看成是地方政府财政、管理和职能等多项改革的一部分，其发展才有可能获得成功。

北京大学公共卫生学院王红漫博士（2003）等认为，我国社会转型期间，建立农村卫生保障制度，政府需要秉持善治精神，与公民、公共组织、私人组织合作管理，在多样化的保障方式中通过合作分担职能，在多中心化的供给方中通过市场和契约让度责任，在多元化的筹资渠道中通过联合形成平衡的筹资网络，从而实现国家权力向社会回归，达到卫生领域的公共利益最大化。

美国哈佛大学萧庆伦博士（1993）指出：在确保农村合作医疗保健制度以低费用提供医疗和预防相结合的服务中，政府要发挥重要的作用。

林闽钢（2002）指出，政府应在制度的建设、实施、监督当中起主导性作用，强调政府要加大对社会保障事业的支持力度，并且细致地区分了不同历史时期这种职责在内容和性质上的不同。

李华（2005）提出政府要在以下三个方面加强支持。一是宣传支持，政府拥有宣传的资源，并具有权威性，宣传的同时表明自己的承诺。政府在宣传中应避免夸大，力求客观，以免误导农民。二是资金支持，目前，中央政府对中西部除市区以外参加新型农村合作医疗的农民平均每年每人补助10元，地方政府也根据本地具体情况提高了相关的资金支持。国家已决定在2002～2010年间，将卫生投入的增加部分主要用在农村，体现了国家对农村卫生事业和提高农民健康水平的重视。三是组织管理支持，农村医疗保障是农村社会保障的一个重要内容，进而是整个市场经济框架中的社会保障体系的组成部分。政府要组织、培育和规范农村医疗服务市场，保证为农民提供适宜水平的公共卫生服务和基本医疗服务。此外，政府要在多元化农村卫生保障制度中，引进国内外保险公司进入农村医疗保障市场，以弥补社会医疗保障的不足，提高农村合作医疗制度的运作效率。

李培福（2007）认为政府在新型农村合作医疗中的主导作用体现在：①宏观计划的制订者；②资金的主要筹措者；③新型合作医疗的组织者；④管理者；⑤监督者；⑥宣传者。

徐正华（2005）认为政府承担包办新型农村合作医疗责任的原因在于：①现代社会保障是一项全体社会成员享有的基本权利，具有明显的强制性、社会性、公益性和公平性特征，在“市场管效率、政府管公平”的情况下，政府介入其中，是建立现代社会保障制度的必然要求；②新型农村合作医疗是我国在农村实施公共卫生职能和提供基本医疗服务的基本制度安排，政府承担新型农村合作医疗制度的责任，是建立和完善农村公共卫生体制的根本要求；③现阶段农民收入普遍不高，只有通过政府的参与，才能形成相对稳定的资金投入来源，以便带动更多的农民参与其中，是增加医疗保障制度吸引力的根本要求。

唐敏等（2007）认为新型农村合作医疗主要涉及农民、农村合作医疗组织、农村医疗供方、医药供应商和政府五方主体。解决农民的医疗健康问题是农村合作医疗制度的核心内容，政府创建良好的制度环境，协调合作医疗组织、医疗供方和医药供应商三方利益是新型农村合作医疗得以实施的关键。政府对合作医疗组织、医疗供方和医药供应商的规制是新型农村合作医疗运行的保障。

韩留富（2003）认为医疗保障的建立和完善必须体现国家的责任，国家要保证农村医疗卫生产品和服务供给；保证卫生专业技术人员培训经费，提高其公共卫生管理能力和医疗水平；强化准入制度和行政监督，解决农村医疗保健服务供需矛盾。

3. 新旧合作医疗对比研究

吴新慧等（2005）从合作医疗制度实施的环境及制度设计差异方面分析了新旧制度的差异并指出了新制度的特点和发展。一是加大了政府支持力度。二是突出了以大病统筹为主。三是提高了统筹层次。四是明确了农民自愿参与的原则，赋予了农民知情权和监管权，提高了制度的公开、公平和公正性。五是由政府负责和指导建立组织协调机构、经办机构和监督管理机构，加强领导、管理和监督。六是同步推进医疗救助制度的建立。

新型农村合作医疗较之旧农合，采取以大病统筹为主的方式，统筹层次，抗风险能力提高。同时，制度框架较为完善，新型合作医疗基金分配的合理设置和资金收缴、储存、支付、管理等各个环节比传统合作医疗更加规范，保证了合作医疗资金的安全性和完整性，确保了参与合作医疗农民的权益。通过实施新型农村合作医疗，一定程度上缓解了农民“因病致贫、因病返贫”状况，缩小了城乡居民健康保障上的差距。因此，受到了农民的欢迎。（葛恒云，2006）

张朝阳（2004）分析了新型合作医疗的特点，概括了新制度的内涵：农民是新型农村合作医疗的主体和决策者，政府承担的是有限责任；新型农村合作医疗的覆盖对象是所有农民，参保者都必须承担缴费义务；新型农村合作医疗提供的服务必须与基金承受能力相一致；新型农村合作医疗制度的建立必须与农村卫生服务体系建设发展同步；新型农村合作医疗制度性质决定了其模式的多样性。

4. 新型农村合作医疗制度的运行机制研究

该类研究主要从实际工作出发，集中探讨新型农村合作医疗制度的操作性机制，主要是筹资机制、组织机制、管理机制和监督机制。

筹资是新型农村合作医疗制度建立和可持续发展的根本。其筹资主要涉及筹资的渠道、筹资的比例和筹资的方式三个方面。部分学者认为，目前新型农村合作医疗在筹资渠道和比例方面尚可，但筹资的方式存在两个弊端。一是参保筹资主体不明确，导致可持续筹资机制难以形成。全国大部分地区都采取了乡村干部分片定点包干，组织人员上门动员参保和收取资金的方式，这种工作方式难度大，成本高，基层政府承担不起，不具有可持续性。（官波，2006）二是按照现行制度设计，中央政府的转移支付是一种后续的财政补贴性质的资金，按照农

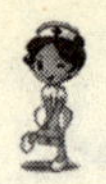

民—地方政府—中央政府的顺序进行筹资，但很多农民的选择则是“只有政府先出钱，我才能放心出钱”的态度。这会陷入各级政府之间以及政府与农民之间的博弈，导致筹资困难，同时会出现“垫资”与“套资”现象。（刘雅静，2007）陈健生（2005）以四川省5个省级试点县（市）截至2004年6月30日前筹集到的合作医疗基金为例分析提出，各级地方财政对各自应负担比例的规定仍然没有明确的界定。筹资主体在各级地方政府出现了责任下移的状况，造成缺乏财力保障的县级政府成为新型农村合作医疗地方财政的支出主体。相反，财力保障能力较强的省（市）级地方政府在财政筹资中责任偏小，支持力度不足，形成能力与责任的不对称。

有些学者指出，要探索科学简便的筹资机制，应该遵循方法简便、成本较低、资金安全、机制科学、效果良好的原则，同时要采取多元化的筹资方式。目前，各试点地区筹资模式主要有委托信用社代扣缴费制度（农民委托当地信用社在个人账户中扣缴参合资金的缴费制度）、农民滚动式预缴费制度（参合农民在结报医药费用时，本着自愿的原则，用报销所得的费用向所在乡镇合管办预缴该户次年参合资金）等，也都取得了一定成效。

在具体的筹资工作中，筹资的方式应多种多样，有农民付费、集体或企业筹资、政府投入、社会赞助、商业保险等。在政府投入方面，可以有直接的财政补贴，也可以改选专项债券、彩票、税费转移等。（黎东生，2005）

组织机制是对机构、队伍和人员按照精简、效能原则而进行安排的方式，它是保证新型农村合作医疗可持续、高效率运行的基本条件之一。根据我国的组织管理规范和新型农村合作医疗的管理需要，领导机构是向各级政府工作报告，实际的执行机构是由各有关部门组成的联席组织。这一组织工作从国务院一直延伸到省、市、县（区）、乡（镇）、村，共有6级。部分学者指出，这种严密的组织体系，在新型农村合作医疗试点运行阶段的作用是明显的。但由于现阶段新型农村合作医疗组织制度缺乏规范，实践中也面临着不少难题。比如，机构中人员的编制问题；人员的严重短缺，导致工作量大的问题等。实践证明，新型农村合作医疗的组织制度必须创新。

我国社会保险的管理机构目前已基本结束了过去长期由劳动、人事、卫生、民政等部门共同管理的格局，转变为由劳动和社会保障部门统一管理。这种管理模式有利于减少管理成本、强化基金征管工作。这也应该是新型农村合作医疗组织机制的发展方向。(谭克俭、丁润萍、颛慧琳，2007)

补偿模式设计是新型农村合作医疗制度能否保持基金平衡和可持续发展的重要前提。由于我国幅员辽阔，经济发展很不平衡，各地都纷纷因地制宜，形成了各自特色的补偿模式。目前主要有以下几种模式：①住院统筹模式：优点是具有较强的抗风险能力，对防止“因病致贫”和“因病返贫”具有一定的作用，而且管理比较简单；缺点是人群受益面小。②住院统筹加门诊家庭账户模式：优点是增加受益面易于动员农民参与，且能控制门诊费用的支出；缺点是容易带来合作医疗资金的沉淀。③住院统筹加门诊统筹模式：优点是能够提高农民互助共济的意识，鼓励参合农民及时就医，提高门诊服务的利用率，增强了门诊资金的抗风险能力；缺点是办手续麻烦，管理成本相对较高。(左延莉、胡善联等，2006) 田庆丰、雷卫河（2005）通过对农民进行卫生服务和医疗费用入户调查，测算医疗消费水平，分析医疗费用分布，探讨制定新型农村合作医疗补偿比例的方法，最终认为按住院费的分布制定新型农村合作医疗的补偿比例是一种可行的方法。

同时也有学者指出，目前新型农村合作医疗的几种补偿模式都存在不足：方黎明、顾昕（2006）认为，由于资金的筹集量小，各地方政府为了资金不超支，都确定了比较低的补偿比例，造成基金结余过多。“新型农村合作医疗”起付线、报销比例（共付率）以及封顶线的设置过于严酷，损害了“新型农村合作医疗”应有的医疗保障功能，不能起到其本身帮助参保人应对医疗风险的作用。王艳（2005）也认为对大多数农民而言，“新型农村合作医疗”目前的补偿水平和补偿方式还难以真正有效地缓解疾病带来的经济压力。这在很大程度上削弱了人们参合的积极性。

管理机制是新型农村合作医疗制度正常运营和可持续发展的保障。当前各地区在试点的过程中形成了三种管理模式：①卫生部门所属合作医疗管理中心经办；②社保部门所属社保结算中心经办；③商业保险公司代理结算业务三种类型。部分学者对三种管理模式进行了比较研究，认为三种类型虽然优点都很明显，但缺点也很突出。第一种模式在目前试点中占94%，其优点是便于上级部门管理、监督和信息沟通；卫生部门既监管合作医疗，也监管医疗机构，能够综合运用行政和经济手段，规范医疗机构行为和控制医疗费用；减少经办人员；但其缺点是管理人员整体专业化管理能力较差；经办人员多数是医疗机构的工作人员，同时，由于合作医疗基金只设一个账户，基金收支都由卫生部门经办。这样，实际上是卫生部门既管政策，又管基金收支，缺乏制约。因此，经办人员不可能对医疗机构诱导需求、过度用药等侵害合作医疗基金的行为加以约束，这种管理模式不利于控制医疗费用，保证基金收支安全。第二种模式的优点是可实现公共资源共享，节省管理成本。缺点是社保中心作为第三方付费，对医疗行为的约束作用较差。第三种模式的优点是有专业技能和费用理赔的经验，审核严格规范，可以减少政府前期设立机构、聘用人员等具体工作的成本。缺点是可能影响其有效承担基本医疗保障的工作，属第三方付费，对医疗行为约束作用较差。需要定期签订合同，增加了方案的变动和制度的不稳定性，如果采用传统的保险理赔方式，不能做到出院即时报销，不方便农民。（李美娟、王丽等，2005）也有学者指出，新型农村合作医疗的管理费用成本偏高及管理体制没有理顺。新型农村合作医疗管理费用一般要占总经费的 10% 以上，有限的资源成为管理者的人头费，没有充分发挥其应有的作用。还有，政府既是新型农村合作医疗政策的制定者和监督者，同时又是执行主体之一；农民不仅是缴费主体和受益主体，也是监督和执行主体之一。在新型农村合作医疗中，政府不仅管规划、融资，还直接管操作，监督，农民的作用逐渐演变成为整个合作医疗制度的交费者，这与中央新型农村合作医疗“公民合办”的治理结构初衷相违背。（林闽钢，2006）

对新型合作医疗的监督，学者们的观点：一是要加强民主监督，推行公示制度，增强新型合作医疗的信誉度；二是监督的主要内容包括对合作医疗参与者和医疗卫生服务提供者的行为及合作医疗资金的使用情况进行规范。

当前，试点地区在中央政府的要求下，为了保证对新型农村合作医疗试点工作的监督，各地政府都成立了由县财政、监察和审计等有关部门和农民代表组成的新型农村合作医疗监督工作委员会，定期检查、监督新型农村合作医疗工作及基金的使用与管理情况。同时，各地还建立了资金收支管理审计监督制度和监督委员会监督检查制度，每月公布一次基金收支和使用情况，接受群众监督。在新型农村合作医疗基金管理和政府监管方面，已经形成了行之有效的措施，如对资金进行封闭管理，成立政府监督委员会，定期对资金进行审计等，保证资金运行安全，避免占用、挪用或贪污等腐败行为发生。但也存在着农民对新型农村合作医疗缺乏监督意识、社会舆论对新型农村合作医疗监督较少的情况。农民大多无意于行使自己的知情建议、监督的权利。政府没有充分发挥网络、电视、广播、报纸等手段的监督职能。（张前进、彭现美，2007）

因此，要加强对农民自主管理能力建设，把参合农民组织起来，共同遏止医疗机构趋利行为，将有助于新型农村合作医疗的正常发展。对新型农村合作医疗来说，只有在政府、农民和医疗机构之间建立了良好的利益协调机制，才能保证其正常运作。（刘军安、卢祖洵，2007）

5. 新型农村合作医疗制度存在的问题及可持续发展研究

该类研究主要通过分析当前制度设计、运行过程中影响制度可持续发展的制约因素，提出保证新型农村合作医疗制度可持续发展的对策。

新型农村合作医疗制度将保障目标定位为保大病，事实上忽视了大多数人的基本医疗需求，并可能诱发“小病大治”的道德风险。在农村，真正影响居民整体健康水平的是常见病和多发病，许多农村居民的大病也是因为“小病无钱治而扛成”的。（闫东玲、张再生，2008）这种以“大病统筹”为主的制度设计忽视了农民的初级卫生保健需求，并不能有效地满足农民的医疗卫生需要，却为医疗卫生机构提供了增加收入的稳定渠道。（杨团，2005）

因此，许多学者主张，新型农村合作医疗要在大病统筹为主的基础上更多地“兼顾小病”，把更多的农民纳入到保障范围之内。（杨文选、杨艳，2007）要以解决大多数农民的基本医疗需求为主要目标，设计统筹补偿方案，重点提高补偿水平，适当增加门诊补偿，扩大参合农民受益面，使广大农民更多地享受到政府增加补助带来的实惠，提高新型农村合作医疗的制度效率。（丁学东、张岩松，2007）

刘启栋（2005）认为：新型农村合作医疗完全自愿参与的原则使得“富裕者看不上，贫困者看不起”；以“低水平”筹资换“广覆盖”的误区；巨大的管理成本也将是其持续发展的很大威胁。

陈秋霖（2003）认为：政府促成的“自愿参与、个人支付为主”的合作医疗实质上是政府（确切地说是地方政府）提供的垄断医疗保险，这种方式必然无法实现人人参与，因为从不完全信息垄断论上推断人人参与的目标是不可能通过自愿参与和个人支付为主的方式实现的，因此必须加大政府的投入。

黄庆杰、占绍文（2003）认为合作医疗立法滞后。我国合作医疗是先前自发试验，后总结推广，再行政规范，多年酝酿立法，至今未成。仅仅停留在卫生管理部门的条文和规定的水平上，也没有将其列入各级政府的任期目标和政绩考核的范围内，因此，在制定政策这一方面，存在政府缺位。

高梦滔、王健（2004）通过对云南省玉龙县新型农村合作医疗试点的考察，揭示出新型农村合作医疗存在的几个问题：没有很好体现筹资的垂直公平，造成脆弱人群参合水平较低；在医疗补偿上，富裕人群相对贫困人群占有较大的份额；弱势群体的照顾在新型农村合作医疗实施过程中还不够充分；现行筹资水平对贫困人群的承受能力缺乏可持续性。

金彩红（2006）认为新型农村合作医疗制度在参保模式、筹资水平、补偿模式、支付模式等方面的设计上都还存在着缺陷，导致了试点中出现农民参保不够积极、基金风险保障不足、财务可持续性和公平性较差等一系列问题。未来试点中需要在制度设计上作出改进，才能保证其可持续性。

韩俊、罗丹等人（2005）指出，影响目前新型农村合作医疗政策可持续发展的主要因素为：大病统筹制度事实上对抵抗大病的作用有限，合作医疗制定的重点保住院的保障范围设计不符合多数农民需要，政府对合作医疗机构的监管存在问题，政府投入资金不足，补贴标准过低，不能有效减轻农民疾病负担。这些问题都和政府工作绩效有关。

部分学者还从实际操作的角度调查和分析新型农村合作医疗制度试点中存在的具体问题，主要包括干部群众的理解问题、执行问题、药品目录范围、报销比例及金额等技术性问题。

6. 农民参合意愿及影响因素的研究

新型农村合作医疗制度致力于解决农民医疗费用的难题，改变农民无钱治病、因病致贫、因病返贫的状况，切实维护他们的利益。但在推广的过程中却出现了这样的窘况：政府极力推广，农民却不愿意参与甚至不欢迎，许多地区的农民仍持观望态度。为什么农民的参与意愿不高呢？研究者们从不同方面进行了分析思考，并据此提出相应的建议措施。总的来说，这类研究可以分为理论层面和实践层面两方面的研究。

理论层面的研究提出了影响农民参合积极性的因素主要包括：新型农村合作

医疗的费用偿付机制、对新型农村合作医疗的信任度、新型农村合作医疗的制度设计等。

王艳（2005）从管理学的激励理论视角研究认为：造成我国目前农民参与合作医疗意愿不高的关键原因在于这项制度向农民所提供的给付结构缺乏激励力和吸引力，让农民感到其获益小于期望，从而使得这项制度对农民的激励不足，导致农民参与意愿受到制约。因此，要提高农民对合作医疗的信心和积极性，当前最重要的是要针对农民的需求，从给付结构入手，提高合作医疗的报销水平，优化现行的补偿模式，完善医疗服务的供给，促进这项制度本身的完善。

王俊华（2006）指出，新制度设计的“保大病”的模式、基金补偿机制以及采用传统型的按医疗服务项目付费机制，偏离了农民的期望，降低了受益面和卫生服务的公平性，彰显了新制度在合法性与合理性上的缺失，降低了农民参与的热情和积极性。提高新制度的合法性与合理性，必须调整新制度的建制理念，使新制度与农民的目标保持一致；新制度要着眼于提高农民整体健康水平，而不仅仅是解决因病致贫这一项。引进按病种限价付费方式，提高合作医疗基金运行机制的合理性，实现农民能公平地获得医疗服务。

哈佛大学萧庆伦与北京大学张里程（2004）则利用 Logistic 多元回归模型分析得出：影响农民参与意愿，除了经济因素以外，重要影响因素之一便是社会资本。因此，他们提出就建立新型合作医疗制度本身而言，关键是要增强农民的社会资本，提高他们对合作医疗的信任程度，如组织由村民参与的合作医疗管理委员会，账目公开、服务价格公开等。

夏冕（2004）从合作医疗中的各个相关主体入手，指出由于目前农民收入水平不高，同时政府投入不足，乡村医疗机构功能弱化，以及这项制度本身所存在的设计缺陷，均给农民参与合作医疗带来了一系列负面影响，从而导致其积极性不高，因此完善合作医疗的制度设计是提高农民参与意愿的当务之急。

顾昕、方黎明（2004）则认为导致合作医疗参与率低的一个重要因素是合作医疗从强制性向自愿性的回归及其所带来的逆向选择问题，即老、弱、病、残者自然都愿意参与合作医疗，因为他们受益的概率更高。但是，他们收入通常较低，缴费能力有限。而年轻健康者收入较高，支付能力较强，但是其受益可能性较低，因而参与意愿较低。因此，要提高合作医疗的参与率，维持较高的覆盖率，无非有两种选择：一是施加一定的强制性；二是维持自愿性，但要设法增加其吸引力。

叶琪、潘再见（2006）利用博弈论理论来分析农民参与意愿。他们认为：农民对患病概率的预期与参合成本的博弈部分地决定了农民参与合作医疗的意愿；政府态度积极与否也影响农民参与的热情，政府越积极，农民的参合率就越高；还有受定点医疗机构的水平高低的影响，医疗机构水平越高，参合率也越高。

蒋远胜（2003）认为农民健康需求多样，难以统一，或存在其他替代性选择，如由亲戚、朋友组成的家庭风险分担团体与正式保险组织，与农村合作医疗组织相比仍具有功能上的替代性与优越性。这是影响农民参保需求的重要因素。

顾海、唐艳（2006）认为农民“理性不及”状态直接影响了农民对新型农村合作医疗的认知，而农民的认知困境又影响了新型农村合作医疗工作的顺利开展和制度的推广。

梁小华和周立（2006）则认为，影响农民积极参与新型农村合作医疗的因素有四种：新型农村合作医疗实施过程中存在的不足、政府部门工作落实状况、农民自身状况以及乡镇卫生院存在的问题都不同程度地影响了农民参合的积极性。

实践层面的研究都是基于某一个试点地区的田野调查，得出影响农民参合意愿的因素，在此基础上提出完善制度的建议。

高利平（2006）对山东省的调研表明：对政策不信任，怕政策不能兑现是影响农民参合意愿的主要原因；其次是报销复杂，农民得不到实惠。

孙洪军等（2006）对黑龙江省海伦市的调研分析认为，农民不参与合作医疗的原因既有对合作医疗不信任、健康意识不强等因素，也受农民天生的理性人特性的影响。一是合作医疗报销比例低与农民较高的期望值形成矛盾；二是参与过程中的“逆向选择”，即家有老人和小孩的农民比青壮年多的家庭更愿意参合。

陈磊（2007）通过对河南、吉林两省试点地区农村居民对新型农村合作医疗的认知、参保意愿及其影响因素的调查研究认为：参合报销比例、卫生服务需要利用（过去一年内家人慢性病罹患情况）、对新型农村合作医疗相关知识的认知情况（政策知晓、对合作医疗的担心）是影响农村居民参合意愿的主要因素，提出了宣传和健康教育是增强农民参合积极性的重要途径。

林晨（2007）对山西省寿阳县的实证研究显示：收入水平对农民尤其是低收

入农民参合具有较大影响。此外，医院床位紧张不能安排农民住院、乡级卫生院及村级卫生所条件较差、定点医疗单位的药品价格偏高等原因也影响了农民参合意愿。

杨艳、杨文选（2007）通过对陕西省旬阳县的调研得出结论：农民的参合意愿不强主要不是经济原因，而是新型农村合作医疗报销水平低、报销比例与封顶线偏低、报销的病种设置不合理等制度设计方面的原因。

彭现美、周静静（2007）以安徽省的调查结果为例，分析农村合作医疗保险参与意愿的影响因素。认为造成农民未参与农村合作医疗的原因既有医疗机构的问题，也有新型农村合作医疗服务部门的问题；既有主观原因，也有客观原因；既有对新型农村合作医疗宣传不足的问题，也有农民对新型农村合作医疗认可的问题。

王红漫等（2006）对东部某富裕省份的六个县（区）的研究显示，农民个体特征如教育程度、职业、对新型农村合作医疗政策的知晓程度、家庭两周内患病率、个体期望参保费用及期望共付率与参与情况显著相关，这可能是影响农民参合的主要因素。

此外，许多学者也指出新型农村合作医疗制度的“以户为单位参合”与报销比例随着就诊医院级别的提高而逐级递减的制度设计，使在外务工和经商的农民工参合意愿不强。余仕荣（2004）指出：农民工如果按照户籍所在地参与新型合作医疗，将带来就医不方便、费用不好控制等问题；如果按照务工城市或企业来划分，他们又不可享有参与新型农村合作医疗的权利，如何解决这一部分农民的医疗保障问题应引起高度重视。

（二）关于农村公共卫生的研究

以基本卫生保健和传染病预防、治疗为主要工作的公共卫生事业关系到全体人民的生命和基本的身体素质，是保障国家经济长期发展的最本质、最核心的条件。一般认为，在市场经济条件下，“公共卫生”是“公共产品”和“准公共产品”，应该由政府提供。在农村医疗保障体系的研究过程中，农村公共卫生建设状况也受到学术界的关注。

1. 公共卫生投入与政府财政支持

王延中（2004）认为，公共卫生是体现政府作用的最佳领域。公共卫生是面向区域内全人群、全社会提供的卫生服务，也是一项人人均应享有的最基本的医疗卫生服务，是覆盖面最广、公益性最强、收效最好的社会事业和公共产品，也是一个社会整个医疗卫生保障体系的基础。完全依靠市场是不行的，要由市场之外的力量来干预、协调和整合。其中，政府的作用是无可替代的。政府要加强对卫生事业尤其是公共卫生的投入。要改变公共卫生服务体系改革过度市场化的政策倾向，给予足够的运行资金，使公共卫生保健方便、公平地服务于全体社会成员或一部分成员。

孙菊（2003）认为，公共卫生支出不仅通过改善人们的健康状况，从而直接影响到家庭的收入、劳动生产率、劳动力的市场参与率、储蓄和投资率、受教育水平、人口因素以及其他的人力资本因素等作用于经济增长，而且还对贫困人口的脱贫、改善社会公正等方面有着重要的影响。因此，投资于公共卫生、投资于穷人的健康是帮助贫困人口摆脱贫困的重要手段之一。

陈健生（2004）认为，提供公共产品和服务是政府的一项基本经济职能。按照国际经验，发展公共卫生的责任既可以由中央政府承担，也可以由州（省级）政府提供，还可以作为地方政府（州以下政府）的职责；有的国家由不同级别的政府分别供给，也有的国家由三级政府共同负担，但负担的份额由各国具体的经济制度和财政体制决定。

在我国公共卫生领域，据黄佩华、迪帕克（2003）的研究，在过去的10年中，中央政府仅占卫生预算支出的2%，其他均为地方政府支出，而在地方政府，乡镇一级共支出了预算的55%～60%。这表明我国地方政府（尤其是基层政府）是公共卫生的支出主体，而中央政府和省级政府并不承担公共卫生支出的主要职责。这与世界上大多数市场经济国家（转轨经济国家除外）通常由中央政府和省级政府共同负责教育和医疗卫生，而失业、救济等社会保障和福利则完全与中央政府提供的制度安排相反。此外，从公共卫生投资占当年GDP比重看，发展中国家一般在0.2%以上，而我国从1978年到1993年，该比重由0.11%下降至0.04%。（王俊华，2003）

2. 农村公共卫生保障的现状与问题

王延中（2004）认为，应当肯定我国改革以来卫生事业发展的总体成绩，但同样不容忽视的是我国卫生体系在经济体制市场化改革进程中出现了诸多问题，主要有卫生资源配置愈益集中及严重缺乏平衡有效的卫生规划；医疗卫生系统的服务难以满足社会需要，卫生资源利用效率下降；由于政府在卫生防疫方面的资金投入严重不足，迫使许多防疫机构靠各种经营业务搞“创收”，严重扭曲了公共卫生部门的职能，削弱了其预防和控制疫情的能力；中西部地区和广大农村的公共卫生体系难以承担两次卫生革命的重任；公共卫生环境、劳动安全和食品安全导致的健康问题日益严重。

龚志成（2005）通过回顾我国农村医疗卫生事业演变过程，指出目前农村公共卫生服务体系面临着基础设施差、较高素质的医务人员短缺、多种危害性大的传染病死灰复燃的问题，农村公共卫生服务体系相当脆弱。

张元红（2004）的研究指出，一是政府投入资金不足，业务经费严重缺乏；二是农村卫生服务体系被迫创收，严重影响公共卫生业务开展；三是不同地区之间差异明显，影响健康保障的整体进步；四是结构不合理，重硬件建设轻软件建设。

韩俊（2002）认为自分税制改革以来，由于财政权限上移、经常性支出刚性，加上农村税费改革等的影响，县乡财政困难已成为不争的事实。在这种背景下，要求县乡财政主要承担公共卫生提供的职责，无疑是一种“财政错配”。在不少地区，县乡财政只能负责卫生部门工资的15%，农村公共卫生更是难以发展。

李卫平、石光、赵琨（2003）指出，在农村公共卫生的财政支出中，人员经费占了大头。1991~2000年，农村公共卫生政府预算支出中人员经费所占比重从近50%提高到接近90%，目前基本上所有的财政支出都用在了人头经费方面；10年间人员经费增长了3.7倍，而相比之下，业务经费和项目补助费不仅没有增长，甚至绝对量都在下降。

而朱玲（2002）指出，农村基层预防服务尚未适应当前流行病模式的转变，在享受其他公共卫生服务方面，贫困户的覆盖率也低于非贫困户。

3. 农村公共卫生发展的对策

王延中（2004）提出，当前加强公共卫生体系建设首先要正确认识我国及西部地区面临的公共卫生形势，进一步提高公共卫生基础地位和政府责任的认识；其次要努力提高卫生资源的利用效率；最后，以新型农村合作医疗试点为重点，

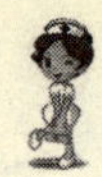

推进公共卫生及医疗保障体系建设。

陈健生（2004）认为，改革一些阻碍和制约农村公共卫生发展的财政政策对于建立适应市场经济条件的农村医疗保障制度十分重要。他建议应当树立公共卫生为全国性公共产品的正确理念，改变以县乡为单位安排公共卫生资源的制度设计，加大政府财政转移支付制度，建立以省为主体的财政支出制度来安排公共卫生的支出。

王俊华（2003）认为，由于改革中的认识误区，一是对农村公共卫生产品的外部效应及公平与效率的关系缺乏科学认识和把握，导致盲目地将公共卫生的生产推入市场，对农村卫生医疗投入减少，预防保健效果弱化，多年不见的传染病、地方病又死灰复燃，不仅直接影响到我国农民的身体健康，而且与现代化建设目标背道而驰。因此，第一要进行理论创新，强化政府责任意识。第二要进行制度创新，完善政府投入机制；第三要加大科技创新力度，实现农村公共卫生事业的优质高效。

雷海潮、葛延风、王列军（2005）认为，发展农村公共卫生事业应注意五点。一要树立大卫生观念；二要重视常规体制建设，重点解决两个方面的问题，即全面加强公共卫生组织体系建设以及全面改革行政管理体制；三要注重合理的投入机制建设，即各级政府财政支出中应形成合理、稳定的比重，用于公共卫生投入和建立不同层级政府之间合理的投入责任分担机制，同时要改革、完善投入与收支管理方式；四要注重公共卫生体系与医疗服务体系之间的协同配合；五要强化包括公共卫生信息收集、相关的防控能力建设、健康知识传播及对疾病早期干预等公共卫生各项职能。

1994年世界银行（1994）在对中国经济考察研究丛书《中国：卫生模式转变中的长远问题与对策》中指出，中国“为了控制传染病因素的影响，急需改变卫生保健战略，从而减轻慢性病对老年人的影响。呼吁中国政府从根本上重新评估以下政策和工作，为初级保健和预防性保健服务提供资金的政策，保险的基础和条件，以及价格和鼓励措施在指导使用和提供卫生保健服务方面的作用等”。并强调指出：“一个有效的、强有力的和资金充裕的卫生教育基础设施，对于减少接触性慢性病危害因素的任何合理方法来说，是一个非常关键的因素。卫生部的卫生教育单位和责任就必须大大加强，并达到现代化。”并指出，一向推崇自由化、市场化的美国也强调，医疗卫生领域是不能任凭市场来调节的领域。

（三）关于农村医疗救助制度的研究

医疗救助是政府对因患病而无经济能力诊治的贫困人群实施专项帮助和资金资助的一种医疗保障制度。2003 年，民政部、卫生部、财政部三个部门联合下发了《关于实施农村医疗救助的意见》，此后，建立农村医疗救助制度的工作全面推开。按现行政策，农村医疗救助的对象主要包括：农村五保户、贫困户家庭成员和地方政府规定的其他符合条件的农村贫困农民，具体条件由地方政府民政部门会同财政、卫生部门制定，报同级人民政府批准。农村医疗救助的方式主要有：在开展新型农村合作医疗的地区，资助医疗救助对象缴纳个人应负担的全部或部分资金，使之能够参加当地合作医疗，享受合作医疗待遇。对因患大病经合作医疗补助后个人负担医疗费用过高而影响家庭基本生活的，再给予适当的医疗救助。在未开展新型农村合作医疗的地区，对患大病个人负担费用难以承担，影响家庭生活的，给予医疗救助。

大多数学者指出，由于医疗救助制度在我国刚刚起步，医疗救助事业的发展涉及体制、资金以及社会保障体系的完善，所以在具体执行和实施的过程中尚存在不少问题。

柳拯（2005）通过对目前我国农村医疗救助现状的分析，指出农村医疗救助主要存在四个层面的问题。第一层面是农村医疗救助工作自身存在的问题。主要是对农村医疗救助工作的认识与进展的问题和农村医疗救助的规范管理问题。第二层面是农村医疗救助工作的支持保障问题。主要表现为资金不足与工作基础薄弱。第三层面是农村医疗救助与新型农村合作医疗的衔接问题。第四层面是农村医疗救助与其他农村社会救助政策的关系问题。

马其波、唐根富（2006）指出，目前，全国有 1501 个县开展了农村医疗救助工作，初步形成了比较系统的农村医疗救助制度和框架，但是在农村医疗救助实际工作中发现，每年实际支付救助金数额与按特困人口医疗救助计划中测算的每年应支付数额相比，使用率不到 50%。

我国农村医疗救助制度存在的主要问题有：制度设计存在缺陷，保障功能弱，保障水平低，受益面窄；管理成本高，医疗救助涉及的部门、机构多，协调难度大。（顾昕，2006；朱玲，2006）

唐钧（2007）指出，总体上，现阶段的农村医疗救助制度无论是在制度目标和理念层面，还是在政策措施和具体操作层面，都是一个很不完善、需要探索的领域。

吴佳（2007）指出，转型时期中国农村医疗救助政策面临的挑战：政府作为医疗救助政策主体存在缺位，供给外部支持不足；医疗费用增加过快，贫困农村居民卫生服务可及性较差；农村医疗救助管理机制不健全，内部结构不合理，第一，政策衔接出现断层和错位，第二，医疗救助政策实施基础薄弱，第三，农村医疗救助资金筹集渠道不稳定，运作不规范。

陈爱云（2008）分析了农村医疗救助的实施现状后认为，当前我国农村医疗救助存在的问题是制度运行“准保险化”、救助范围有限等。

吴建、张亮（2008）认为在农村医疗救助政策执行过程中，不同政策执行主体存在着不同的利益选择。从地方政府来看，维护地方利益和部门利益是其政策行为的重要价值依据。从民政部门来看，在保证救助经费够用的前提下，救助一定数量的农村贫困人口是其应对政策的基本立场。乡镇卫生院和县医院则认为，规避风险、利润最大化是其提供医疗救助服务的必要前提。从贫困人口来看，生存需要第一、健康需要第二是其根本出发点。这些不同利益选择所造成的张力大大削弱了政策执行的力度和效果，不利于农村贫困人口“看病难、看病贵”问题的有效解决。

（四）关于建立多层次农村医疗保障体系的对策研究

丁少群、尹中立（2005）认为新型农村合作医疗具有内在制度缺陷，在产生和发展路径上具有对传统合作医疗以及城市社会医疗保险制度的严重依赖，提出农村医疗保障的建立须立足于我国农村现有的社会结构和传统文化环境，应根据不同地区经济、社会和人文发展的差异性与不同保障形式所要求的制度基础和条件，选择不同的农村医疗保障模式。

刘远立（2006）等人还根据我国农村发展水平存在显著差异的现实，提出了在三种经济发展地区应分别实行不同的医疗保障模式的观点。沿海发达地区，农民对一般小病具有一定的负担能力，应建立以大病为主要保障对象的住院保险；中等发达地区则应坚持发展合作医疗，重点是提高农民的支付意愿，扩大合作医疗的补偿范围。贫困地区，应通过医疗救助制度确保农民得到基本医疗服务，减少因病致贫现象的发生。并特别强调政府支持对于建立农村医疗保障制度的必要性。

冯显威、陈曼莉（2005）从不同经济发展水平地区农村居民的消费水平存在极大差异的事实出发，提出我国农村需发展多种形式的农村医疗保障制度，为农民提供多种医疗保障模式。

李卫平等（2002）认为中国农村尚不具备构建统一的农村医疗保障体系的条件，医疗保险是我国农村地区经济社会发展的必然选择。东部发达地区农村目前大多有条件推广医疗保险，但是现阶段的中部地区农村合作医疗仍不失为一种策略性选择，不过实施方法必须转变，对贫困地区以及其他地区的贫困人口实施医疗救助和提供基本的公共卫生服务是农村医疗保障的最基本选择。

饶江红等（2003）认为我国地域广阔，各地经济发展水平存在差异，所以不可能只用一种医疗保障模式去覆盖全国的农村地区，应对农村的几种医疗保障制度模式进行比较，主要提出了传统的合作医疗模式、合作医疗保险模式、大病统筹模式、医改型合作医疗模式、商业医疗保险模式、特困人口医疗救助和家庭合同保健等几种医疗保障模式，并分析了其各自的利弊，提出了农村医疗保障制度模式现实选择的原则依据。

杨惠芳（2003）认为富裕起来的农民自我保健意识不断增强，对农村医疗服务的要求日益提高，同时又不满足那种“掏小钱、保小病”的“温饱式”单纯合作医疗制度，所以在经济发达地区应该推行一种“合作医疗 + 大病医疗保险”的农村医疗保障模式，并分析了该模式的必要性和可行性。

王春梅（2003）通过对十堰市社会经济特征的分析，结合贫困地区农村农民的实际情况，提出发展贫困农村医疗保障制度的若干建议，如强调政府责任，建立符合当地情况的医疗卫生服务体系，发挥中医药在医疗卫生服务中的作用，加强农村预防卫生保健工作等。

（五）简要评述

综上所述，现有的研究涉及农村医疗保障制度的方方面面，取得了丰硕的研究成果，这些都为本书的进一步研究奠定了基础。但总体上来说，对农村医疗保障体系的研究还是有较大的探索空间。

在研究内容方面，大部分研究着眼于运用制度经济学理论去阐述新型农村合作医疗制度变迁、制度优缺点、制度环境等阻碍新型农村合作医疗的可持续发展，而对农村健康保障制度的相关主体（农民、医疗服务提供者、政府）在新型农村合作医疗可持续发展中的重要作用缺乏深刻的理解，对制度运行中各主体的行为关注不够，尤其是针对农民的主观态度及行为的研究则更是缺乏。我们认为在新型农村合作医疗相关主体中，农户或农民的需求，即其支付意愿和支付能力决定了农村医疗保障制度的可持续发展。只有对农民意愿及其行为互动有比较深刻的研究，才能较好地把握新型农村合作医疗发展的内在规律。所以研究农民需要什么样的医疗保障是一个仍需继续研究的重要问题。

作为农村医疗保障制度雏形的新型农村合作医疗，其目标是改善农村人口的健康水平、减少因病致贫、增加农民对卫生医疗服务的满意度，这一定位体现了新型农村合作医疗是我国农村医疗卫生制度改革的重要内容，但不是农村医疗卫生体系的全部，也不可能解决全部问题，且新型农村合作医疗正处于起步阶段，受基金的限制，受益面、补偿比例也不高，不能完全实现农民卫生服务的公平分配，它的作用是有限的。因此，作为农村医疗保障体系的一个重要环节，还必须有相关的配套工作和制度作保证，包括进行农村医疗卫生管理体制改革、建立农村基层医疗和公共卫生服务体系及其监管体系、建立医疗救助制度等方面。另外，还应该看到，新型农村合作医疗制度还只是一种初级的、低水平的医疗保障形式，它只能在一定程度上缓解农民看病难、看不起病、因病致贫、因病返贫的问题，而不能从根本上解决农民的医疗保障问题。要从根本上解决农民的医疗保障问题，还需要使新型农村合作医疗制度向更高层次的医疗保障制度转化，或者再配套其他的医疗保障形式。但现时对构建农村医疗保障体系的研究则大多着眼于因地制宜地构建多层次医疗保障体系，探讨促进新型农村合作医疗制度的发展，或完善公共卫生体系的建设，把新型农村合作医疗、医疗救助和农村公共卫生服务共同纳入农村医疗保障制度的研究还较缺乏。

我国沿海地区农村经济发展水平较高，较其他地区更具备推进农村医疗保障制度建设的条件，因而沿海地区农村医疗保障制度的完善和发展成为我国农村医疗保障制度完善和发展的关键。而目前学术界对沿海地区农村医疗保障制度研究的文献不多。因此，本书试图在立足现实调研的基础上，从发展的、开放的角度出发，通过对转型时期社会大背景的分析来研究沿海地区农村医疗保障制度的建设。

三、主要概念界定

（一）沿海地区和内陆地区界定

国家“十一五”规划重新划定了东部、中部、西部和东北四大区域，东部地区包括北京、天津、河北、山东、上海、江苏、浙江、福建、广东、海南等10个省（市）。河北省、海南省按地理位置划分，应归入东部沿海地区，但河北省、海南省的工业产值及经济结构特征与中部地区更接近，因此，在新型农村合作医疗的区域分布中，卫生部把它们归入中部地区。因此，新型农村合作医疗制度研究中界定的沿海地区是指北京、天津、辽宁、山东、上海、江苏、浙江、福建、广东9个省（市）。

内陆地区指中部地区和西部地区。中部地区包括湖北、山西、吉林、黑龙江、安徽、江西、河南、河北、湖南、海南10个省份；西部地区包括内蒙古、广西、重庆、四川、贵州、云南、西藏、陕西、甘肃、青海、宁夏和新疆12个省（区、市）。（程念、付晓光、汪早立，2009；付晓光、程念、杨志勇等，2009；任钢、付晓光、汪早立，2009）

（二）社会医疗保障

医疗保障是社会经济发展到一定阶段的产物，是一种制度性的安排，是社会保障体系的重要组成部分，是保障人民身体健康的重要组织形式，是应对或化解个人未来医疗费用开支风险的一种保障。由当今国际社会实践的共性来看，保证社会成员获得必要的医疗卫生服务的制度安排，称做医疗保障制度。根据不同的管理方式和制度特征，医疗保障又可分为社会医疗保障和商业医疗保障。

社会医疗保障是指政府通过立法强制推行的，通过国民收入的分配和再分配，由国家、单位（企业或组织）和个人三方共同筹资建立保障基金，当城乡居民的身体健康受到威胁时，由国家提供必要的医疗卫生服务或由社会医疗保障基金提供医疗费用补偿的一种社会保障制度。目前，社会医疗保障有狭义和广义之分。

狭义的医疗卫生保障制度是指国家或政府利用税收权利和国民收入再分配功能，通过财政和政策上的支持，为保证居民获得最基本的公共卫生服务和医疗服务而提供的制度保障。

广义的医疗保障制度除了狭义的医疗卫生保障制度所包含的内容外，还包括对所有人口提供的公共卫生保健和针对贫困人口实施的医疗救助，并且是多种制度相互配套形成的一个系统，包括公共卫生保障制度、农村卫生资源的配置制度等一切有利于提高农村居民健康水平及针对疾病所带来的风险的保障措施。（李宁，2008）

现阶段，着眼于建设狭义上的农村医疗保障制度已不能满足农民的多元化需求，也有悖于社会主义新农村建设的目标实现。因此，本书的农村医疗保障制度要立足于广义的医疗保障制度来研究。而目前这种广义上的研究不多见，有一定的研究价值和意义。

（三）农村合作医疗制度

农村合作医疗保障制度是以一定区域内农村居民互助合作为基础，面向区域内的全体社会成员，通过个人集资与政府或集体补助的手段筹集资金，按一定比例补偿社会成员的医药及预防保健费用支出的社会保障制度。其实质是一种社区医疗保障，即通过农村社区（村、乡镇）来筹集资金并组织提供医疗保障的一种保障形式。（吴明，2003）在我国分传统合作医疗制度与新型合作医疗制度两种。

传统合作医疗制度是改革开放前在广大农村实施的合作医疗制度，新型合作医疗制度是指从2003年以来实施的合作医疗制度。

传统合作医疗制度是具有中国特色的农村医疗保障制度，它以集体经济为依托，集体投入为主，群众个人出资很少或不出资，筹资以工分或实物抵扣，群众就诊报销部分或全部医药费，又分合医合药、合医不合药、合药不合医等形式。传统合作医疗属于福利型合作医疗，目的在于解决缺医少药问题，为群众提供基础的医疗保健服务，在保障我国广大农民群众的健康方面曾发挥过重要作用。（季平，2005）

新型农村合作医疗是在传统合作医疗的基础上，适应我国经济社会转型的需要而建立的新型农村医疗保障制度。与传统合作医疗相比，新型农村合作医疗制度在一定程度上进行了一些制度创新：①赋予了该制度在新时代背景下政治上的重要意义；②在保障对象上明确要覆盖到农村居民；③在筹资机制上，加大了政府的支持力度，明确了政府的经济责任和管理责任；④在补偿机制上，明确了补偿的重点，突出了以大病统筹为主；⑤在管理体制上提高了统筹层次，明确以县（市、区）为单位进行统筹；⑥明确了政策目标，要求到2008年在全国范围内建立广覆盖的农村合作医疗制度；⑦在运行过程中新型农村合作医疗注重逐步规范统筹模式，合理制定补偿方案，规范基金使用，明确基金补偿范围，规范住院补偿，加强门诊补偿管理，提高基金使用率，完善转诊和结算办法等。

（四）农村公共卫生服务

在中国，尽管在中央和地方政府的文件中多次出现“公共卫生”的字眼，但至今对公共卫生的内涵和外延也没有一个统一明确的界定。按照世界卫生组织的定义，所谓公共卫生就是要采取有效措施（包括预防接种、健康促进、健康教育、疾病控制等），预防疾病，保障社会公众健康。（王俊华，2005）

世界银行（1993）认为，公共卫生服务包括两大类。一类是公共卫生服务，属于公共物品，即不论人们的收入水平如何都应该消费或得到的公共卫生保健服务，包括对重大疾病尤其是地方病和传染病的预防、监控和医治；对食品、药品、公共环境卫生的监督管制以及相关的卫生宣传、健康教育、免疫接种等。另一类是基本临床医疗卫生服务，主要包括孕产妇围产期卫生服务、儿童预防保健、计划生育服务、小伤小病的治疗等。这一类医疗服务如果完全放任市场提供，会危及整个社会的人力资本，因此，政府有责任保证所有人口获得基本临床医疗卫生服务。

美国城乡卫生行政人员委员会（周建明，2005）对公共卫生的定义是：公共卫生是通过评价、政策发展和保障措施来预防疾病、延长人的寿命和促进人的身心健康的一门科学和艺术。

农村公共卫生服务是以农村环境、人群、健康为模式，针对农村居民疾病的发生和发展规律，运用各学科的理论、知识、技能研究社会和自然环境中影响健康和造成疾病的主要因素，探求病因和分析这些致病因素的作用规律，并通过公共措施实施预防和治疗，以达到保护和促进农村居民健康的目标。

传统的公共卫生功能主要是指卫生部门负责的三大任务：健康教育、预防医学措施（免疫接种、疾病筛查和治疗）以及卫生执法。然而随着社会的发展，人们认识到影响健康的因素除一般认识到的物质环境外，社会因素也起着很大作用。而要改变这些环境和行为因素，单靠卫生部门已难以胜任。因此，提出了新公共卫生的概念。

新公共卫生并没有摈弃传统公共卫生的内容，而是在此基础上，更强调了把改善物质和社会环境、个体预防和适宜的治疗结合起来，通过多部门的合作和社区的参与，在多种场所开展健康促进，从而实现公共卫生所肩负的使命。国际上衡量政府公共医疗卫生类公共产品供给水平的指标主要有五个：公共医疗卫生支出占 GDP 的比重、婴儿死亡率、每千人拥有医生数、获得安全用水设施人口占总人口的比重、享有卫生设施人口占总人口的比重。

（五）医疗救助

医疗救助是指国家和社会对因疾病陷入生存困境的社会成员给予不同程度的免费医疗服务，以使其基本生存得到保证的一种社会保障制度。目的在于缓解最困难的社会成员的生存危机，维护社会公平，保障社会秩序的稳定。

医疗救助分为“大病救助”模式和“综合救助”模式。依照大病救助模式，贫困人群的大病医疗开支（基本上是住院费用）可以在当地民政部门获得部分报销。大病救助模式是一种传统的救济型思路。这种思路采取事后救助的办法，的确能起到扶贫济困的作用，但是对于受益者家庭改善自身的能力从而减贫脱贫并无多大助益；而且，大病救助模式的受益面比较窄。大病救助模式无法发挥医疗保障的功能，从成本—效益的角度来看也不见得有利。

综合救助模式一般采取事先救助的方式，即预先确定符合医疗救助受益资格的受益者，确认他们拥有获得救助的权利，一般是为他们颁发“医疗救助证”。所有持证人在接受医疗服务时只需支付自付部分，而救助金额则由医疗机构同医疗救助管理机构结算。事先救助模式还有另外一种好处，即如果救助力度足够大，亦即受益人自付比重不高（比如20%），那么医疗救助就从一种救济制度演变为一种医疗保障制度。（顾昕，2006）

综合救助模式的救助中一般既包括门诊服务也包括住院服务，而且还包括一些其他的初级卫生保健，例如妇幼保健、预防服务等。这种模式不仅要支付贫困人群的部分大病（大额）医疗开支，而且还应该帮助贫困人群提高基本医疗卫生服务（基本上是门诊服务）的可及性和利用率，从而有效地改善其健康状况，增强其参与劳动力市场并融入社会的能力。综合救助模式致力于改善贫困家庭的能力，防止其因病致贫。而且其受益面宽，有助于多重社会政策目标的实现。可以说，综合医疗救助是发展型社会政策思路的一个具体的体现。

农村医疗救助制度是在政府的主导下，主要针对没有能力参加社会医疗保险的老龄者、失业者、残疾者以及在最低生活保障线以下的贫困者，对其实施的医疗费用减免、保障其最低医疗需求的制度。其目的是将部分生活处于低收入甚至贫困状态的农村弱势群体纳入医疗保障体系之中，通过救助为他们提供最基本的医疗保障，它是对新型合作医疗制度的补充和完善，具有一种公益性，发挥着最后“兜底”的防线作用。这一政策的实施有助于保障农村贫困人口的基本医疗，改善贫困人群的健康状况。

经过几年的运行，从全国范围看，初步形成了比较系统的农村医疗救助制度框架。在救助模式的选择上，大病救助模式、综合救助模式兼而有之。在全面推广农村医疗救助的过程中，各省、市、自治区从当地经济条件、社会发展水平、困难群众状况等自身的实际情况出发，在形成的政策、制度与操作规程等方面都不同程度地带上了自身的特点。

（六）商业医疗保险

商业医疗保险是以社会成员个人预先缴费，并与商业保险机构签订保险合同，对参保者在约定的特定疾病范围、期限内的疾病医治产生的住院费用，按一定比例给予补偿的一种医疗保障形式，是社会医疗保险的延伸和补充，没有强制性，是一种完全建立在自愿基础上的商业行为。

随着商业保险的深入，在沿海地区农村，商业医疗保险模式也逐渐成为农民健康保障体系中的重要组成部分。参加对象主要是富裕的农民，以“住院大病保险”为主，由保险公司主办，以特定人群的健康者为投保对象，每年缴纳一定的保险费后，发生保险责任规定的医疗费用给予一次或多次报销。商业医疗保险的推广满足了农民不同层次的医疗保障需要。

但是商业医疗保险也存在明显的问题：首先，商业医疗保险作为一种营利性行为，筹资的保险费不可能全部用于医疗费用补偿，较之大病统筹医疗保障制度，群众的受惠程度明显减少，补偿水平也不高，不可能解决因病致贫问题；其次，商业医疗保险是对特定对象进行保险，一般为15~60岁身体健康的人群。而事实上，发病率高，患大病、重病可能性大的人群恰恰不在其中，这违背了农民医疗保障制度的宗旨；再者，由于商业医疗保险在广大农村地区才刚刚起步，农民群众对此的认识和理解还很有限，加上商业医疗保险本身的缺点，短期内农民对保险的需求不会很大。而且商业医疗保险实行的条件较高，既要以较高的工业化程度和农村人口较高的收入水平即高收入水平的大规模参保人群为前提，又需要法定保险公司具有较高的管理水平和良好的信誉等条件。因此，商业医疗保险在沿海农村地区的发展还需要政府和商业保险公司的协调以及商业保险公司本身的积极努力。

四、研究方法

总体上，本书的研究将规范研究与实证研究、定性分析与定量分析有机结合起来，具体方法为：

（1）实证研究与一般推理归纳分析相结合。在分析沿海地区农民对新型农村医疗保障制度的需求、就医特点和目前沿海地区农民对新型农村合作医疗认知程度及参与状况、影响因素方面以样本县机构调查数据和农民调查数据进行实证分析；在研究沿海地区根据农民需求，创新和完善新型农村医疗保障制度及优化制度环境的内容方面则主要采用归纳分析的方法。

（2）定性与定量相结合。研究沿海地区农民对新型农村合作医疗制度的认知、需求情况，在进行翔实、准确的定量分析，保证提供充分信息的同时，进行必要的定性分析，挖掘影响沿海地区农民参与新型农村合作医疗的真实想法与期待，以保证研究结果的科学性。

（3）优先因素矩阵排序。矩阵排序法是针对环境、问题和课题，在特定的话题中，找出被试者优先考虑的问题。它可以在小组讨论中使用，也可以在访谈结束后使用，研究者就讨论的结果，把相关的因素用矩阵表列出，按照问题的轻重进行排序。

在本研究中，矩阵排序法主要和半结构式访谈、专题小组讨论方法相结合。排序表注重农民优先考虑的需求，找到农民愿意并且为了实现这些目标愿意付出哪些代价。从而有助于研究者理解半结构式访谈和专题小组讨论的结果，此外，也有助于决策者今后对该制度作出相应调整。

（4）比较分析方法。有比较才有鉴别。通过对沿海地区典型农村医疗保障模式的比较分析，以期从沿海地区较先进的医疗保障模式中寻找完善（沿海地区）农村医疗保障制度的可借鉴经验；同时对国外发达国家和发展中国家的主要医疗保障模式的分析比较，探讨农村医疗保障发展运行的一般规律，吸收和借鉴他们的有益经验，尤其是一些发达国家在市场经济运行机制下的医疗保障管理方式方法值得借鉴。

五、资料来源

（一）相关文献资料收集

主要通过以下几个途径：中文图书；维普中文科技数据库；中国学术期刊全文数据库；互联网的相关网站，包括全国和各省（市）的新型农村合作医疗网、中华人民共和国卫生部网站、中华人民共和国统计局网站、世界银行等。相关引用资料在本书中均以适当的方式说明。

（二）课题组在沿海地区实地调研所得数据

2007 年 12 月至 2008 年 6 月对沿海地区福建省、浙江省和山东省 6 个样本县（市）的调研数据。调研的基本情况如下。

1. 问卷调查样本选取

根据被调查对象的特点，本研究采用以问卷调查为主的方法，旨在通过对农民个体的调查，特别是通过对沿海地区农民医疗需求、就医行为特点及参与新型农村合作医疗的态度和行为的调查来讨论如何基于农民的需要来完善新型农村合作医疗制度。福建省内的调查样本，结合经济状况及实施新型农村合作医疗的时间，采用分层随机抽样的方法。根据《福建省财政厅 福建省卫生厅关于提高新型农村合作医疗财政补助标准的通知》（闽财社〔2008〕16 号）规定：省级财政结合各地财力情况，实行分档补助。补助分四档，因而分别抽取闽清、罗源、长乐、晋江四个样本县，福建省以外确定了浙江省的慈溪市及山东省的蓬莱市作为样本县。然后根据经济发展水平与距县城的远近及交通状况，在被选县（市、区）里抽取 3 ~ 4 个乡镇，再根据同样的方法在每个镇里选 2 个村，每村随机抽取 50 户，每个县调查 6 个村，300 户，共 1800 户。但由于不配合原因，在浙江省的慈溪市及山东省的蓬莱市的问卷调查数量较少，与福建省相比，没有代表性，故在分析时没有列入，只作参考。因此，本次调查共发放问卷 1200 份，回收问卷 1077 份，有效问卷 1043 份，有效率 96. 84%。

同时设计了调查样本县的经济社会发展状况表格，发到各样本县的知情人手中，要他们提供这些数据。新型农村合作医疗机构问卷调查内容包括各县的经济社会状况、卫生经费支出、新型农村合作医疗保险制度覆盖、资金筹集、补偿、医疗救助以及管理情况等。

2. 定性调查样本选取（半结构式访谈法）

定性调查方法：定性调查分两阶段进行。第一阶段为福建省内的调查，根据新型农村合作医疗实施的时间前后及与问卷调查同步，我们选取了福建省闽清县、罗源县、长乐市和晋江市作为调查样本县（市）。第二阶段为其他沿海省市的调查。我们选取了浙江省慈溪市和山东省蓬莱市作为调查样本。两阶段调查方法、样本选择方法、样本量及调查主要内容相同，包括知情人访谈、半结构式访谈、专题小组讨论、优先因素矩阵排序等。

（1）调查对象：样本县农民、卫生局长（或分管副局长）、县（中）医院院长、乡镇卫生院院长。

（2）调查内容：依据事先设定的访谈提纲进行调查。第二阶段的调查提纲在第一阶段调查的基础上作适当的修改。

定性调查的一个重要特点就是样本抽取不必遵循随机的原则，可以根据调查的需要选取。样本量也没有固定的要求，根据经验一般在50～70之间，可以根据调查的情况确定增加或减少样本量。也就是当调查过程中不断有新的发现时，要继续进行访谈，这时样本就增加；相反，如果调查结果趋于一致或者重复的时候，就可以结束访谈，不必再增加样本。

3. 样本县经济社会发展概况

（1）闽清县

闽清县隶属福建省福州市，位于福建省东部，福州市西北部，闽江下游，总面积1468.8平方千米。是国家级贫困山区县。2007年末，全县总人口29.96万人，其中农业人口23.39万人，占总人口的78.07%。全县辖11个镇、5个乡。

2007年全县完成生产总值56.0116亿元，不含水口水电站财政总收入4.8亿元，其中地方财政收入3.58亿元。工业总产值89.8亿元，比增10.0%，农业总产值20.6亿元。农民人均纯收入3653元，城镇居民人均可支配收入13280元。人口自然增长率为5.79‰。

农村农民参保率达87.8%，1048人次参保居民和13566人次参合农民分别获得医疗补助费131万元和1512万元。实行新型农村合作医疗补助与农村医疗救助一站式服务，490人次得到农村困难家庭医疗救助补助费59.7万元。切实加强对弱势群体救济帮扶。完成县卫生监督所和疾病预防控制中心组建，县、乡（镇）、村三级医疗保健网络逐步健全。

（2）罗源县

罗源县隶属福建省福州市，位于福州市东北部，东濒罗源湾，西与闽侯交界，南与连江相邻，北与宁德、古田接壤。是国家级贫困县。面积1187平方千米，辖6个镇、4个乡和1个畲族乡，设6个社区居委会、188个村居委会。2007年末，全县总人口25.4万，其中农业人口16.4万，占总人口的64.57%。

2007年全县完成地区生产总值58.2亿元，工业总产值94.9亿元，农业总产值23.6亿元，财政总收入3.31亿元，其中地方财政收入1.93亿元，其中全社会固定资产投资增长率、规模以上工业总产值、财政总收入、地方级财政收入、地区生产总值、农业总产值等多项指标增长率位居福州市前列。

随着经济发展，卫生事业有了长足的进步，医疗条件不断改善。全县现有医疗机构174所，其中，综合性医院1所，妇幼保健院1所，中医院1所；乡镇卫生院11所，村卫生室148所，村卫生室工作人员301人，其中已取得乡村医生资格证书的有285人。全县现有病床数510张，卫生技术人员838人。是福建省第二批新型农村合作医疗试点县，2006年被评为“福建省新型农村合作医疗试点先进县”。

（3）长乐市

长乐市隶属福建省福州市，位于福建省东部沿海，闽江口南岸，与台湾岛隔海相望。东临东海，南临福清市，北接闽江，西连闽侯县而接近福厦国道，福泉高速公路从境内通过。处于长江口与珠江口海岸线的正中。属于国家颁布的沿海开放市（县）之一，全市面积658平方公里，人口66万，现辖16个镇2个乡，254个村居。1994年被撤县设市。

2007年全市完成地区生产总值213.2亿元，财政总收入18.184亿元，农民人均纯收入7416元。

2007年，全市现有医疗机构246所，其中，市级医院6所，乡镇卫生院16

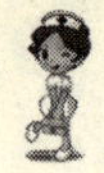

所。全县现有病床数 1169 张，卫生技术人员 1800 多人。

（4）晋江市

晋江市隶属福建省泉州市，位于福建东南沿海，泉州市东南部，晋江下游南岸。东北连泉州湾，东与石狮市接壤，东南濒临台湾海峡，南与金门岛隔海相望，西与南安市交界，北和鲤城区相邻，集闽南金三角经济开放区、全国著名侨乡、台湾同胞主要祖籍地于一体。全市陆地面积 649 平方公里。

晋江山川毓秀，人文荟萃，素有“声华文物、雄称海内”、“泉南佛国”、“海滨邹鲁”之美誉。先后荣获“中国民间艺术之乡”、“全国文化先进市”、“全国体育先进市”等荣誉称号。2007 年末，总人口 104.45 万人，其中农业人口 67.3955，占总人口的 64.52%。外来人口 40 多万。改革开放以来，晋江经济一直保持高速增长的发展态势，年均增长率达 26.16%，是沿海经济发达地区。2005 年名列全国百强县（市）第 5 名。2007 年实现全年生产总值 588.34 亿元，财政收入 60.2996 亿元，农民人均纯收入达 8617 元。

全市现有政府医疗机构 25 所，其中，综合性医院 2 所，妇幼保健院 1 所，中医院 1 所；乡镇卫生院 21 所，医务人员 1980 人。社会医疗机构 25 家，医务人员 600 人。

（5）慈溪市

慈溪市隶属浙江省宁波市，位于东海之滨，东距宁波 60 公里，北距上海 148 公里，西至杭州 138 公里，是长江三角洲经济圈南翼环杭州湾地区上海、杭州、宁波三大都市经济金三角的中心，区位和交通优势十分明显。全市行政区域面积 1154 平方公里，户籍总人口 102.72 万人，其中农业人口 85.46 万人，人口自然增长率 1.58‰。辖 17 个镇、3 个街道，共 297 个行政村、28 个居委会、46 个社区。

2007 年全市实现地区生产总值 530.91 亿元，人均生产总值达 51847 元（按年平均汇率折算为 6818 美元），规模以上工业实现总产值 969.1 亿元，农业总产值 37.27 亿元，财政总收入 75.11 亿元，其中地方财政收入 35.51 亿元，农村居民人均纯收入 11126 元。

在经济发展的同时，慈溪市加快推进卫生事业改革与发展。2007 年，全市现有医疗机构 408 所，其中，市级医院 8 所，社区卫生服务机构 20 所。全市现有病床6188张，执业医师1964人，助理医师747人，注册护士1431人。市公共卫生服务中心、人民医院综合楼、妇幼保健院等一批新建迁建工程启动实施。公共卫生、农村卫生和社区卫生服务工作深入开展。全市城镇居民医疗参保人数达到10.53万人，新型农村合作医疗参保人数达到84.41万人，64.45万名参保农民参与了健康体检，97.5万名居民建立了家庭档案和个人健康档案。市人民医院挂牌成为温州医学院附属慈溪医院（筹），开创了浙江省县级医院成为医学院校附属医院的先河。

（6）蓬莱市

蓬莱市隶属山东省烟台市，位于胶东半岛北端，濒临渤、黄二海，总面积1128.6平方公里，设7个镇、5个街道、1处省级经济开发区和1处省级旅游度假区，总人口44.7万，其中农业人口33万人，占总人口的73.83%。在全国最发达的100个县中排名40位，先后荣获“中国优秀旅游城市”、“全国科技进步先进市”、“全国科普示范市”等称号。

蓬莱经济发达，社会繁荣。2007年，全市完成生产总值204亿元，地方财政收入8.6亿元，农民人均纯收入6500元。

2007年，全市拥有卫生机构49所，其中，医院、卫生院13所，卫生防疫防治机构5所，妇幼保健机构1所。各类卫生机构共有床位1185张，卫生技术人员1026人，其中执业医师456人，注册护士290人。

样本县（市）的人口、经济概况见表1。

表1 2007年六个沿海县（市）基本情况表

	人口（万人）	农业人口（万人）	国内生产总值（亿元）	财政总收入（亿元）	农民年人均纯收入（元）
闽清县	29.9643	23.3978	56.0116	4.8	3653
罗源县	25.3183	19.1527	47.4	3.158	4705
长乐市	66.5	42.87	213.2	18.184	7416
晋江市	104.45	67.3955	588.34	60.2996	8617
慈溪市	102.72	85.46	530.91	75.11	11126
蓬莱市	44.7	33	204	8.6	6500

数据来源：当地有关部门提供；其中“财政收入”不含基金。

4. 调查对象的基本情况

（1）定量调查

本次调查共发放问卷1200份，回收问卷1077份，有效问卷1043份，有效率96.84%。调查共计1043户农村家庭，调查人口计4430人，每户平均人口数约4.3人。以被调查对象的性别、年龄、文化程度、职业、经济水平、健康状况所属等级为指标，其人口特征构成如下。

在性别构成上以男性占多数，占57.9%，因为调查对象以户主为主，户主最了解自家情况，这有助于我们全面客观地了解实际情况。在年龄构成上以25～44岁为主，较年轻的出外打工，年龄过大的无法回答问卷。文化程度以小学和初中为主，家庭主要职业以务农和打工为主，总共占到69.8%。家庭年收入属于以中等和中上等收入家庭的为主，占到78.4%。统计表明被调查者在性别比例、年龄结构上分布合理，也符合当地的现实情况，职业和文化程度较集中反映了以农民阶层为调查对象的特征，经济水平和健康状况也反映样本地区居民人口特征分化趋势明显。

（2）定性调查

此次共访谈知情人6人，卫生服务提供者10人，农民148人，其中专题小组访谈12组，共100人。148名被访谈的农民中女性86人，男性62人。其中女性被访谈者中，63人全家人健康状况良好，9人家里有人患有慢性病，2人家里有人患大病；男性被访谈者中，46人家里人健康状况良好，14人家里有人患有慢性病，2人家里有人患大病。

六、本研究可能创新之处

1. 选题紧扣时代脉搏。把研究置于社会转型、经济增长方式转变的背景下，更突出了农村医疗保障对于人的全面发展、对于扩大内需，转变经济增长方式的重要作用和完善农村医疗保障制度的重要性和紧迫性。

2. 选题具有前瞻性。由于经济发展、历史、地理等条件因素的影响，我国农村医疗保障制度呈现了较大的区域差异性，在短时间内还无法建立全国统一的农村医疗保障制度，而沿海地区医疗保障建设一直走在全国的前列，有些地区的探索模式具有城乡统一的医疗保障制度的雏形，研究完善沿海地区农村医疗保障制度对全国医疗保障制度建设具有示范性和指导作用。

3. 从现有的文献资料来看，很少有对普通农民的就医行为进行研究的，把普通农民的就医行为与医疗保健制度结合起来研究的就更少了。而只有适应农民就医模式的医疗保障制度才能得到农民的拥护和欢迎。本研究在把握沿海地区农民医疗需求的基础上，探寻沿海地区新型农村医疗保障体系的完善和创新。

4. 现有有关农村医疗保障模式研究都是基于传统的"保大保小"、"福利型"、"风险型"等几种合作医疗模式的研究，而沿海地区一些模式已经超越了传统模式，可以上升为具有现代保险的医疗保障模式，本书对沿海地区农村医疗保障的新模式进行总结评价，这在同类研究中还不多见。

第一章　理论基础

农村医疗保障作为整个社会保障体系的重要组成部分，其理论基础和相关分析也必然源于一般社会保障理论和思想。

现代社会保障制度的产生有深厚的理论基础。通常认为马克思主义社会保障理论、福利经济学、凯恩斯的政府干预、贝弗里奇计划和西欧社会民主党的福利社会主义思想等是今天人们分析现代社会保障制度的重要理论依据。目前各国的社会保障制度基本上都遵循这些理论，虽然各国选择的模式有所不同，但都具有保障全体公民基本生活、国家参与实施、缓解贫穷、增进福利和促进社会公平等基本特征。

第一节　国外学者关于社会保障的理论及影响

一、马克思主义社会保障理论及影响

马克思主义经典作家马克思、恩格斯、列宁等对社会保障有许多论述，并形成了马克思主义社会保障理论，对社会保障的实践和发展具有重要意义。

（一）人的需要与社会保障

社会保障是人类社会发展的需要。马克思认为，人的需要是人的本性，满足人的需要是社会生产活动的基本动力和根本目的。社会保障就其本质来讲，是解决人的问题。马克思说过，“在现实世界中，个人有许多需要”，“他们的需要即他们的本性”（马克思，1979）。生存是人类的最基本的需要，社会保障首先就是为了满足人类的最基本的需要，在此基础上争取满足人类更高层次的需要。同时，人的需要具有多样性，而且是多层次的。马克思指出，人的需要包括自然需要、社会需要、经济需要和精神需要。社会应在一定条件下给予人的福利和全面

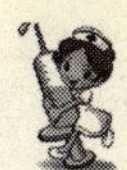

发展的权利，不断满足人的这些需要，才能充分发挥人在社会生产中的积极性和创造性。马克思、恩格斯认为，在社会主义社会、共产主义社会，人的需要具有丰富性，从而使人的本质或人的本性得到新的充实。恩格斯在 1891 年说，在新的社会制度下，“通过有计划地利用和进一步发展一切社会成员的现有的巨大生产力，在人人都必须劳动的条件下，人人也都将同等地、愈益丰富地得到生活资料、享受资料、发展和表现一切体力和智力所需的资料。”（恩格斯，1995）

列宁进一步发展和完善了马克思、恩格斯关于人的需要与社会保障的思想，指出社会主义“充分保证社会全体成员的福利和使他们获得自由的全面发展”。不断满足人民日益增长的物质文化需要，是社会主义生产和建设的根本目的。只有满足人民的需要，才能充分发挥劳动者在社会主义生产中的积极性和创造性。而人们对社会保障的需要是一种最基本的安全需要，也是“合理需要”。社会保障的对象，不仅仅是消费者、享受者和接受者，同时也是生产者、创造者和供给者。在人民当家做主的社会主义社会，社会保障是人民自己对自己的保障，是政府的社会政策，也是人民在履行义务过程中所享有的生活权利。

满足人的需要是社会生产活动的基本动力，而社会保障是人的最基本的安全需要。这种安全需要只有在社会主义、共产主义制度下才能得到实现。社会主义社会保障制度的建立正是社会主义全体公民基本生活需要得到保证的制度基础。也就是说，在社会主义国家即使因生产力发展的不平衡以及个人能力的差别，带来居民收入和生活状况的差别，但政府一定会通过社会救济、失业保险的发放来保证这一部分人的基本生活权利。

（二）社会再生产与社会保障

马克思、恩格斯认为，社会再生产是人类社会存在和发展的基础。其中，物质资料的再生产是社会再生产的核心内容，劳动力再生产是实现社会再生产的必要条件，而社会保障基金是劳动力再生产乃至社会再生产的必要条件。马克思指出：“这个不变资本在生产过程中，从物质方面来看，总是处在各种会使它遭到损失的意外和危险中。此外，从价值方面来看，由于劳动生产力的变化，这个不变资本也可能贬值。因此，利润的一部分，必须充当保险基金。”（马克思，1975）马克思又指出：“如果我们再把剩余劳动和剩余产品缩小到社会现有生产条件下，一方面，为了形成保险基金和准备金；另一方面，为了按社会需求所决定的程度来不断扩大再生产所必要的限度；最后，如果我们把那些有劳动能力的人必须为社会上还不能劳动或已经不能劳动的成员而不断进行的劳动，包括在必要劳动和剩余劳动中去，也就是说，如果我们把工资和剩余价值，必要劳动和剩余劳动的独特的资本主义性质去掉，那么，剩下的就不再是这几种形式，而只是它们的一切社会生产方式所共有的基础。”（马克思，1975）马克思认为，这种扣除是人们的剩余劳动所创造的剩余产品的一部分，因为它必须在维持人们的最低生活水平和社会简单再生产还有剩余的条件下，才有可能进行。即使是社会主义社会，作为社会再生产不断进行的重要保障的保险基金，对劳动者来说是必要的。因此，创造保险基金所花费的劳动也是必要劳动。这样，保险基金不仅是社会再生产正常运行的基本条件之一，而且也是“一切社会生产方式所共有的理论基础”。

（三）建立社会保障基金的必要性

马克思主义经典作家多次论述了建立社会保障基金的必要性。马克思在《哥达纲领批判》一书中指出：社会总产品在分配给劳动者个人时，应首先扣除：“第一，用来补偿消费掉的生产资料部分；第二，用来扩大生产的追加部分；第三，用来应付不幸事故、自然灾害等的后备基金或保险基金。从‘不折不扣’的劳动所得里扣除这些部分，在经济上是必要的”。（马克思，1995）同时指出，“剩下的总产品中的其他部分是用来作为消费资料的，在把这部分进行个人分配之前，还得从里面扣除：第一，和生产没有关系的一般管理费用；第二，用来满足共同需要的部分，如学校，保健设施等；第三，为丧失劳动能力的人等等设立的基金。总之，就是现在属于所谓官办济贫事业的部分。”（马克思，1995）“从一个处于私人地位的生产者身上扣除的一切，又会直接或间接地用来为处于社会成员地位的这个生产者谋福利”。（马克思，1966）在这里马克思看到了按劳分配在事实上的不平等，为了弥补这一不平等和解决贫困差距，必须从消费资料中进行一些扣除，建立社会保障后备基金，一方面满足社会成员的公共福利，另一方面给丧失劳动能力的人或贫困者提供援助和救济。之后，马克思又指出了保险基金扣除的适度性原则：“至于扣除多少，应当根据现有的物资和力量来确定，部分地应当根据概率计算来确定，但是这些扣除无论如何根据公平原则是无法计算的。”（马克思，1995）

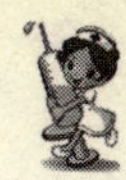

恩格斯在《反杜林论》中也对建立社会保障后备基金的必要性进行了论述，他指出："劳动产品超出维持费用而形成的剩余，以及生产基金和后备基金从这种剩余中形成的积累，过去和现在都是一切社会的、政治的、智力的继续发展的基础。"（恩格斯，1975）在这里恩格斯不仅说明了社会保障对未来社会的稳定发展、政治安定、国民教育有基础性的作用，而且说明了社会保障后备基金是在劳动产品价值中扣除掉了生产资料价值和劳动力价值的消耗以后所形成的。

列宁在十月革命胜利后，进一步发展了马克思主义的社会保障理论。他早在1912年1月俄国社会民主工党第六次"布拉格"全国代表大会上明确指出社会保障的原则："最好的工人保险形式是国家保险；这种保险是根据四个方面的原则建立的，这四个原则是：①工人在下列一切场合（伤残、疾病、年老、残疾；女工还有怀孕和生育；养育者死后所遗寡妇和孤儿的抚恤）丧失劳动能力，或因失业失掉工资时国家保险都要给工人以保障；②保险要包括一切雇佣劳动者及其家属；③对一切被保险者都要按照补助全部工资的原则予以补助，同一切保险费用都由企业主和国家负担；④各种保险都由统一的保险组织办理；这种组织应按区域和被保险者完全自理的原则建立。"（列宁全集，1959）在这里，列宁不仅系统地阐述了"国家保险"的概念和内容，而且提出了包括伤残保险、疾病保险、养老保险、生育保险、遗嘱保险、失业保险等内容的社会保障体系，还提出了社会保障补偿性原则和统一管理的特性。特别是关于社会保障基金的筹措上，"一切保险费都由企业主和国家负担"，"保险事业国有化就是把一切保险公司合并为一，集中它们的活动，由国家来监督……把这事业统一起来，就可以减低保险费"。（列宁，1986）这与马克思所强调的必须先扣除社会保障基金才能进行个人分配的思想是完全一致的。后来相继建立的社会主义国家，都是按此理论模式建立起了国家保障型的社会保障制度。我国在计划经济条件下实施的公费医疗和劳保医疗制度，也是在此理论指导下建立的。

（四）社会保障是资本主义存在的基础

马克思在《资本论》中指出："相对过剩人口的最底层陷于需要救济的赤贫人的境地。……撇开真正的流氓无产阶级不说，这个社会阶层由三类人组成。第一类是有劳动能力的人。第二类是孤儿和需要救济的人。第三类是衰败的、流落街头的、没有劳动能力的人。属于这一类的，主要是因分工而失去灵活性以致被

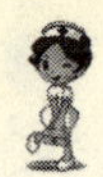

淘汰的人，还有超过工人正常年龄的人，最后还有随着带有危险性的武器、采矿业、化学工厂等等的发展而人数日益增多的工业牺牲者，如残废者、病人、寡妇等等。需要救济的赤贫……和相对过剩人口一起，形成财富的资本主义生产和发展的一个存在条件。它是资本主义生产的一项非生产费用，但是，资本家知道怎样把这项费用的大部分从自己的肩上转嫁到工人阶级和下层中产阶级的肩上。”（马克思，1975）这里，马克思不仅阐述了相对过剩人口中陷于贫困境地阶层的构成和形成原因，还从生产方式的角度阐述了社会保障是资本主义存在的基础的思想。马克思认为资本主义要存在和发展，就必须救济处于赤贫的社会阶层，要采取一系列社会保障措施。马克思还认识到，虽然用于社会保障的费用对于资本家毫无用处，但从长远观点看，对资本家和资本主义的发展都是有益的。从表面上看由资本家支付社会保障资金，但实际上，资本家会将这笔费用转嫁到工人身上，归根结底是由工人的劳动创造的。

列宁进一步论述了资本主义社会的工人保障问题。列宁指出：“工人在年老或部分丧失劳动能力时，得享受国家保险，国家向资本家征收特别税作为保险基金。”“工人享有各方面的社会保险：（甲）各种劳动的保险；（乙）丧失劳动能力（疾病、伤残、年老、职业病和妇女生产期间、寡妇、孤儿）及失业等等的保险；（丙）一切保险机关完全由被保险者自己管理；（丁）保险方面的开支由资本家负担；（戊）免费医疗，同时医疗事宜由工人自己选出的互助保险会管理。”（列宁，1957）可见，列宁认为在资本主义制度下，应该建立对工人的社会保障制度，其中不仅包括现代保障制度的主体即失业保障、养老保障和医疗保障，还包括伤残保障、特殊工作伤害保障等保障内容。尤其强调指出，工人的医疗事宜由工人选出的互助保险会管理。工人医疗自主权思想跃然纸上。另外在论述资本主义国家社会保险的客观必然性时，列宁曾经指出，由于工人工资少，无产者根本无法从工资中拿出一些钱储蓄，以备在伤残、疾病、残废、丧失劳动能力时以及与资本主义方式紧密联系的失业时的需要，所以一切保险费都应当由企业主和国家负担。（郭崇德，1992）由此得出保险基金的筹集对象主要是资本家，而不是工人的思想。

（五）马克思主义社会保障理论的影响

综上所述，马克思主义经典作家的社会保障理论主要思想有：①满足人的需

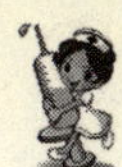

要是社会生产活动的基本动力，而社会保障是人的最基本的安全需要。不断满足人的这些需要，才能充分发挥人在社会生产中的积极性和创造性。②在资本主义社会和社会主义社会提取社会保障基金，建立社会保障制度的必要性和重要性，并将其纳入社会再生产及其物质资料生产总过程的各个环节。③社会保障的实质从根本上说是对国民收入进行分配和再分配，其中包括初次分配和再分配两个环节。社会保障基金无论来源于剩余价值还是必要劳动，都是劳动者创造价值的一部分，体现出对人的劳动重要性的充分肯定。④明确指出社会保障的责任主体是国家，尤其是列宁明确提出了社会保障国家责任主体的思想，国家保险是最好形式的保险的社会保险思想。

马克思主义社会保障理论无论是对西方国家还是社会主义国家社会保障制度建设都产生了很大影响。马克思关于人的需要的理论、社会再生产理论和社会产品分配的基本原理，是西方社会保障的理论基础。在此后的一百多年里，欧洲大多数国家都建立起了完善的社会保障制度，不能说与此无关。前苏联和东欧的社会主义国家，以及我国计划经济体制下的国家保障制度更是其实践的产儿。即使是现在，我国在社会主义市场经济制度环境下，构建符合大多数人利益的社会保障制度也离不开马克思主义社会保障理论的根本性指导。

二、德国新历史学派的社会保障理论及影响

社会保障作为一种制度形态，是伴随着资本主义的发展而逐步形成的。资本主义的兴起，使社会生产力得到空前的发展，那种以残酷的手段剥夺被统治者的做法已很难维持下去，甚至要威胁到资本主义制度本身。在这种情况下，资本主义思想家和政治家不得不考虑如何来安置日益严重的流民、贫民问题。

19 世纪七八十年代，以施穆勒、布伦坦诺和瓦格纳等人为代表的新历史学派（又称“讲坛社会主义”），为了缓和德国工人阶级的反抗，反对科学社会主义，主张改良主义。他们提出了以下观点。①劳资冲突不是经济利益上的对立，而是感情、教养和思想上存在差距而引起的对立，因此，劳资问题是一个伦理道德问题。不需要阶级斗争和进行社会革命来解决。而只要对工人进行教育，改变其心理和伦理道德的观点，便可以解决。②当时他们年轻的德意志帝国所面临的严重的社会经济问题只是“劳工问题”。缓解劳资间的矛盾，填平两者在理想、

精神和世界观方面的“深渊”，关系着帝国的前途和命运。国家必须通过立法，实现包括社会保险、孤寡救济、劳资合作以及工厂监督在内的一系列社会政策措施，自上而下地实行新的社会改革，以改善工人的劳动条件和生活条件，借以改变工人阶级的教养和心理状态，从而缓解劳资冲突。新历史学派的主要代表瓦格纳指出：“现代国家的逐步进化要求国家不但应该完成其维护现存政权的使命，同时也应该通过适当制度的建立，积极主动地改善其全体成员的福利。”（丁建定、魏科科，2005）

新历史学派的经济社会主张，对19世纪末德国政府及其社会经济政策产生了直接影响。正是在德国新历史学派思想主张的影响下，当时的铁血首相俾斯麦认为应该通过采取积极措施，实行有效社会政策来应付社会问题及至社会主义运动。他力排众议，颁布了著名的三项社会保险法（疾病保险法、工伤事故保险法、老年及残疾保险法），并且指出，国家必须把社会保险立法抓好，这并不是对工人阶级的施舍，而是因为那些愿意好好劳动而无法得到工作的人应该得到帮助。

新历史学派对国家干预的强烈要求和呼吁，通过影响德国资产阶级政府，从而影响了德国社会保障实践，使得德国成为最早通过社会立法建立社会保险制度的西方国家。同时这些主张，被新制度经济学派发展，在美国和欧洲得到部分国家的认可，成为西方资本主义国家初期社会保障的思想基础。

三、福利经济学的社会保障理论及影响

进入20世纪以后，英国经济学家A. C. 庇古出版了《福利经济学》，对福利概念及其政策应用作了系统的论述，被称为“福利经济学之父”。相对于后来的新福利经济学，其理论被称为旧福利经济学。对于如何增进福利，庇古认为，首先要使国民收入总量增加，关键是合理配置生产要素，如果配置优化了，社会财富和国民收入就会达到最大数量。而劳动力是最重要的生产要素，因此当劳动者发生疾病、伤残、生育、失业、年老、死亡等情况时必须给予物质帮助和社会服务，增加必要的货币补贴。其次，要使国民收入分配均等化，就要将富人的收入转移给穷人。因为根据边际效用递减规律，一个人的收入越多，货币收入的边际效用越小；他的收入越少，货币收入的边际效用越大。因此，国民收入越均等，

普遍福利就越大。将货币收入从富人转移给穷人，就社会总体而言，就会普遍增进福利。为此，政府应该向富人征收累进所得税和遗产税，给穷人增加失业补贴和社会救济。如果国民收入分配适当，即使国民收入总量没有增加，也同样会增进普遍福利。

到了20世纪30年代后，福利经济学的理论有了很大发展，产生了以意大利经济学家帕累托为代表的新福利经济学。新福利经济学在序数效用论的基础上，避开收入分配问题，以效率作为福利分析的唯一目标。帕累托所提出的帕累托最优状态成为新福利经济学判断社会福利最大与否的标准。帕累托最优状态指的是这样一种状态：如果资源在某种配置下不可能由重新组合生产和分配来使一个人或多个人的福利增加，而不使其他人的福利减少，那么这种配置就已达到了帕累托最优状态或最适度状态。他主张把交换、生产的最优条件作为中心问题研究，提出福利标准和补偿验证理论，提出了社会三大目标：最大的选择自由、最大满足和最公平的收入分配。他们提出的社会福利政策包括以下六项主要内容：①医疗补助（包括疾病津贴、医疗服务、药品供应等）；②劳动保险（包括失业补助、工伤疾病年金和抚恤金）；③社会福利事业（主要指对残疾人的津贴和医疗护理等）；④养老金；⑤政府救助（包括最低生活补助、儿童补助和住房补助）；⑥其他津贴服务（如职工培训津贴、劳动流动津贴、公共卫生服务、职业介绍服务等）。

福利经济学的思想主张对后来的福利国家理论以及西方发达资本主义国家的社会医疗保险制度的建立和发展产生了重要影响。1942年英国以贝弗里奇为主席的由内阁不管部大臣属下的一个社会保险和联合事业委员会，为第二次世界大战后重建计划提出了一个《社会保险及有关服务》的报告，这就是著名的“贝弗里奇报告”。（郑杭生，2003）报告涉及的社会保障计划涵盖了养老、疾病、残疾、死亡、工伤、失业和家庭津贴七大保障项目。对这个社会保障计划，贝弗里奇提出以下基本原则。第一，社会保障的目的是使每个公民都获得维持生存所必需的生活资料。第二，社会保障应当是普遍的、全面的，是每个公民享受的一项社会权利。第三，社会保障应以每个有劳动能力的人尽劳动义务为条件，并保证劳动就业。他说，社会保障计划并不是一个毫无交换条件和随便给人提供好处的计划，而是一个以劳动和捐款为条件的，保障人们维持生存所必需的收入，以

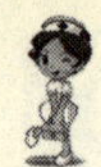

便使他们可以劳动和继续保持劳动能力的计划。第四，参加社会保险的人必须按统一标准缴纳社会保险税费，按统一标准领取基本生活资料补贴，领取的时间和数额必须充分。第五，社会保障由国家统一管理，由国民收入再分配保证实施，其费用由雇员、雇主和国家财政共同承担。

贝弗里奇报告确立了战后英国社会保障计划的基本结构，被称为是社会保障史上的一个里程碑，其影响遍及世界各国，它系统地规划了整个社会的保障体系。对其他国家发展社会保障制度起到了示范作用。在这个报告基础上，政府逐渐颁布了诸如以社会保险法（1946 年）、国民健康服务法（1946 年）、家庭补助法（1945 年）、国民救济法（1948 年）四项立法为主要内容的战后英国社会保障新法典。因此，“贝弗里奇报告”确立了战后英国福利体系重建的基本框架，标志着福利国家思想开始由理论变为现实。

四、凯恩斯国家干预理论和充分就业思想及影响

20 世纪 30 年代爆发的世界经济危机使得当时各国的社会矛盾异常尖锐，而当时占统治地位的传统放任的经济学说在理论上有局限性，在政策上又束手无策。在这种经济和理论背景之下英国经济学家凯恩斯于 1936 年出版了其传世之著：《就业、利息与货币通论》。在书中他提出在资本主义制度下所存在的资本相对过剩和严重失业问题是由于有效需求不足造成的，并认为形成有效需求不足的三个主观因素是：消费倾向递减、资本边际效率递减和流动性偏好。为了扩大社会有效需求，“最聪明的办法还是双管齐下，一方面设法由社会来统制投资量，让资本的边际效率逐渐下降，同时用各种政策来增加消费倾向。在目前消费倾向之下，无论用什么方法来操纵投资，恐怕充分就业还是很难维持，因此可以同时采用两种方法：增加投资，同时提高消费”。其对应的经济政策是主张国家实行赤字财政以刺激国家经济的发展，国家直接举办公共工程，采取转移支付的形式，实施社会保障，增加社会福利设施，增加消费支出，大幅度提高社会福利（包括提高工资标准和扩大社会福利），即采取“普遍福利”的政策，就可以减少有效需求不足，达到充分就业，抑制经济危机的发生。这样做还可以减少社会矛盾，特别是在经济萧条的情况下，这对保证这一部分人的基本生活和社会稳定是很有意义的。第二次世界大战后，“凯恩斯主义”的政府干预理论及其政策主

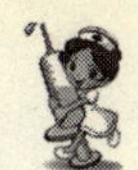

张是资本主义国家克服市场缺陷、对付经济危机、制定经济政策和社会医疗保险制度的主要理论依据，成为第二次世界大战以后西方各国建立福利国家的重要思想基础。

继以上理论之后，理论界和政策界对国家和政府的作用已经基本上达成共识，如世界银行行长和世界银行首席经济学家斯特恩和斯蒂格利茨认为，如果没有一个积极政府的支持，市场自身无法实现生活水平较大范围的提高，因为政府可以建立合理的环境，对变化作出反应，并且可以与市场一起为社会提供医疗卫生、教育、基础设施和社会保障等服务，而所有这些仅仅依靠市场是无法实现的。政府职能的界定和其服务的实现方式，可能是长期生活水平提高最重要的决定因素。对于向市场经济过渡的国家也是如此，如转轨问题研究专家科勒德克认为："转轨国家不但要改变政府职能范围，而且还要改变政府及公共机构为实现其所选择的战略目标而采用的工具。政府不能把其职能完全让给市场，因为后者不能完全取代政府的职能。"（吕虹，1997）国家干预理论为政府提供医疗保险和干预社会医疗保险制度的改革提供了科学理论依据，从而也确立了政府在医疗保险系统中的地位和作用。

五、民主社会主义的福利思想

民主社会主义又称社会民主主义，是19世纪中期以后发展起来的、主张对资本主义社会进行改良的思潮和社会运动。第二次世界大战以后，随着一些国家的社会党相继通过选举获得政权，民主社会主义随之走向兴盛时期。

民主社会主义的社会福利思想是在其价值观——平等、自由和互爱的指导下建立起来的。主要包括以下几个方面。

（一）建立福利国家的原因

①工人阶级对资本家的反抗及为改善生活的斗争是福利国家得以扩展的主要成因。②民主机制的作用。一方面，没有民主制度，工人阶级对社会福利的诉求就不能转变为有效的政治影响力，从而推动有关社会政策的制定；另一方面，在民主制度中，工人阶级的代表（左翼政党）通过选举获得政治权力，便会在议会内推动社会福利的发展。③工业化带来了大量的经济财富和社会问题，使得政府工作报告有能力也有必要介入社会福利政策的制定和执行。④资本阶层的支配

地位由于社会环境的影响受到削弱，工会力量不断增强。⑤第二次世界大战后社会对社会公正及团结的诉求表明，社会福利是消除社会不平等、实现社会公正的途径。⑥社会服务机构的影响。为了自身的利益或弱势阶层的福祉，他们会向政府施加压力，倡议福利的改革及扩展。所有这些都是福利国家得以建立的原因或理由。

（二）福利国家的功能

民主社会主义认为福利国家有五大功能：①消除社会问题及改善弱势群体的困境。克罗斯兰（C. A. Crosland）说，“福利性社会服务的最终目标不是达到社会平等，而是改善有需要的人群所面临的困境，减轻社会上出现的苦难和满足社会的需要”。②推动经济的发展。社会福利作为投资可以刺激经济，如救济金不仅可以改善受助人的贫困状况，而且还可以提升他们的消费能力，直接创造需求和刺激生产。③建立更平等的社会。通过政府向全民提供福利，如教育，就可以使得底层社会有向上层社会流动的机会。④有助于利他主义的发扬和社会的整合。⑤弥补弱势群体付出的社会成本。总之，社会福利的提供，对消除贫困、繁荣经济、发展人的潜能、实现社会整合和鼓励利他主义都有积极的意义。因此，民主社会主义提出，为了达到福利国家的目的，必须依据普遍性原则，对社会成员提供福利。

（三）关于福利增长与经济发展的模式

主张用国有化和计划经济来推进国家福利政策，提倡劳资合作，强调通过高额累进税对收入和财富进行再分配，以实现收入均等化和社会公平。他们认为，福利也是一个以国家的经济繁荣为目的的投资，可以充当刺激消费和生产的手段，从而能够促进经济发展，因此民主社会主义主张实行全面的社会保障计划。

六、新自由主义理论及影响

新自由主义是古典自由主义思潮在20世纪新形势下的回归。它的代表人物有哈耶克、弗里德曼等。新自由主义秉承了自由主义原则，强调自由市场经济，反对凯恩斯的国家干预理论。在社会福利观上，他们继承了古典自由主义社会福利思想的基本原则，反对国家对经济与社会生活实施干预，强调依靠和发挥市场

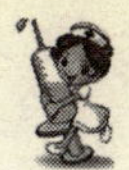

的调节作用，认为在社会保障方面福利服务的市场化是最好的选择，应该降低并且转移国家的作用，让市场发挥主导作用。对政府而言，一方面应该提供最基本的福利例如建立社会安全网；另一方面则是必须放弃那些不可能实现的关于建立平等和公正社会的目标。在对待福利国家的态度方面，新自由主义完全持批判态度，否认政治与计划对解决社会问题的必要性和重要性，认为经济的增长是消灭贫困的最好办法。新自由主义的这些主张已经成为当代西方国家社会福利制度改革的重要理论基础。

七、"第三条道路"理论及影响

所谓"第三条道路"，是指既不同于美国的市场资本主义，又不同于前苏联式的社会主义的道路。"第三条道路"是从中间道路理论发展而来的。其形成于20世纪30年代，经历50～70年代的发展，自90年代开始影响越来越大，主要用于表示市场社会主义。它实际上是社会民主主义思想在英国的新发展。

"第三条道路"倡导积极的社会福利，主张用"社会投资国家"来取代"福利国家"。"积极的福利"就是福利开支将不再完全由政府来提供，而是由政府与其他机构共同合作来供给。在积极的福利社会中，个人与政府之间的契约发生了改变，自主与自我发展成为重中之重。鼓励各尽其能、人尽其职，强调个人责任与社会责任的协调，提倡确立"无责任即无权利"原则。社会福利制度既要关注富人，也要关注穷人。在养老金问题上，建议逐步废除固定的退休年龄制度，把老人视为一种资源而非负担；对失业问题，认为政府的福利支出应当维持适当的标准，尽可能用于人力资本投资，最好不要直接给失业者提供经济资助。（范斌，2006）

八、人力资本理论

人力资本理论产生于20世纪60年代，代表人物有西奥多·W. 舒尔茨、加里·S. 贝克尔、马克·布劳格等，经过半个世纪的发展，人力资本理论日臻成熟，对社会经济发展产生了重要影响。

人力资本可以看做是通过对个人自身进行投资活动，进而达到人的能力的提高或积累。西奥多·W. 舒尔茨认为人力资本是投资在劳动者身上的一种资本类型，他以劳动者的知识程度、技术水平、身体健康状况等来表示，是内化在劳动者身上的不同价值的综合体现。人力资本投资的形式有："①医疗和保健，从广义上讲，它包括影响一个人的寿命、力量强度、耐久力、精力和生命力的所有费用；②在职人员培训，包括企业所采用的旧式学徒制；③正式建立起来的初等、中等和高等教育；④不是由企业组织的那种为成年人举办的学习项目，包括那种多见之于农业的技术推广项目；⑤个人和家庭适应于变换就业机会的迁移。"（西奥多·W. 舒尔茨，吴珠华等译，1990）

医疗保健作为人力资本投资的一种主要形式，已逐渐被人们所接受和认同。西奥多·W. 舒尔茨在其著作《论人力资本投资》一书中曾这样阐述健康投资的重要性："人力资本理论把每个人的健康状况都当做是一种资本的储备，即健康资本，并认为它要通过健康服务来发挥作用。这种资本储存最初的质量，一部分是先天即有的，一部分是后天所获得的。随着时间的流逝，健康资本储备要逐渐贬值，而且越到人的生命后期贬值的速度就越快。人力资本的总投资指的是获得和维持这种资本所必须付出的成本，其中包括抚养子女、营养、衣服、住房、医疗保健和自我照管所需的费用。健康资本所提供的服务由'健康时间'，或者说是可以用来进行工作、消费以及休闲活动的'无病时间'所组成。"从舒尔茨的论述中可以看出，人力资本同其他资本一样，都存在资本的折旧问题，不同的是，人力资本的载体是具有生命活力的个体人，人力资本理论在这个问题上的认识是基本一致的。

提升劳动者的健康资本存量是人力资本建设理论的内在要求，农村医疗保障制度是改善农村劳动者身体健康状况、提升农民人力资本存量的有力保障方式之一。因此，在我国农村实施医疗保障制度，对增强农民抵御疾病风险的能力、提升农民健康指数、保障农民健康权利等方面起着至关重要的作用。

第二节　我国学者对社会保障有关理论的阐述

改革开放以来，中国经济体制发生了重大变化。在社会主义市场经济体制下，到底应该建立什么样的社会保障制度？社会保障的地位和作用如何？随着经济体制改革的深入，社会保障领域的问题也浮出水面，引起了学术界的关注，经

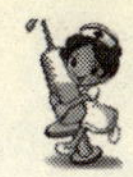

济学界和社会学界对社会保障的研究逐渐多了起来，学者们在借鉴西方社会保障理论学派重要观点的基础上，结合中国实践，形成了本国一些有代表性的新理论。它主要包括社会保障权、社会保障中的公平问题、社会保障中的政府责任、社会保障与经济增长的相关性等。

一、社会保障权

（一）对社会保障权概念的理解

学者们普遍认为，社会保障权是公民为满足基本生活需要或者改善生活需要而享有的从国家和社会获得物质帮助（现金或实物）或者服务的权利，它主要包括社会保险、社会救济、社会福利和社会优抚安置等四个方面的内容。我国《宪法修正案》第23条规定："国家建立健全同经济发展水平相适应的社会保障制度。"这为建立健全我国社会保障制度奠定了宪法基础，也为公民的社会保障权提供了制度保障。郭曰君（2004）认为在宪法上确立公民的社会保障权对建立健全社会保障制度极为重要，它是社会保障制度建立健全的坚实基础，因为基于公民的社会保障权，社会保障制度的建立就不是可有可无而是必须的。

安树昆（2004）认为，社会保障权是人权、社会权、公平权以及各类权利的综合体系。

钟明钊（2000）认为："社会保障权是指公民在其失去劳动能力或劳动机会或遇到其他灾害和困难时，为保障其基本的生活需要而享有的由国家给予物质帮助的权利。"

董保华（2001）认为："社会保障权是一种积极权利与行政权利的竞合，从内容上看是弱势群体的积极权利；从形式上看是国家的行政权，呈现出两者的特点。……社会保障权包括多项权利，如劳动权、物质帮助权。"

但郭日君认为社会保障权与物质帮助权是不完全相同的两个概念。社会保障权的内容既包括物质保障，也包括社会服务，或者说社会保障权的客体既包括物，又包括行为；而物质帮助权的内容和客体仅限于前者。社会保障的主体是社会保险。我国《宪法修正案》第23条规定"国家建立健全同经济发展水平相适应的社会保障制度"，这为建立健全我国社会保障制度奠定了宪法基础，也为所有公民的社会保障权提供了制度保障。宪法第45条规定了社会保障权的部分内容，但采用的却是物质帮助权的概念。只有确立了社会保障权的概念，国家才可能在人权和公民基本权利的层次上保护公民的社会保障权。

肖泽晟（2003）认为："社会保障权主要包括每个公民都享有维护相当的生活水准权（这是社会保障权的核心）以及为保障这种权利的实现而使易受伤害的特定人（例如妇女、儿童残疾人、失业者等）享有受国家或社会特殊保护的权利。"

李乐平（2004）认为，社会保障权是包括人权意义上的社会保障权和公民基本权利意义上的社会保障权。社会保障权是对人权意义上的社会保障权的确定。社会保障权是公民的一项基本人权，因为它是人类社会化大生产和市场经济条件下维持生存和人格尊严必然的要求；是现代社会中保障人的生存和发展的一项重要权利；社会保障权是公民的基本权利，因为它具有公民基本权利的法律特征，是公民不可缺少的、不可替代的、不可转让的、稳定的、具有母体性的权利。

但是，目前我国公民的社会保障权还存在较多问题，如能够享受到现代意义上的社会保障的人比例不高，公民社会保障权利的实现受到很大的制约；社会保障权利极不平等，城乡差别过大；公民的社会保障权也没有健全的法律保障等。这些问题的解决有赖于社会保障法制的完善。

（二）农民的社会保障权

学者们一致认为农民理应享有社会保障权。但是，在具体享有的程度上却有两种截然不同的观点，一种是"城乡统筹分治论"，一种是"城乡统一论"。其中，以"城乡统筹分治论"占绝大多数，但其在发展思路上又不尽相同，有"社会保险"模式，有"多样化保障模式"，还有"小农户社会保护模式"等。

郭日君（2004）认为，社会保障权不是市民的特权，而是包括市民与农民的每一个公民都应当平等享有的普遍权利。国家应保障农民享有与市民平等的社会保障权。当然，平等不等于相同，也不等于平均，而是给农民以公民待遇。

他认为，由于我国城乡二元结构由来已久，农村与城市的经济发展水平差距较大，建立城乡统一的社会保障制度的条件远未成熟。因此，在未来很长一段时间内，我国社会保障体系由城镇社会保障体系与农村社会保障体系两部分组成。长期以来，我国更为重视城镇社会保障制度，而相对忽视农村社会保障制度。计划经济条件下建立的农村社会保障体系瓦解之后，有人认为农村社会保障应以商

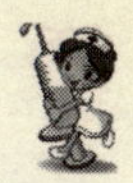

业保险为基础，有些地方进行了试点，但施工队结果证明是行不通的。但是，直到现在，仍然有人认为农村社会保障制度应以商业保险为基础，采用政府主导下的商业保险模式，而保险业务应当彻底依靠商业保险运营。商业保险迥异于社会保险，在农村以商业保险代替社会保险，实质上等于剥夺了农民的社会保障权。

中国社科院社会学所景天魁（2004）研究员认为，城乡统筹，不是城乡统一、划一，而是整体的保障体系，不同的保障水平，灵活的保障方式，多样化的要求社会保障的内容、方式和标准完全城乡统一。

中国社科院社会政策研究中心杨团（2006）研究员则提出了“小农户社会保护模式”的保障方式。她认为，中国农业属于非正规经济，农民个人和家庭资产少，且农业收入水平低下又极不稳定，他们不具备工业社会保障的基本前提——在正规经济中就业，有稳定的收入。因此，中国农民的社会保障只有通过国家扶助、农民互助、组织保护、农民个人资产与社区公共资产建设并举，社会公共服务与社区公共服务并举、正规制度与非正规制度并举的多元化利益主体协同与制衡的新的制度体系来解决。也就是说，其主要方式不是社会保险和社会救助，而是资产建设和社区公共服务；战略的实施者不是政府机构，而是农村社区农民互助合作的自治组织及其联盟。

张英洪（2008）主张“城乡统一论”。他认为，从社会保障的历程尤其是国际社会普遍遵守的国际人权宪章来看，农民并不被排除在社会保障的体系之外。社会保障权既然是宪法和国际人权公约授予每一个公民的基本权利，那么，农民作为中华人民共和国公民，理所当然地享有社会保障权。在二元经济社会结构的影响下，农民的社会保障权益遭到了人为的限制和剥夺。现在要本着“以人为本”的原则，尊重和保护农民的社会保障权。只有这样，才能构建社会主义和谐社会。那些反对建立把农民、农民工纳入统一的全国社会保障体系的言论者，是权利观念和公正意识淡薄的表现。

中国人民大学李迎生（2005）教授认为，中国完全有可能建一个全民社会保障体系，因为国家财力已具备向农业转移支付的实力。按照他的估算，财政每年拿出1600亿元左右，基本可以将医疗保障全覆盖；拿出1000亿元左右，基本可解决包括农民在内的养老问题。

二、社会保障中的公平问题

公平与效率的关系问题是社会保障经济理论的核心问题，对此问题，我国经济学界和社会学界也有激烈的争论。由于视角不同，经济学界强调效率，社会学界强调公平。党的十六大报告提出“初次分配注重效率，再分配注重公平”，从而明确了社会保障应以公平为价值取向的理念。

关于公平的含义，方盛举（2003）认为，公平就是指在特定的社会历史时期和特定的人群中，被人们公认是最佳的，或者说与别的规则相比不得不选择它的，用于评价社会中的竞赛规则、交易规则和分配规则等合理与否的价值尺度。社会主义市场经济条件下的公平应包含竞争机会平等、利益分配平等、消除两极分化三大内容。都春雯（2004）认为，公平表明了一种不偏不倚的原则，它要求给予一定范围内社会成员的相等的条件和机会，如公平竞争、对社会资源及生产资料占有用的平等性等，以使每个社会成员能够在特定的条件下平地参与各种社会活动。

中国社会保障研究中心主任、中国人民大学郑功成（2009）教授认为，人们都强调社会保障要讲效率，没有效率的制度是不可持续的制度。但从社会保障制度的本质出发，它的效率只能来自公平，是公平里面出效率，并且在社会保障制度中讲效率的目的是为了更加公平。因此，社会保障中的公平与效率的关系是目标与手段的关系，社会保障领域讲效率是有条件而不是没有条件的，目标与手段之间的关系是千万不能倒置的。要坚守社会保障制度的本质与核心价值观，即不违背公平、正义、共享社会发展成果。

景天魁（2004）在研究研究保障制度所依赖的公平原则时，提出了底线公平的概念。他认为，严格说来，社会保障制度所依赖的公平原则，不是在个人意义上的公平，而是社会意义上的公平，即“社会公平”。所谓社会公平，是社会为了实现已经确定的目标而制定一系列规定，这些规定得到执行，目标实现，就实现了社会公平。底线公平就是社会意义上的一种公平，可以理解为是全社会除去个人之间的差异之外、共同认可的一条线，这条线以下的部分是每个公民的生活和发展中共同具有的部分，即起码必备的部分，其基本权利必不可少的部分。所有公民在这条线面前所具有的权利的一致性，就是“底线公平”。底线公平不是

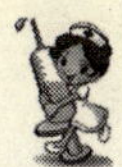

就保障水平高低而言的，而是就政府和社会必须保障的、必须承担的责任而言的，它主要是政府责任的“底线”。底线公平并不牺牲效率，它恰恰是实现效率的必要条件。提出底线公平的概念，是为了确立社会公平的基点，明确政府责任的“边界”。

景天魁认为，公共卫生和医疗救助制度对实现底线公平具有关键意义。中国正在实行的农村新型合作医疗制度和医疗救助制度，是在医疗方面守住公平的底线，让困难群体能够看得起病。

三、社会保障中的政府责任

专家、学者们一致认为，公民享有社会保障权，而政府对公民基本生存权理应负有保障责任。从制度的产生和政策的调整方面来看，政府始终处于提供社会保障制度的关键位置，并且发挥着特定的社会作用。没有政府的加入，包括医疗保障在内的现代社会保障制度就不会出现。

何金颖（2003）认为社会保障的政府责任来源于：一是近代以来国家责任的演化，在制度化的社会保障产生后，“社会保险制度作为一种强制性、规范化的社会政策，已不再是统治者的恩赐与怜悯，而是国家和社会的一项应尽职责”；二是社会保障对社会、经济的积极作用。社会保障可以缓解由于市场经济的内在缺陷所带来的不可避免的经济和社会危机，同时也是政府调控国民经济的重要手段之一；三是社会保障制度对政府作用的需求。在市场经济条件下只有政府通过强制力建立社会保障制度，才能分散个人风险，政府的介入也可以降低社会保障的成本。

郑功成（2003）认为，政府有义务根据国家财力和社会发展水平来推进社会保障制度建设，不能将社会保障视为“包袱”。强调政府主导不等于政府包办，而是政府必须尽自己的职责，解决国民后顾之忧并不断增进国民福利是政府最大的也是最根本的职责。同时也只有政府才真正具有这种能力、权力与资源。政府在尽主导责任的同时，我们也需要利用社会机制、市场机制或者私人机制，但对这些机制的利用，一定不是为了减轻政府的责任，而是为了让社会保障制度建设得更好。政府的主导责任体现在主导立法、财政主导、管理主导乃至实施主导。

李迎生（2005）、李景韬（2007）认为，政府要在城乡社会保障统筹建设中保证制度供给、提供财力支撑；管理和监督社会保障机构。在构建农村社会保障制度方面，政府应提供制度框架和推进策略，建立管理体制和监管机制，确保农村社会保障基金的保值增值，以及创造适宜农村社会保障制度建设的社会环境等重要职责。

第三节　社会保障的主要内容及影响因素

一、社会保障的主要内容

社会保障内容是一个由很多功能各异的项目构成的系统或体系。世界各国由于政治制度、经济发展水平、价值取向、法律文化传统等方面的不同，社会保障体系所包含的内容也各有差异，有的国家社会保障项目包括几十种乃至上百种。但从世界上大多数国家情况来看，社会保障体系主要包括以下几项。

（一）社会保险

社会保险是国家通过立法采取强制手段对国民收入进行再分配，形成专门基金对劳动者在面临年老、疾病、生育、伤残及失业等风险时，暂时或永久丧失劳动能力或暂时失去工作时，给予一定程度经济补偿的制度。社会保险一般包括养老保险、医疗保险、工伤保险、失业保险和生育保险等。

社会保险一般具有以下几个特点。一是社会保险的设立都需要经过政府立法，一般要求符合条件的公民都必须参加，参加社会保险是公民的一种权利。二是社会保险的资金来源于国家、集体和个人，其中国家要承担较大比例。三是社会保险是以社会协调为给付社会保险基金的基本原则。社会协调是指社会保险金的分配应有利于低收入阶层，使他们获得的保险金相对地多于他们交缴的保险费。但社会保险也不完全排除个人均等原则，社会保险金给付额与个人收入水平有松弛的联系，但并不按比例增减。四是社会保险只给公民提供基本生活保障，只是个人保险和储蓄的最后补充。从社会保险的这几个特点可以看出，社会保险保障了社会成员的基本生活需要，保障了人类社会的基本尊严，所以它是社会保障体系中的最核心、最重要、最基本的部分。

（二）社会救济或社会救助

社会救济或社会救助是指社会和国家依据法律规定，对由于自身原因、自然灾害、意外事故或其他经济社会原因陷于困境的社会成员中特别是贫困的弱势群体，给予无偿救助以维持其最低生活水平的一项社会保障制度。主要包括自然灾害救助、失业救助、孤寡病残救助和困难户救助等。它的特点有三点。一是权利义务的单向性。它只强调国家和社会对社会成员的应尽责任，是社会成员应该享受的一项基本权利，国家以立法保证所有社会成员在遭受困难或意外时均能得到最低生活保障的制度。二是社会救济的有限性。社会救济的对象是那些因各种原因无法维持最低生活条件的人群。救济的水平低于社会保险。三是它的资金来源主要是国家财政预算拨款，或特别捐税辅助，还有社会团体和个人捐赠赞助。

中国目前的社会救济分为定期救济和临时救济两种。定期救济是指对无依无靠的孤老病残人员和特定救济者进行的长期性救济。救助对象包括：①城市中的无依无靠、无生活来源的孤老病残人员；②农村中的“五保户”；③1957 年底以前参加工作，1961 年 1 月 1 日到 1965 年 6 月 9 日期间精简退职的老弱残职工；④特殊救济对象，如国民党起义投诚人员和宽大释放的原国民党党政军特人员、生活困难和归国华侨及摘帽的右派分子和生活困难的刑事罪犯家属等。临时救济是指对因各种原因生活临时发生困难的人们给予救济。其救济对象包括：①家庭人口多劳动力少、生活暂时困难的人们；②因自然灾害、意外事故或疾病等原因临时发生困难而无力自救的城乡公民；③无固定职业和固定收入，一时不能维持基本生活的城镇居民；④季节性缺粮断炊或多灾、连灾地区缺衣少被的困难户等。（杨翠迎，2003）

（三）社会福利

社会福利是指国家或社会通过有关政策或立法，向全体成员提供的、旨在改善和不断提高其物质文化生活水平和质量的公益性事业。主要包括未成年人福利、老人福利、残疾人福利和劳动者福利。

社会福利的特点是：①保障的对象是全体社会成员，被称为“按人头”的社会保障制度。②它的目标是改善全体社会成员的物质文化生活水平，提高全体国民的生活质量，增进他们的福利。③它的项目包括全社会成员享受的公共福利事业，如教育、科学、文化、体育、卫生、环境保护设施服务，以及特殊人群享受的福利事业，如为孤寡老人、孤儿、残疾人设置的福利院、教养院、疗养院等，还有局部性的、选择性的福利措施，即专为一定地区、一定范围社会成员提供的福利待遇，如提供给寒冷地区的取暖补贴、交通费补贴等。④它的资金来源主要是国家和各级政府的财政预算拨款，还有企业事业单位的专项基金、社会团体的赞助，以及群众集资等。政府提供这些福利可以是免费的，也可以向社会成员收取一定的费用。一般来说，一个国家的社会福利是随着经济文化发展水平的提高而不断改善和提高的。因此，社会福利是社会保障体系中最高层次的社会保障制度。

（四）社会优抚

社会优抚是指国家和社会对法定的优抚对象，按照规定提供保证其一定生活水平的资金和服务，是一种带有褒扬和优待抚恤性质的特殊的社会保障制度。主要包括：国家公务员的保障制度、军人保障制度及行业系统的特殊保障制度。在中国，这一制度是专门针对军人的。是国家通过立法，对现役军人、退役军人及其家属提供优待、抚恤和安置，以确保他们的生活水平不低于所在地区人们的平均生活水平的一项具有褒扬性的特殊的社会保障制度。其具有以下特点，一是优抚、安置对象是为革命事业和保卫国家安全做出贡献或牺牲的特殊群体。通常包括退伍义务兵、转业志愿兵、转业干部、离退休干部及退役的伤残和伤病军人等。二是由国家通过立法和政策来确定的。

社会保障体系除了以上四个组成部分外，世界各国还根据本国具体情况，设置了一些其他特殊项目作为社会保障的补充形式，如商业保险、个人储蓄以及社会互助等。

二、影响社会保障制度的因素

一个国家社会保障制度建立、发展及保障模式的选择不是由人们的主观意志来决定的，而是受一定主客观因素的制约。分析社会保障建立、发展及模式选择的影响因素，对我国医疗保障制度的完善和发展，具有重要的价值和意义。

（一）经济因素

社会保障是市场经济的安全阀和减振器，它的基本功能是从经济角度对公民生活提供安全性保护，对经济的顺利发展和社会稳定起到一定安全性保障作用。

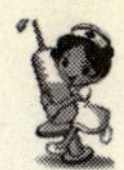

相反，社会保障的建立和发展以及社会模式的选择也会受到种种经济因素的影响和制约。

首先是经济发展水平。经济发展水平是指一个地区经济发展所达到的程度，主要体现为政府财政收入水平、居民收入及消费水平等诸多方面，是影响社会保障制度建设的基础性因素。

经济发展水平决定着社会保障的规模大小。社会保障的发展历史表明，每一项社会保障措施，都需要国家付出经济上的代价，实施范围愈广，保障规模愈大，所需要国家财政拨款愈多。如果经济发展水平不高，财力有限，社会保障模式的规模便受到了限制。当一个国家经济发展水平高时，国家财力充裕，国民支付能力高，资金来源多渠道，保障对象全民化，保障的覆盖面宽，故而，社会保障的规模就大，如果国家经济发展水平不高，财力有限，发展社会保障就会显得力不从心，甚至成为无本之木，陷入无以为继的困境。因此，社会保障模式的选择必须与经济发展水平相适应。发展社会保障事业，必须首先发展国民经济，壮大国家财力。

经济发展水平决定着社会保障的体系结构。社会保障体系是由多个项目组成的，在经济发展水平低的情况下，国民的社会保障需求受到抑制，国家也只能选择实施最基本的社会福利与社会救助项目，而无法选择高水平的保障项目，从而使社会保障的结构表现为低层次性和不完整性。反之，如果一国的经济发展水平较高，国家有充足的财力发展社会保障需求，国民有缴费的经济能力，那么就可以选择高水平的社会保障模式，这种社会保障模式就会依据社会成员多方面的需求走向项目齐全化和体系完整化。如今发达国家的社会保障项目结构已经远远超出了救助和保险两大基本部分，已经实施了高层次的社会保障项目——社会福利，对年老、疾病、残疾、失业、生育等一般性风险都有全面的保障项目。但是发展中国家由于财力有限，其保障的项目仅能保障弱者的基本生活需要，保障项目和内容只能从最基本的救助和保险做起。

经济发展水平决定着社会保障的社会化程度。社会保障的社会化程度是反映社会保障水平高低的一个重要因素。社会保障的社会化主要包括筹资的社会化、保障对象的社会化、服务的社会化等。社会保障的社会化程度主要是由经济发展水平来决定的。当一个国家经济发展水平高时，国家财力充裕，国民支付能力高，保障水平的社会化程度就比较高，资金来源多渠道，保障对象全民化，保障的覆盖面宽。比如瑞典的社会化程度就高得多，它的保障对象是全体公民，基本贯彻了全民保障，实现了保障对象社会化。在资金来源上，实行个人和企业纳税并与国家财政补贴相结合的方式，实现了筹资的社会化。在资金的筹措与管理上，普遍采用了基金化、经营化、货币化的方式。对于经济不发达的国家来讲，经济发展水平低，因而其社会化程度比较低，筹资渠道单一，保障项目简单，覆盖面窄。

总之，经济发展水平对社会保障发展水平起着决定作用。经济发展是社会保障水平的物质基础。经济发展是社会保障水平不断完善和提高的物质基础，不仅从国家财政支付的能力看，而且从企业和个人支付能力来看，都是如此。一般说来，当一国经济实现了持续稳定增长，经济效益和经济结构实现优化以后，国家财政收支规模也完全有能力实现同步的提高，从而提高国民经济收入二次分配的整体规模。作为微观经济活动主体的企业法人和自然人，随着收益水平和支付能力的提高，其参与社会保障的要求和能力也都会随之提高，社会保障总体规模和水平也随之提高。

其次是经济体制。经济体制，是指一定的经济（包括生产、分配、流通）的组织形式、产权划分、管理方式、机构设置的整个体系，其中，产权是经济体制的核心内容。经济体制的特点决定着一国社会保障体制的选择。产权制度的安排与变迁，决定着经济体制的安排与变迁，进而共同影响或决定了社会保障体制的安排与变迁；社会保障体制受制于整个产权制度和经济体制的安排与变迁，它必须适应于或服从于既定的产权制度和经济体制，并随之变迁而变迁。

在计划经济体制下经济运行是依赖于高度集中的中央计划进行的，因而选择了集中统一、覆盖面小、以就业论保障的大一统保障模式。随着经济体制的转型，经济运行中竞争加剧，风险增加，因而社会保障的项目设置应以全体社会成员可能遇到的同一社会问题为保障对象，努力朝着社会化、一体化的方向发展。我国改革开放前实施的传统合作医疗就是适应了当时的“一大二公”和集约化的计划经济体制而得以产生、发展和壮大的。而改革开放后，随着农村土地产权制度变革和市场化经营程度的提高，原有的集体组织公共分配制度解体，从而在客观上需要建立新型的、独立于集体产权主体之外的、具有社会统筹性的医疗保

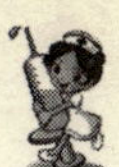

障制度。农村土地产权制度的两权分离、经济市场化的展开，注定了传统合作医疗制度创新的必然性。

再次是经济理论导向。社会保障的选择同经济理论的导向有很大关系，一定的经济理论对社会保障制度的建立和发展具有间接的影响作用。如前文所述，西方各国在不同的经济理论指导下，建立起了各种模式的社会保障制度，同时，随着社会的发展和经济理论的变迁，社会保障的内容、范围、模式也随之调整。

在19世纪中叶，新历史学派和费边学派曾提出过“福利国家”的设想，他们主要强调和证明了建立社会保障制度的客观必要性，即如果不建立社会保障制度，则易于导致劳资矛盾。正是在这种理论的导向下，“补救模式”得到了建立和发展。第二次世界大战以后，“机制模式”在西方各国的迅速发展，与凯恩斯经济学的影响密切相关。

马克思主义经济理论对社会主义国家社会保障模式的选择和建立产生了重要影响。在这些思想指导下，社会主义国家在国民收入分配中，将国民收入分为积累基金和消费基金两大部分，而社会保障基金则是消费基金的四大部分之一。

经济发展水平对一国社会保障的水平、范围、模式选择等有着重要的影响，但是经济发展只是社会保障制度建立和发展的充分条件，并不是必要条件。现代社会保障制度并不是在经济发展最早、水平最高的英国，而是在经济相对落后的德国最先建立起来的。德国能第一个建立社会保障制度，显然和德国国内的政治社会背景即尖锐的阶级矛盾和阶级冲突密切相关。可以说，它既是无产阶级为争取自己合法权益而进行长期艰苦斗争的结果，也是资产阶级统治策略的变化，将其作为一种“消除革命的投资”。正如当年首倡社会保障制度的德国铁血宰相稗斯麦所说：“一个期待养老金的人是最守本分的，也是最容易被统治的。”后来，美国社会保障制度的建立是在1935年，当时正值经济大危机的恢复时期；西欧、北欧福利国家的建立也是在战后经济很不景气的时期。再联系到当今世界上最富有的美国，迄今为止仍有数以千万计的国民缺乏起码的疾病、医疗保障的现实，至少可以表明一个事实：社会保障制度并不必然地和一个国家或地区的经济发展水平相适应，它与政府的政策取向以及一个国家或地区的政治及文化因素密切相关。

（二）政府重视程度

在既定的经济发展水平下，政府重视程度是影响社会保障制度建设的关键因素。政府重视程度决定了推行社会保障制度的进程、效果、资金投入、制度设计、组织管理以及监督等水平，甚至具有同样经济发展水平的不同地区，会因为政府重视程度而使社会保障制度推行程度和效果完全不同。

（三）地理因素

邓小平“一部分人先富起来，先富带动后富”的领导思想给中国的现代化建设带来了新的局面。现在中国东南沿海地区已经先富起来了，经济发展迅速。但与此同时，还存在着相对贫困落后的地区，如中部、西部的经济仍然很落后。而且，在客观地理位置上，由于中国幅员辽阔，就不可避免地会产生地区性的经济不平衡。这种情况在短时期内还无法解决，从而影响着我国社会保障模式的选择。

（四）社会文化与心理因素

每个社会无论大小，都必然为自己编织一张知识、信仰、习俗、语言、兴趣、制度和法律的“网”，个人从出生到死亡，一直处在这张由社会组成的“网”里。在这里，人的心灵逐渐发展；在这里，人的心灵打上烙印。这就使习俗、宗教、成见、爱好和语言得以发展并永远保持下去。社会保障制度的建立也不能脱离这张“网”，即不能脱离社会文化和心理氛围的影响。（童星、赵海林，2002）两千多年的农业社会，使“养儿防老”、土地保障的思想和“小农理性”在中国的农民心里根深蒂固，而且早已上升到伦理和法律规范的层次。

综上所述，社会保障制度的建立和运行受到政治因素、地理因素、社会文化与心理因素等一般因素影响，还受到经济发展水平、经济体制、经济理论导向等经济因素的制约。全面分析各种因素在建立社会保障制度过程中的正功能和负功能，有利于我们扬长避短，因势利导，逐步建立适合当前国情的、符合社会保障发展趋势的社会保障制度。

第二章　沿海地区农村医疗保障发展历程及影响因素分析

我国农村的医疗保障制度是以合作医疗的形式出现的，沿海地区与全国一样，在其农村医疗保障制度的发展历史中，合作医疗是一项主要的农村医疗保障制度。合作医疗是我国农民自己创造的互助共济的医疗保障制度，在保障农民获得基本卫生服务、缓解农民因病致贫和因病返贫方面发挥了重要的作用。在将近60年的发展历程中，既有过基本得到普及的辉煌，也有过大面积解体的挫折。回顾合作医疗制度的实践历程，剖析它在不同发展阶段所呈现的特点，对改进现阶段农村地区医疗保障的制度安排及技术选择方面的偏差、推进新型农村医疗保障制度的建立与完善，都具有非常重要的现实意义。

第一节　沿海地区农村医疗保障制度发展历程

我国农村合作医疗制度是在各级政府支持下，按照参加者互助共济的原则组织起来，为农村社区人群提供基本医疗卫生保健服务的医疗保健制度。它的缘起和发展是特定历史条件下的产物，是以（伴随着）农村合作化运动为契机以及防治疾病的需要而诞生的，经历了缘起、兴盛、衰落和重建等风风雨雨50年的历程，它的建立和发展对促进中国经济建设和社会发展起到了积极的作用。同时，也为现阶段新型农村医疗保障制度的发展打下了良好的基础。

一、传统农村合作医疗产生的背景

新中国建立前，我国长期处于战乱之中，经济、科技、文化、卫生事业十分落后，人民生活水平低下，传染病、寄生虫病和地方病大面积流行。鼠疫、霍乱、天花、血吸虫病、黑热病、痢疾、结核病、性病、麻风病、克山病等传染性疾病和地方病严重威胁着人民的生命安全。据不完全统计，全国80%的地区有地方病，涉及人口高达4亿多人。全国人口的死亡率超过2%，其中半数以上死于传染病，婴儿死亡率高达20%。根据20世纪30年代的调查，出生婴儿能够活满1岁的只有84%左右，能够满15岁的男性为56.2%，女性为57%，表明近一半婴儿在15岁前死亡。我国人均平均寿命在35岁左右，是当时世界上平均寿命最低的国家之一，人民健康指标属于世界上最低水平的国别组。（李宁，2008）

这一时期，中国没有系统的医疗卫生服务和保障体系，卫生服务能力低下，农村普遍存在"缺医少药"。1949年中国卫生专业技术人员只有50.5万人，卫生技术人员在人口中的密度仅为0.29‰；拥有医院2000所，病床80000张，平均每千人仅0.15张。而且，这些医疗设施还主要集中在城镇，占全国人口85%以上的农村地区，仅有病床20133张，医疗设备严重缺乏，药品供应严重不足，根本无力解决当时人民群众的健康问题。传统农村合作医疗制度就是在这样的情况下应运而生的。（丁少群、李桢，2007）

二、20世纪50~70年代：传统农村合作医疗制度的产生与发展

中国农村合作医疗萌芽于20世纪40年代的解放区时期。1944年，因伤寒、回归热等传染病流行，政府应群众要求委托大众合作社（当时的商业销售机构）办理卫生合作社，总社设在延安。资金由大众合作社和保健药社投资，并吸纳团体和私人股金，政府也赠送药材等，是一种民办公助的医疗机构，采取"中西医合作，人兽兼治"。到1946年，卫生合作社达43个（内有2个兽医社）。

1955年农村农业合作化时期，为解决广大农村无医无药的问题，在东北一些地区，采用群众集资的办法建立起医药合作社。伴随农业合作化，一大批由农业生产合作社举办的保健站在河南、河北、山西等省的农村出现了，其中山西省高平县米山乡联合保健站最早实行了"医药结合"，采取由社员群众出"保健费"和生产合作公益金补助相结合的办法建立起集体医疗保健制度。它是我国最早具有保险性质的合作医疗制度的雏形。其具体做法是：①在乡人民委员会（乡政府）的领导下，由农业生产合作社、农民群众和医生共同集资建站；②在自愿的原则下，每个农民每年缴纳5角钱的"保健费"，免费享受预防保健服务，患者治病免收挂号、出诊等费用；孤寡、因公致伤残者和特殊贫困户就诊医药费一

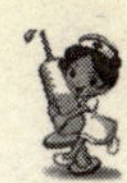

律从公益金中支付；③保健站坚持以预防为主，巡回医疗，送医送药上门，医生分片负责所属村民的卫生预防和医疗工作；④坚持勤俭办站，保健站的经费来源有农民交纳的保健费、农业社公益金提取15%～20%、医疗业务收入；⑤采取记工分和现金工资相结合的办法，合理解决保健站医生的报酬。

米山乡这种联合保健站的做法受到农民群众的热烈欢迎，引起了卫生部的重视。1956年，全国人大一届三次会议通过了《高级农业生产合作社示范章程》，规定合作社对于因公负伤或因公致病的社员要负责医疗，并且要酌量给予工分作为补助，从而首次赋予集体承担农村居民疾病医疗的职责。从此，很多地方开始出现以集体经济为基础，以集体和个人相结合互助互济的集体保健医疗站、合作医疗站或统筹医疗站。此时的合作医疗已经逐渐具有一定保险性质的合作医疗保健制度。1959年11月，卫生部在全国农村卫生工作会议上肯定了农村合作医疗的形式，促使其进一步兴起和发展。1960年2月，中央肯定了合作医疗这一办医形式，并转发了卫生部《关于农村卫生工作现场会议的报告》，将这种制度称为集体医疗保健制度。我国农村合作医疗制度开始在全国广大农村逐步推广。

1965年，毛泽东先后作出了“组织高级医务人员下农村和为农村培养医生”和“把医疗卫生工作的重点放到农村去”的指示。这两项重要指示的贯彻落实，使农村医疗卫生工作得到很大加强，合作医疗制度进一步在全国得到发展，“赤脚医生”的医疗水平也有很大提高。1968年12月到1969年12月，《人民日报》用了整整一年时间，连续组织了23期“关于农村医疗卫生制度的讨论”。主题是赞扬合作医疗制度的优越性，交流巩固和发展合作医疗的经验，提出进一步搞好合作医疗的建议。在社论的推动下，1969年全国出现了大办农村合作医疗的热潮，合作医疗的覆盖率也大大提高，农民健康状况得到很大改善。到1977年底，全国有85%的生产大队实行了合作医疗。随后，卫生部等部委又根据宪法的精神和当时的实际情况，联合下发了《农村合作医疗章程（试行草案）》，对农村的合作医疗制度作了进一步的规范。在这种局面下，全国绝大多数生产大队都办起了合作医疗。据统计，到1980年，全国农村约有90%的行政村（生产大队）实行合作医疗，医疗保障覆盖达85%的人口。当时，合作医疗制度和合作社的“保健站”以及“赤脚医生”队伍一起成为解决我国农村缺医少药问题的三件法宝。根据世界银行1996年报道，当时占全国卫生总费用20%的合作医疗费用，

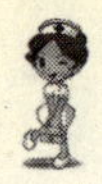

却初步解决了占当时人口80%的农村人口的医疗保健问题，从而被世界银行和世界卫生组织誉为“成功的卫生革命”和“发展中国家解决卫生经费的唯一范例”。（世界银行，1994）

三、传统合作医疗实施的作用

通过合作医疗的实施，我国在较短的时间里，普及了农村基层卫生组织，完成了县、乡、村三级医疗预防保健网的建设，满足了大多数农民的初级医疗卫生保健需求，提高农民的健康水平，不仅初步解决了新中国成立前农民群众“看不上病”、“看不起病”和“缺医少药”的问题，同时也从一个侧面增强了广大农民对社会主义制度优越性的认识。

（1）合作医疗制度促进了农村三级医疗预防保健网的建设，农民健康水平显著提高。20世纪70年代初，我国已初步建立基本覆盖整个农村地区的县、乡、村三级医疗卫生预防保健网。农村三级医疗预防保健网的建设，使计划免疫、健康教育、妇幼保健等工作有了依托，在农村顺利地开展，使危害农民最严重的传染病、地方病逐渐得到减少或消灭，有效保护了农村生产劳动力，农民的健康水平显著提高，我国农民健康的主要指标有了明显改善。从1949年到1985年，全国农村婴儿死亡率从200‰下降到34.7‰，农村人口死亡率从25‰下降到6.7‰，农村人口期望寿命从35岁上升到67.9岁。（张自宽，1988）在这一时期，虽然农业生产受到很大破坏，农民生活水平很低，但也没有发生大的疫病流行。初步解决了广大农民“看不上病”和“看不起病”的问题，为农民看病治病提供了初级的保障。

（2）合作医疗制度促进了农村经济社会的发展。合作医疗制度作为我国早期医疗卫生事业中的一项重要内容，为当时农民身体素质的提高、保障农民健康、促进农村经济发展创造了必要条件。而它的发展，减轻了农民因疾病造成的经济负担，从而增加农民对农业生产的有效投入，大大促进了农业的发展。合作医疗制度又是我国农村基本的社会医疗保障制度，它的健全和完善促进了我国农村经济社会的顺利发展，为我国实现小康目标奠定了坚实的基础。有研究表明，1950～1982年，中国卫生保健的发展，仅人均寿命增加创造的经济价值，就相当于GDP的22%；由于减少死亡率、发病率和因病缺勤增加的国民收入，大约

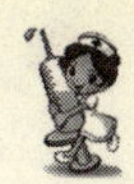

有1000亿元。（李和森，2005）

（3）扩大了世界影响。在取得医疗成绩的同时，我国农村的合作医疗制度也得到了国际上的认可和赞扬。20世纪80年代初，世界银行和世界卫生组织都曾派专家组来我国考察农村卫生，考察组的报告特别强调指出："中国农村实行的合作医疗制度，是发展中国家群众解决卫生经费的唯一范例。尽管每个合作医疗的具体情况在全国有很大差异，但是总的来讲，它是由群众集资、采取预付医疗保险金的形式，解决群众基本医疗保健问题的一种医疗保健制度。"（张自宽等，1994）世界卫生组织还在另一份考察报告中说："初级卫生工作人员的提出主要来自中国的启发。中国在占80%人口的农村地区，发展了一个成功的基层卫生保健系统，向人民提供低费用和适宜的医疗保健技术服务，满足大多数人的基本卫生需求，这种模型很适合发展中国家的需要。"在世界银行发表的《1993年世界发展报告》中提到，中国"到70年代末期，医疗保险几乎覆盖了所有的城市人口和85%的农村人口，这是低收入国家举世无双的成就"。（世界银行，1993）

四、20世纪80～90年代：改革开放后沿海地区农村医疗保障制度的曲折发展

党的十一届三中全会以后，随着农村经济体制的变革，农村实行家庭联产承包责任制，集体经济结构发生变化，在大多数地区，集体经济作为合作医疗主要经济来源的支柱地位严重削弱，村集体根本无力支付合作医疗的费用，合作医疗失去了赖以存在的经济基础，再加上政府也没有及时给予引导和支持等诸多因素，合作医疗迅速走向衰落、解体。这期间，沿海地区农村合作医疗的发展与全国处境一样，除了像上海和苏南这些集体经济和乡镇企业搞得好的少数省份外，大部分地区农村合作医疗都解体了，而村卫生室都成了私人诊所。据统计，到1985年，全国实行合作医疗的行政村就猛降到5%左右，1989年降至4.8%。农民"看病难、看病贵"一样存在于沿海经济较发达地区。

合作医疗制度的解体，一方面加重了农民的医疗费用负担，造成部分农民看不起病。越来越多的农民无力承担日益增长的医疗费用，农民健康出现相对或绝对恶化，因病致贫返贫现象增多。在一些贫困地区农村，有24.3%的家庭靠借钱

或负债来支付医药费，5.5%的家庭为了看病而变卖家产，因病欠债的家庭47%存在温饱问题。（中国卫生年鉴，2003）另一方面，农村初级卫生保健也失去了依托，农村疫病预防工作受到严重影响。农村贫困地区的公共预防工作被忽视，导致寄生虫病和传染病的回升，农民卫生保健成为重大的政策经济问题。

农村合作医疗制度覆盖率的大幅度下降，严重影响了农村卫生服务的利用，引起卫生主管部门的关注，并力图采取措施予以提高。中国政府1989年颁布中国农村初级卫生保健第一个十年规划，《我国农村实现“2000年人人享有卫生保健”的规划目标》（以下简称《规划目标》）规定了13项最低限标准，其第5项指标为“集资医疗保健覆盖率”。《规划目标》对集资医疗保健界定为：指以全体居民为对象，通过不同的集资方式和管理办法，实行集体与个人共同筹集医疗保健专用基金和按一定比例补偿居民的医药、预防保健费用支出的各种形式的医疗保健制度。这是国家再次明确发展农村合作医疗的要求。

1991年1月17日国务院批转了卫生部、农业部、人事部、国家教委“关于改革与加强农村医疗卫生工作的请示”的通知，指出要“稳步推行合作医疗保健制度，为实现人人享有卫生保健提供社会主义保障”。在这以后每年的全国农村卫生工作会议上，农村合作医疗都会被作为一个重要议题提出。

1993年，中共中央在《关于社会主义市场经济体制若干问题的决定》中提出，要“发展和完善农村合作医疗制度”。

1994年，国务院研究室、卫生部、农业部与世界卫生组织合作，在全国7个省14个县（市）开展“中国农村合作医疗制度改革”试点及跟踪研究工作。经过几年的试点，恢复与重建，到1997年农村合作医疗有了一定程度的恢复，覆盖率占全国行政村的17%，农民参加合作医疗的比率为9.6%。

1997年，中共中央、国务院在《关于卫生改革与发展的决定》中，更加完整地提出要“积极稳妥发展和完善合作医疗制度”。强调了合作医疗的作用，指出了原则和办法，并明确了目标：“力争到2000年在农村多数地区建立起各种形式的合作医疗制度，并逐步提高社会化程度，有条件的地方可以逐步向社会医疗保险过渡。”❶

---

❶ 中共中央国务院. 关于卫生改革与发展的决定［J］. 中国农村卫生事业管理，1997（17）.

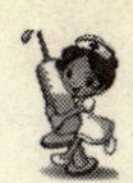

同年5月，国务院批转了《关于发展和完善农村合作医疗的若干意见》，肯定了农村合作医疗制度是适合我国国情的农民医疗保障制度。所有这一系列改革举措，被称为恢复期的农村合作医疗，也被称为“第二次合作医疗”，促进了农村合作医疗制度的重建。

恢复期的合作医疗与传统的合作医疗有明显区别：传统的合作医疗是以集体经济为主，政府引导和扶持，集体经济是合作医疗的主要经济来源；而恢复期的合作医疗则是以个人投入为主，集体和政府适当扶持和资助。

传统的合作医疗尽管因为集体经济实力的差异，其筹资水平和保障能力等不尽相同，但基本模式差别不大。而恢复期的合作医疗形式多样，各地都是根据当地的实际情况，选择合作医疗的具体模式。这一时期，从各地合作医疗的运行看，主要有如下模式。

（1）初级合作医疗：农民称之为“保小不保大”。即由个人和集体共同筹资，看病报销偏向保小病，不保大病。这种模式虽然受益面广，但保障能力弱，在医疗费用大幅上涨的情况下，对农民没有吸引力。

（2）风险型合作医疗：农民称之为“保大不保小”。即由个人和集体共同筹资，农民患大病、重病时可获得一定的经济补偿。这种模式体现了保险的风险保障功能，对保障农民身体健康和避免农民因病致贫、因病返贫有一定的缓解作用。但因其受益面窄，影响了保险的吸引力。

（3）福利型合作医疗：俗称“保大又保小”。这种模式保障程度较高，但其对资金的需求较多。所以，只有少数经济较发达的沿海地区农村实施。

（4）合作医疗保险：即农民个人和集体共同筹资，以交保费的形式交由商业保险公司管理，政府卫生部门参与引导，完全按保险原理进行运作，农民患病期间的医疗费用，由保险公司给予相应的补偿。这种模式只在极少数地区试行。

另外，有些地区还尝试了“家庭储户卡和大病风险统筹相结合”以及“基本医疗+大病医疗+大病救助”等合作医疗模式。

但这一时期尽管政府下了大力气和出台了许多政策，除部分试点地区和城市郊区，农村合作医疗并没有像政府预期的那样恢复和重建起来。1998年卫生部的“第二次国家卫生服务调查”显示，全国农村居民中得到某种程度医疗保障的人口只有12.6%，其中合作医疗的比重仅占6.5%。合作医疗已经名存实亡。

农村医疗保险制度缺失的直接后果，导致近年来农民健康水平的下降。“据调查，2003年与1998年相比，我国农民的两周患病率从137.1%提高到139.5%，慢性病患病率从118.4%提高到120.5%，卧床率和千人口的卧床天数都有明显增加，卧床率增加了44.3%，而千人口的卧床天数增加了50天。”与此同时，由于农民成了自费医疗群体，“因病致贫、因病返贫”的现象屡见不鲜，给农村经济发展造成很大负面影响。

五、新型农村合作医疗制度的提出和试行

2002年，以中共中央、国务院的名义发布了《关于进一步加强农村卫生工作的决定》，明确提出在全国农村基本建立起适应社会主义市场经济体制要求和农村经济社会发展水平的农村卫生服务体系和农村新型合作医疗制度，从2003年起在全国各省、市、自治区各选择2~3个县（市）先行试点。截止到2007年底，全国开展新型合作医疗的县（市、区）达到2451个，占全国总县（市、区）数的85.64%，参加新型农村合作医疗的人口7.26亿，占全国农业人口的83.54%，参合率为86.20%。

进入21世纪，薄弱的农村公共卫生服务体系和日益高昂的医疗卫生费用，使“看病难”、“看病贵”的问题日益凸显。加强农村卫生工作是迫在眉睫的重要任务。2002年10月，中共中央、国务院发布了《中共中央、国务院关于进一步加强农村卫生工作的决定》（中发［2002］13号，简称《决定》）❶ 明确提出：要在农村“逐步建立新型农村合作医疗制度”，“到2010年，新型农村合作医疗制度要基本覆盖农村居民”。2003年1月，国务院办公厅又转发了卫生部等部门《关于建立新型农村合作医疗制度意见》（简称《意见》）❷，要求各省、自治区、直辖市从2003年起至少要选择2~3个县（市）先行试点，以后逐步推广。自2003年下半年，农村新型合作医疗制度第一批试点工作从2003年下半年开始进行。此后又进行了四批试点工作。截至2007年9月30日，全国开展新型农村合作医疗的县（市、区）达到2448个，占全国县（市、区）总数的85.53%，参

---

❶ 中共中央，国务院．关于进一步加强农村卫生工作的决定（中发［2002］13号）．2002-10-19.

❷ 国务院办公厅转发卫生部、财政部、农业部．关于建立新型农村合作医疗制度的意见（国办发［2003］3号）．2003-1-16.

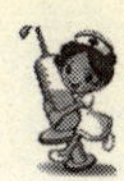

与新型农村合作医疗人口7.26亿，参合率85.96%。从受益情况看，2007年前三季度全国新型农村合作医疗基金累计受益26331.89万人次。2007年第三季度全国累计受益9612.05万人次。其中，住院补偿937.85万人次，门诊补偿8161.72万人次，其他补偿116.09万人次，体检396.39万人次。[1] 2008年将在剩余的292个县（市、区）实施新型农村合作医疗，将新型农村合作医疗制度全面覆盖全国农村地区。

第二节　影响我国农村医疗保障制度变迁的因素分析

回顾半个世纪以来中国农村医疗保障制度的几起几落经历，探寻其兴衰发展的原因，对完善农村医疗保障制度有着重要的现实意义。

一、改革开放前农村医疗保障制度兴盛原因

产生于20世纪50年代的传统农村合作医疗，经过二三十年的发展，迅速覆盖了中国广大的农村地区，对解决农村“缺医少药”、提高农民健康水平、促进当时农村经济发展等起到了重要的作用，为解决世界各国特别是发展中国家所普遍存在的问题提供了一个范本。究其原因，政府的强力推动、城市对农村的大力“支援”、稳定赤脚医生队伍、低成本的运行机制是当时农村合作医疗取得辉煌成就的原因。

第一，是二元经济体制下城乡有别的医疗保障政策安排。中国农村合作医疗制度的产生有着历史的原因，也是我国特殊国情下的必然选择。在新中国成立初期，由于我国经济发展水平较低，工业基础薄弱，国家只能通过工农业产品交换剪刀差方式从农村汲取经济剩余来推动工业化。工业化的取向使保护工业部门的劳动力成为了整个公共政策的首选目标，在有限资源分配的情况下，选取了城乡有别的福利提供原则，使农村绝大多数农民基本处于国家的社会福利体系之外。缺少医疗保健的农民采取自发的互助形式来解决农村缺医少药的公共问题，由此诞生了中国农村的合作医疗制度。

---

[1] 全国新型农村合作医疗运行良好. 人民日报［N］. 2007-11-14.

第二，农业合作化运动和集体经济是传统合作医疗诞生的载体和基础。合作医疗是在农村合作化运动的基础上，依靠集体经济发展起来的。

合作医疗是由人民公社、生产大队等组织承办的，社、队为合作医疗提供日常的组织、经济支持，并承担最终的经营责任。那时，社、队拥有集体财产的完全支配权，集中生产，集中分配，这一体制使得社、队社区组织在农民群众中享有很高的权威。

第三，政治上的高度重视和强大的政治动员力加快了它的推广速度。20世纪50年代，随着农业合作化运动的深入开展，自发产生的合作医疗制度被国家吸纳为合作化的一个部分，吸纳于公有制生产关系之中。“文化大革命”中，毛泽东的“把医疗卫生工作的重点放到农村去”的“伟大号召”被当做“政治任务”全面落实，合作医疗制度得以迅速在全国推行。当然，毛泽东对于合作医疗的支持，首先是其确实能有效缓解农村缺医少药的局面，另一方面也和合作医疗制度当时被称为文化大革命中的新生事物有关，毛泽东出于对文化大革命的维护，自然也维护文化大革命中的新生事物——合作医疗。

第四，政府的强力支持。这一时期政府在“人民卫生为人民”理念指导下积极把建立农村合作医疗纳入到全国经济社会总体制度中，对农村医疗服务、医疗资源供给等方面进行控制和垄断，对合作医疗起到了支撑作用。①国家拥有所有的医疗机构，政府利用其资金积累优势迅速建立起以县医院为龙头的包括公社和生产大队医疗机构的农村卫生网络，政府控制所有的医疗服务供给渠道和所有药品供给渠道及药品价格；并负责对地方病预防的资助。由于不存在高价高回报的激励机制，赤脚医生以及各级医疗服务提供者们，在道德风险上能很好规避。②政府负责培养农村医生。政府通过赤脚医生的培养，做到了“有病早治，无病早防”、“小病不出组，大病不出村”，提高了农村医疗服务的可及性。③人民公社作为基层社会组织，全面掌握了所管辖范围内政治、经济、文化等权力，任何农民个人无法脱离公社而独立存在，根本无从选择，无论是逆向还是正向。

因此，此时期尽管新中国还是一穷二白，卫生机构和医技人员存量严重不足，但由于政府和中央领导的重视和各部门的积极配合，农民缺医少药的状况得到极大改善，健康水平大幅度提高，被世界卫生组织誉为“以最少投入获得了最大健康收益”的“中国模式”。

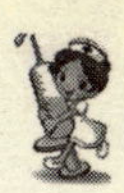

二、20 世纪 80 年代农村合作医疗制度迅速衰落、解体的原因

农村合作医疗制度是我国在社会保障方面的一个创举，但它产生在一个特殊的历史时期，自身制度的缺陷很大。20 世纪 80 年代，农村经济体制改革打破了合作医疗的基础，合作医疗制度没能显示出其自身应有的持续性，走向了迅速衰落、解体。到 1989 年，还在实行合作医疗的行政村只有 4.8%，合作医疗已经名存实亡。一时轰轰烈烈的合作医疗为什么会如此迅速地衰落呢？总结起来主要有以下几个原因。

第一，以生产队为基础的集体所有制组织的解体使合作医疗失去了赖以生存的经济基础。筹资问题应该是合作医疗发展的最关键环节。20 世纪 80 年代以来，农村经济体制发生了巨大变化，家庭联产承包责任制代替了原有“三级所有，队为基础”的农村产权制度，集体经济对合作医疗的支撑作用逐渐丧失。改革前，虽然当时经济基础极其薄弱，但合作医疗的资金却有保证。强大的集体具有分配一切的权力。每年生产大队在留足了合作医疗的资金后，余下的才分配给农户，同时加上政府捐赠的药品和医疗器材以及合作医疗组织的自采草药，足以维持合作医疗的运行，满足人们的基本医疗需求。集体经济解体后，原有靠集体和农民共同出资兴办的合作医疗，就失去了经费来源，合作医疗迅速解体、衰落，村卫生室大都变成了赤脚医生的私人诊所。农民看病要自掏腰包。

第二，失去了外部的强力支持。我国的传统合作医疗是社区医疗保险的代表，该模式在世界范围内运作成功的实例都得益于外部的强有力支持，加上我国客观条件的制约，政府几乎是合作医疗唯一可以期待的外部支持者，所以国家支持的力度一旦降低，合作医疗就无法继续发展。20 世纪 80 年代，政府对合作医疗采取了放任自流的做法。从 1979～1989 年，中央政府几乎没有出台任何关于合作医疗（甚或农民健康保障）的专门文件。

第三，农村基层组织的变迁使合作医疗缺少组织者。随着家庭联产承包责任制的推广，一个实施全能性社会经济控制的人民公社不复存在，强制性的合作医疗丧失了组织载体。在市场经济条件下，政府认为农民应该参加商业性质的保险，而不应该由政府出面负责。因此对农村合作医疗工作的主动性和积极性不高。有些农村基层干部认为合作医疗资金筹措难，要上门收缴，容易引起农民的意见。而且合作医疗资金涉及面广，没有一套科学的管理体制，所以不容易管理。总之，认为合作医疗工作是一项出力不讨好的事情，因此也对合作医疗工作缺乏主动性。更为重要的是，随着“以经济建设为中心”的发展理念的盛行，衡量各级政府政绩的是各地每年 GDP 的增长，再加上基层财政的紧张，因此，与政绩无关的诸如合作医疗这种社会事业，基层政府自然是无暇顾及的。

第四，医疗卫生体制的市场化改革。在市场转型的大背景下，中国医疗服务体制改革的最核心特征便是几乎所有的医疗服务提供者都从原来几乎完全依赖政府财政拨款的公立机构转型为以服务换取收入的组织。在农村，医疗服务递送体系呈现民营化的趋势。从 1985 年以来，以私人和私人合伙制形式开业的村级卫生室一直维持在 50% 左右。即使是集体办的许多村级卫生室也被私人承包。无论是民办还是公立，所有卫生服务提供者均以按项目付费的方式向病人收费。在激励结构发生变化之后，供方诱导下的过度消费问题也在乡村医疗部门出现，各级卫生机构和卫生从业人员都不再有主动降低医药成本的动力。在乡村，县医院、乡镇卫生院、妇幼保健机构、防疫机构和村卫生室等所有农民可及的医疗服务提供者，都变成了追求收入最大化的市场主体，从而导致医疗费用上涨。由于医疗费用的大幅攀升，有限的合作医疗基金在提供一些最基本的公共卫生项目时尚能勉强应付，但无法提供足够的医疗补偿，作用不明显，对农民的吸引力下降。

第五，制度本身的缺陷。农村产权制度和经济体制改革之后，传统的合作医疗制度暴露出许多不足或缺陷。①合作医疗的筹资水平，基金使用范围和比例的确定、医疗费用减免的范围和标准等，都必须基于深入的调查研究和科学的测算。但是，由于缺乏专业指导和训练，许多地方在合作医疗基金管理上随意性较大，起付点和封顶线及报销的额度、比例各不相同，筹资测算有欠科学。由于要考虑绝大多数农民的支付能力，一般将合作医疗的投保费定得较低。同时，报销比例也定得较低。这样，农民一旦患病住院，尽管合作医疗给予一定比例报销，住院者仍要自己支付较多的费用。这样的制度达不到分担风险的目的，对农民没有吸引力。②补偿重点错位。改革以后，农民医疗保障的主要问题不是过去的“缺医少药”，而是大额医疗费用负担超重。不少农民觉得，合作医疗大问题解决不了，小伤小病即使不参加合作医疗自己也掏得起，而且看病也自由方便，合

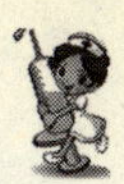

作医疗给予的实惠并不大。补偿低水平、保小不保大的模式，使传统合作医疗制度脱离农村发展后的实际，对农民缺乏吸引力。③统筹层次不高。原有的农村合作医疗的统筹范围比较小，一般以村为单位筹资管理，社会化程度低，基金规模小，共济能力差，保障水平低，抗风险能力弱，进而影响了农民参合的积极性，并导致恶性循环。如果说这些制度缺陷由于当年特殊的政治背景和高度集中的经济社会体制还没有完全显现出来的话，那么在经济体制改革后，这些缺陷就再也没有藏身之地了，成为导致合作医疗迅速瓦解的一个重要原因。

三、20 世纪 90 年代重建合作医疗失败的原因

20 世纪 90 年代，国务院曾于 1991 年、1993 年、1996 年、1997 年多次试图“恢复和重建”合作医疗制度，在全国范围内进行调研，在 27 省 14 县进行了试点并召开经验交流大会，但结果却并不理想。到 1997 年底，合作医疗的覆盖率也仅占全国行政村的 17%，农村居民参加合作医疗的比例仅为 9.6%。从中可以看出，重建合作医疗面临着很大的障碍。

第一，有关部门政策的相互冲突，让基层政府无所适从。一方面，中央及国务院、卫生部提出要“发展和完善农村合作医疗制度”，民政部门曾规定，为了建立合作医疗制度，地方政府可以向农民收取一定费用。另一方面，迫于农民增收缓慢，农业部等提出要减轻农民负担。如 1996 年农业部等五部委联合颁发的《减轻农民负担条例》中，把“合作医疗”列为农民负担，不允许征收。结果导致一些恢复合作医疗试点的地区再次放弃合作医疗制度。（黄庆杰、占绍文，2003）

第二，政府资金投入不够，造成筹资困难。按照社会保障的原理，国家应当在农村合作医疗上承担重要的责任。但是现实情况却不是这样，多年来政府财政对合作医疗的投入逐年减少。比如，国家财政在卫生事业费中用于农村合作医疗的补助费 1979 年为 1 亿元，1992 年下降到 3500 万元，仅占卫生事业费的 0.36%，农民人均不足 4 分钱。（蔡仁华，1998）同时，20 世纪 90 年代初，乡政府形成了一级独立财政，其中卫生经费也由县财政划拨到了乡政府直接管理。经过税制改革后，大多数乡政府都负债运转，在支付教师工资、职工工资、退休金等方面都捉襟见肘，根本没有能力来支付合作医疗等公共事业。而集体经济则

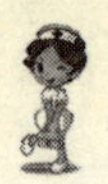

根据不同地方的经济状况的不同有所不同，也难以提供持续稳定的资金。而农民个人的收入也不高，再加上由于缺少宣传，对合作医疗还有不充分的认识，所以农民也没有筹资的积极性。因此，没有投入足够的资源保证政策的落实，特别是财力资源的支持，农村的合作医疗制度就很难恢复和重建。

第三，农民参加合作医疗的意愿较低。合作医疗是在“缺医少药”的背景下发展起来的。随着经济的发展，发达地区农民人均 GDP 和收入水平增长速度加快，生活水平提高，健康要求与对医疗水平的要求迅速提高，他们对合作医疗提供的低水平医疗服务已不再满意。1998 年，苏州六县市人均 GDP 已经达 16500 元，农村人年均收入已达 2850 元，人均居住面积已达 30 平方米，90% 以上农户住进楼房。他们在从事各种商品经济活动过程中已经在各大城市见过世面，领略过较为发达的医疗服务。在这一条件下，农民，特别是进入其他行业工作的青年“农民”已不再满足于原农村卫生所的简陋医疗条件和低水平农村“土医生”提供的初级医疗健康保障。加上农村合作医疗卫生组织提供的医疗服务费用高、服务不全，更使他们再也难以忍受合作医疗模式。（王俊华，2000）

第四，合作医疗管理制度不健全。当时，我国农村合作医疗管理仍采用粗放型的管理方式，没有形成供、需、管三方面有效的管理约束机制，管理并不规范。管理的不规范必然导致受益人群的不公平，不公平现象会逐步降低制度对参合农民的吸引力。合作医疗的组织者同时又是管理者，纯粹的大公无私的管理者是不存在的，管理者的任何决策都是偏向自身效用最大化。由此出现了“干部吃好药，农民吃草药”的现象，引起农民对合作医疗的不满。还有制度缺乏透明度和责任制。在一些地方，合作医疗基金被挪用，而挪用者并未受到严厉的惩罚。例如，湖北省某市 1992 年被挪用的合作医疗基金达 112 万元，用于办企业、付水费和干部工资（顾昕、方黎明，2004）。这种状况在全国尤其是中西部地区实施合作医疗的地方很常见，致使农民群众对合作医疗丧失信心，用脚投票，不再参加合作医疗。

总而言之，中国农村传统合作医疗在 20 世纪 60 年代和 70 年代，在强大的政治影响和行政干预下，迅速覆盖了广大农村地区。这首先说明政治和行政干预对推行农村医疗保障制度具有不容忽视的作用。其次，经济体制改革后，合作医疗由国家政策变成地方政策。国家对合作医疗的不重视，采取放任自流的态度，

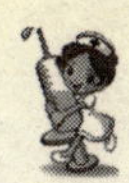

合作医疗由国家行为变成了地方政府行为，发展不发展合作医疗由地方政府说了算，合作医疗失去了国家约束力，加之利益地方化、部门化，合作医疗失去了赖以存在的基础和动力。20 世纪 90 年代后，虽然中央有关部门提出“恢复和发展合作医疗”，但并没有硬性要求，加之各部门政策之间互相冲突，让基层政府无所适从，其结果是导致一些刚刚恢复合作医疗的地区，再次放弃了合作医疗。同时，1997 年国家出台合作医疗政策，仍然坚持“民办公助和自愿参加”原则，这就使发展合作医疗失去了国家政策的“强制性”威力，想在全国范围内继续像以前那样普及合作医疗已经非常困难，或者说几乎不再可能。

四、新型农村医疗保障制度得以迅速推广的原因

新型农村合作医疗制度是由政府组织、引导、支持，农民自愿参与，个人、集体和政府多方筹资，以大病统筹为主的农民医疗互助共济制度。新型农村合作医疗制度设计的主要社会目标是要逐步实现卫生公平性，实现农村居民人人享有基本卫生保健，逐步缩小城乡健康差距，主要经济目标是要降低农村居民医药费用经济风险，缓解农村居民因病致贫、因病返贫程度，主要卫生目标是提高农村居民医疗保障水平，改善健康状况。

新型农村合作医疗与传统农村合作医疗在制度性质上没有本质的区别，但新型农村合作医疗制度是在吸取传统合作医疗制度失败的教训后，在制度上和运行机制上进行了不少创新，一定程度上提高了资金的互助共济和抗风险能力，受到农民的欢迎，得以迅速在全国推广。

第一，明确了政府在农村医疗保障中的责任。首先，政府对承担保障农民健康问题的认识十分明确，并成为社会共识。其次，政府直接承担了新型农村合作医疗基金的筹资责任，在落后地区各级政府资金甚至成为新型农村合作医疗基金的主体部分。例如，在《关于加快推进新型农村合作医疗试点工作的通知》（卫农卫发［2006］13 号）中，明确规定：从 2006 年起，中央财政对中西部地区除市区以外的参加新型农村合作医疗的农民每人每年补助 20 元，地方财政也要相应增加到 20 元，农民个人交费 10 元不变。从而，农民每人每年的合作医疗基金最少达到 50 元，改变了传统合作医疗制度基金数量少的特点，大大增强了新型农村合作医疗制度的抗风险能力。使参保农民看得到实实在在的利益，增强了制

度对农民的吸引力。再次，在组织管理方面，政府财政不仅直接承担管理成本，而且对基金使用与监管、农民报销补偿、服务机构结算、基本用药等方面在试点基础上进行严格管理。同时，相关制度还可以在实践中不断调整与完善。新型农村合作医疗在这些方面的进步，充分体现了政府的主导作用，也成为新型农村合作医疗试点不断扩大的直接原因。

第二，新型合作医疗以县为统筹，提高了统筹层次，加强了基金的抗风险能力。传统合作医疗制度统筹层次低，绝大多数是村筹村管，抵御疾病风险的能力极低。相比之下，新型农村合作医疗制度实行县级统筹，扩大了筹资范围，更好地体现了保险的“大数法则”。更大范围内的风险分散不仅降低了新型农村合作医疗制度管理的成本，而且可以提高制度的受益水平，有利于实现新型农村合作医疗的可持续发展。

第三，新型农村合作医疗的制度设计对基金管理给予了足够的重视。良好的组织与管理是合作医疗健康发展的重要前提。合作医疗涉及参合农民、医疗服务提供及合作医疗基金筹集、使用、监督管理等多个环节，能否建立和维持高效公平的管理，尽量节约管理成本，是农民能否最大程度受益并使合作医疗可持续发展的重要环节。农村经济改革以来，存在着较为普遍的村级组织功能弱化问题，传统合作医疗制度由于没有找到与家庭承包体制相适应的组织管理方式，难以持续。基层干部动员农民参加合作医疗的难度越来越大，导致筹资成本越来越高。同时管理人员开支和管理费用居高不下，导致整个制度的运行成本大到足以使合作医疗难以为继。新型农村合作医疗以县为基本统筹单位，建立了专职管理机构，强化了管理。同时，由于提高了合作医疗基金使用的统筹及管理层次，降低了人均管理成本。农村合作医疗经办机构在管理委员会认定的国有商业银行设立农村合作医疗基金专用账户，将筹集的合作医疗资金存入账户，专款专用。很多地区采取“钱账分离”的管理办法，由经办机构审核医疗费用的报销情况，财政部门管理账户的支付状况。合作医疗基金的管理经费列入同级财政预算，不从合作医疗基金中提取。同时，还规定定期向社会公布基金的收支、使用情况，赋予农民知情、参与和监督的权利，体现公开、公平和公正性。这是新型农村合作医疗试点不断扩大但管理上没有发生大的问题的重要原因。

第四，坚持“大病统筹为主，兼顾门诊费用报销”的原则。传统合作医疗

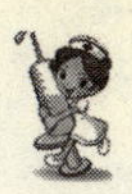

制度更多地补助门诊医疗费用，往往是当农民发生大额医疗费用的时候却得不到补助或者缓解。新型农村合作医疗制度为了避免门诊医疗费用报销消耗医疗基金，实行个人账户和大病统筹相结合，利用个人账户制度在大病统筹和门诊报销之间找到了平衡点。其中，个人账户可以用来报销门诊医疗费用，对农户参保积极性起到一定的激励作用。同时，大病统筹基金也得到了保障，使得新型农村合作医疗制度可以重点解决大病补助，抵御大病风险，有效缓解“因病致贫、因病返贫”。

第五，同步建立了医疗救助制度。农村医疗救助政策作为一项全国性的、制度化的政策，是2002年10月中共中央、国务院《关于进一步加强农村卫生工作的决定》正式提出来的。2004年我国开始开展农村医疗救助工作，2005年民政部、卫生部、财政部又联合颁发了《关于加快推进农村医疗救助工作的通知》，强调力争在2005在全国基本建立起规范、完善的农村医疗救助制度。为此，全国各地都开展了农村医疗救助体系的建设工作。医疗救助制度一是通过资助农村五保户、贫困户和特困户参加合作医疗，避免了这类人群因缴不起参合费而被排挤出合作医疗，享受不了医疗保障的窘境，体现了社会公平，同时也扩大了合作医疗的参加人数，保证了保险的“大数法则”，保障基金安全，有利于新型农村合作医疗的可持续发展；二是通过资助因患大病导致家庭生活困难的人群，有效地缓解了这部分人群因病致贫、因病返贫的问题，保护了农村劳动力，有利于农村经济的发展。

新型农村医疗保障制度的实施过于匆忙，仍然存在着一些不容忽视的影响制度可持续发展的因素。比如，新型农村合作医疗的定位不清，补偿额度太小以及医疗服务机构过度使用医疗资源（如滥开药、滥检查、药价虚高）。参合者有限的报销比例被虚高的药费抵消了，农民“看病贵”的问题并没有得到解决，这极大地挫伤了农民参加合作医疗的积极性。还有制度运行的成本过高等因素威胁着新型农村合作医疗可持续发展。同时，医疗救助也存在着救助对象过窄、体制不顺、职责不明、资金不足等矛盾，农村三级医疗卫生体系的服务能力也有待提高。因此，完善新型农村医疗保障制度的设计，使之在高效运行的基础上满足农村居民对医疗保障的需求，是现阶段保障和改善民生的重要内容。

第三章　沿海地区新型农村医疗保障制度运行成效及存在问题

——以调研样本县（市）为例

与全国新型农村合作医疗制度一样，东部沿海地区的新型农村合作医疗制度的运行也遵循了“先行试点、逐步推广”的原则，从2003年开始，通过几年的试点和推广，截至2006年12月，东部沿海地区有560个县（市、区）开展了新型农村合作医疗，覆盖2.13亿农业人口，参合人口达1.75亿，参合率为82.27%。其中，五保户人口参合率为95.24%，贫困人口参合率为76.03%，特困人口参合率为88.67%，与前两年相比均有明显提高。沿海地区实际人均筹资额为61.77元，高于全国平均水平。其中，中央财政补助资金占其当年筹资总额的5.90%，地方财政补助资金占60.06%，农民个人缴费占30.53%。基金使用以统筹基金为主，分配到统筹基金账户的金额占当年筹资总额的94.19%。33.04%的县（市、区）实行大病统筹模式，34.29%的县（市、区）实行住院统筹与门诊统筹相结合的模式。基金支出总额中统筹基金支出占到了95.80%；住院补偿支出占基金支出总额的79.78%，比2005年增加了4.71%，比同期全国水平高0.88%。当年的基金使用率为76.60%。参合农民受益人次为13959.39万人次，其中，住院补偿为622.67万人次，门诊补偿为9701.77万人次，体检为3481.15万人次。根据第三次国家卫生服务调查的两周就诊率对门诊补偿人次进行调整后，可以计算出2006年沿海地区新型农村合作医疗总体受益面为39.67%，比2005年增加了约10个百分点，比同期全国水平高约7个百分点。次均住院费用为4068.11元，比2005年降低了471.75元，但仍高于同期全国水平，实际住院补偿比为26.07%，比2005年增加了3.62个百分点，低于全国水平。[1]

---

[1] 程念，付晓光等. 2006年东部地区新型农村合作医疗运行情况分析［J］. 中国卫生经济，2008（8）.

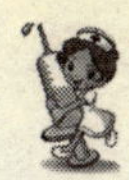

以上分析表明，经过三年的试点运行，沿海地区新型农村合作医疗制度的基本框架已经形成，运行状况良好，但也存在着许多发展中的矛盾和问题。下面以笔者调研过的三个省份的情况分别加以阐述。❶

第一节　福建省新型农村合作医疗运行成效及存在问题

一、福建省总体概况

福建省位于中国东南沿海，毗邻浙江、江西、广东，与台湾隔海相望。全省海域面积13.6万平方公里，比陆地面积还大；海岸线长达3324公里，居全国第二。福建省2007年末总人口3581万人，其中农业人口1837万人，占总人口的51.3%。2007年全省生产总值9160.14亿元，财政总收入1284.27亿元，农民人均纯收入5467元。农村居民家庭恩格尔系数（居民家庭食品消费支出占家庭消费总支出的比重）为46.1%。❷

二、福建省新型农村合作医疗制度运行成效及存在问题

（一）福建省新型农村合作医疗的运行成效

2004年7月，福建省经过前期细致调研，确定了厦门市同安区、泉州市安溪县和龙岩市新罗区三个县（市、区）为福建省新型农村合作医疗第一批试点县（市、区）。2005年又增加了罗源县、晋江市等九个县（市、区），参合率78.6%。2006年又增加了福清市、长乐市等24个县（市、区），至此，全省试点扩大到31个县（市、区），参合率提高到85.9%。到2007年覆盖全省76个农业县市区。2007年底，参合人数已达2181万人，参合率85.5%；人均实际筹资90元，住院补偿受益80多万人次，平均受益率3.7%，累计补偿近32.98亿元；平均基金使用率70.3%；实际补偿比31.7%，次均补偿额1098元。全省平均住

❶ 调研样本县（市、区）基本概况见导论。

❷ 国际上常常用恩格尔系数来衡量一个国家和地区人民生活水平的状况。根据联合国粮农组织提出的标准，恩格尔系数在59%以上为贫困，50%～59%为温饱，40%～50%为小康，30%～40%为富裕，低于30%为最富裕。

院费为3869.64元，其中县级以上医疗机构平均住院费用为8418.40元，县级医疗机构平均住院费用为3428.95元，乡镇卫生院平均住院费用为1640元。住院病人有21.15%流向县级以上医疗机构，有44.49%流向县级医疗机构住院，有34.36%在乡镇卫生院住院。住院费调整值（住院费/人均收入）呈现下降趋势。

表3-1 福建省2004～2007年新型农村合作医疗运行基本情况

年度	实施县数（个）	参合人数（万人）	参合率（%）	人均筹资水平（元）					住院补偿率（%）	受益人数（万人）	受益率（%）
				人均总筹资额	其中：						
					各级政府补助（元）	所占比例（%）	农民个人缴费	所占比例（%）			
2004	3	102	68.5	35	25	71.43	10	28.57	25.6	2.55	2.5
2005	9	206	78.6	36.6	26.6	76.67	10	27.32	24.7	4.33	2.1
2006	31	983	85.9	60	50	83.33	10	16.67	33.0	43.25	4.4
2007	76	2181	85.5	90	80	88.89	10	11.11	27.5	80.70	3.7

资料来源：福建省卫生厅基妇处。

1. 参合农民的受益程度不断提高

随着政府对新型农村合作医疗补助力度的增加，福建省参加合作医疗农民的受益程度每年不断提高。2004年政府补助只有25元，到2007年已提高到了80元，而农民的缴费仍然是10元。由此，参合农民医药费用报销比例也逐年提高。福州市罗源县2005年个人筹资总额只有区区30元，此时，制度规定，乡镇卫生院报销起付线200元，报销比例50%；县级医院起付线1000元，报销比例35%；县外医院起付线1200元，报销比例25%。2007年当个人筹资总额上升到90元以后，相应的补偿规定就调整为：乡镇卫生院报销起付线100元，报销比例70%；县级医院起付线300元，报销比例50%；县外医院起付线1000元，报销比例30%，但封顶线2万元不变。同时，参合农民住院分娩由一次性补助200元调整为纳入新型农村合作医疗住院补偿范围。

2. 制度建设逐步完善，新型农村合作医疗管理机制基本形成

通过几年运行，在各地取得一定经验的基础上，在技术指导组参谋下，福建省政府出台了多个重要的规范性文件，例如“福建省人民政府关于新型农村合作医疗制度建设指导意见”、“福建省卫生厅、福建省财政厅关于完善福建省新型农村合作医疗统筹补偿方案的意见”等。对运行模式、补偿方案设计利原则、基

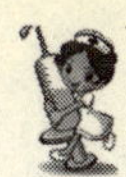

金运行管理与安全等，都作了严格规范，使各地有章可循，顺利开展。已经建立了由各级政府领导、卫生部门主管、相关部门配合、经办机构运作、医疗机构服务、农民群众参与管理的管理机制。

积极落实区县和乡镇合作医疗管理人员编制，达到“区县合作医疗基金管理委员会办公室一般配备2~3名工作人员，乡镇至少配备2名工作人员”的要求，并明确这些编制只能用于农村合作医疗管理，从组织机构上保证农村合作医疗的正常运行。

3. 农村医疗服务体系建设得到加强

新型农村合作医疗启动后，福建省各级政府加大卫生服务体系建设投资力度，一是加快推进县、乡、村三级农村卫生服务体系建设，2006~2007年两年共安排省级以上专项资金7150万元（含中央国债资金），实施248所乡（镇）卫生院改造提升工程，总建筑面积达27.1万平方米；安排省级以上资金2430万元，对部分老区、经济欠发达县的县医院、中医院、妇幼保健院进行改扩建，共建设项目25个，提高农村卫生综合服务能力，为新型农村合作医疗制度全面实施创造条件。

探索了建立城市支援农村卫生工作的长效机制。制定“年百所乡镇卫生院提升改造工程”和“选派千名医师帮扶山区乡镇卫生院”办实事项目。将县级以上医疗卫生机构对口帮扶乡镇卫生院、城市医生在晋升副主任医师职称前到农村累计服务一年和农村卫生技术人员晋升前必须到上一级医院进修半年以上的制度结合起来，摸清城市医生晋升前下基层的安排计划和基层卫生机构的需求情况，有机地衔接、分配、帮扶，确保帮扶工作真正起到实效。以建立乡镇卫生院公益性运行的财政保障机制为主题，开展农村卫生工作调研活动，研究在新形势下，如何从实际出发，全面加强农村卫生工作，创新工作机制。

根据乡镇常住人口、地理位置以及服务工作量等因素，在原有中心卫生院和一般卫生院的基础上，将乡镇卫生院分为甲、乙、丙三类进行管理和指导。在原有的预防保健组基础上组建公共卫生科，做好疾病控制、免疫规划、妇幼保健、卫生监督、健康教育和突发公共卫生事件应急处置等工作，强化公共卫生职责。

4. 同步推进医疗救助制度建设，一定程度上缓解困难群众参合及看病难的问题

2005年，福建省政府批转了民政厅、卫生厅、财政厅制定的《福建省农村

困难家庭医疗救助试行办法》，在9个县（市、区）开展试点工作，2007年全省涉农县全部实施。在救助范围上，以传统的救助对象为主（农村低保户、五保户、重点优抚对象、革命“五老”人员），适当兼顾低保边缘群体。探索了多层次医疗救助方式。一是资助医疗救助对象参加新型农村合作医疗，按新型农村合作医疗个人缴费标准给予全额资助；二是实施大病救助，对救助对象发生的大额医疗费用，按规定给予一定比例的救助；三是试行门诊救助，一些地方每年向救助对象发放一定数额的门诊和购药费用，解决日常治病问题。在救助标准上，各地普遍降低或取消了起付线，提高了救助比例和最高限额；在救助病种上，针对救助对象患了小病不去治疗容易拖成大病的现象，一些地方在坚持住院救助的同时，开展了常见病的救助，一些地方还采取了二次救助、分类救助等措施。比如，晋江市就针对意外伤害无法进行第三方索赔而陷入困境的群众，在认真调查核实的情况下给予一定数额的救助，并规定救助超过2万元以上，由新型农村合作医疗领导小组负责人送款上门。

随着农村医疗救助的开展，越来越多的农村困难群众得到了切实有效的救助。2007年，福建省实施农村医疗救助18519人次，比2006年的2814人次增长558.1%；支出农村医疗救助资金1047.3万元，比2006年的187.1万元增长459.8%。此外，从2005年7月至2007年底，全省资助医疗救助对象121.7万人次参加新型农村合作医疗，累计支出参合费用1198.5万元。[1]

（二）福建省新型农村合作医疗运行中存在的问题

1. 基层领导对新型农村合作医疗的开展不很重视

一些基层领导特别是贫困县的领导在财政的约束下，对农村医疗保障制度的认识存在偏差，他们对推行农村医疗保障制度、健全农民社会保障体系的重要性、必要性缺乏深刻的认识，不积极主动开展宣传工作，停留于就事论事，只为完成上级下达任务而工作，并片面强调和歪曲群众“自愿”原则，采取放任自流态度。我们调研的一些乡村，在年度参合工作中，没有尽到宣传、动员、告知的责任，使许多农户特别是在外打工的农户错过了参合时间，没有享受到医疗保障的权利，加大了疾病风险，也影响了参合率的提高。

---

[1] 福建省新型农村合作医疗文件汇编：第三册（内部资料）. 2008：74.

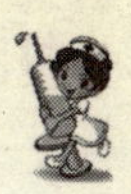

2. 补偿低，受益面窄，对农民的吸引力不大

为了引导农民合理利用医疗资源，做到“小病不出乡，大病不出县”，也为了基层医疗机构的发展，福建省各县（市）的补偿方式都是随着医疗机构的级别提高而逐级递减。但农民对此并不认同，农民认为现在的“乡镇卫生院设备差，医生水平不高，看不好病还耽误病情”。在交通便利的情况下，农民一般的选择是“小病在村卫生室或药店自己买药，大病直接上大医院”。大医院不仅费用昂贵，而且不在县级卫生局管辖范围，大量使用的是目录外药品。因此，农民得重病后得到的实际补偿率很低，对缓解医疗费用负担作用不明显。福建省2005年新型农村合作医疗统计报表显示，当年参合农民名义补偿率为33.8%，但实际补偿率只有24.7%。（潘宝骏、郑振佺，2006）

同时，福建省把大病等同于住院，规定只有住院了才能得到补偿。但得大病的毕竟是少数人，因此，实施了几年，受益率始终没有超过5%，降低了新型农村合作医疗对农民的吸引力。农民认为这样的补偿模式很不合理，不符合农村实际。农民认为，有些慢性病，无须住院，但一年下来费用不少，足以因病致贫。“住院统筹”模式与农村实际病情不符，不受农民欢迎。

表3-2　福建省9县市2005年运行成效的主要指标

县市	补偿人数	住院总费用	可补偿总费用	补偿总费用	名义补偿比	实际补偿比	人均住院费	人均可补偿费	人均补偿额
新罗	7312	25586712.0	16411705.0	3368460.0	21.03	13.20	3497.28	2194.96	461.95
安溪	18233	65127432.0	48209668.0	23365127.0	48.47	35.88	3571.95	2644.09	1218.47
同安	9643	59593528.0	45106432.0	11682045.0	25.90	19.60	6179.98	4677.63	1211.45
罗源	2156	5834877.9	4533688.3	1521460.9	33.56	26.08	2706.34	2102.82	705.69
武夷山	1345	4590726.0	3065515.1	999947.2	32.62	21.78	3413.18	2279.19	743.46
永安	1297	4712303.5	3556371.2	701035.7	19.89	14.88	3633.23	2716.94	540.51
柘荣	798	2890245.0	2248191.5	576452.6	25.14	20.16	3582.91	2873.37	722.47
长泰	2105	6199079.0	4742266.1	1618661.6	34.13	26.311	2944.93	2252.86	768.96
荔城	714	4528725.2	3131441.7	474484.3	15.15	10.48	6342.75	4385.77	664.54
合计	43603	179063628.5	131005279.0	44307674.5					
平均					33.8	24.7	4106.7	3004.5	1016.2

资料来源：潘宝骏，郑振佺. 福建省新型农村合作医疗运行概况与政策建议［J］. 海峡预防医学杂志，2006（6）.

3. 新型农村合作医疗基金结余过多，影响农民受益水平

2007年福建省基金结余率达24%，大大高出国家15%的要求。[1] 合作医疗基金的普遍结余过多，一方面使参保农民不能充分受益，降低了农村合作医疗的吸引力，影响下一个年度的筹资工作。另一方面，可能导致部分补助资金不能及时到位，也可能产生挪用结余资金或用来弥补以往合作医疗亏损等后果，降低了农民对政府以及合作医疗制度的信任度。基金结余偏多是福建省新型农村合作医疗制度建设过程中普遍存在的突出问题。造成基金结余过多的原因是多方面的，其中各地在制订补偿方案时，害怕出险，过于保守，普遍在省级专家制定的补偿比例的基础上再降低补偿比例是重要原因。

4. 村卫生室没有纳入补偿范围，影响农村公共卫生服务的开展

由于福建省新型农村合作医疗制度以大病统筹为主，这样村卫生室就医即乡村医生提供的服务就未纳入合作医疗的补偿范畴。把住院等同于大病，提供的补偿主要是村以上医疗机构（乡镇卫生院、县级医疗机构，甚至省、市医疗机构）所发生的医疗费用，无形中引导农民就医流向高层次。因此，新型农村合作医疗实施后，乡镇卫生院和县医疗机构的作用得到了强化和放大。相比之下，村卫生所的功能逐步弱化，作用萎缩，一些基本的预防保健项目得不到保障。而引发农民大病增多的主要原因是由于近些年农村县、乡、村三级医疗预防网络不健全，尤其是网底和枢纽功能的弱化，面向农民的预防保健服务和常见病、多发病没有得到有效诊治，很多小病拖成了大病。

5. 有的地方基金监管不够严格，监督措施不到位

今后随着新型农村合作医疗筹资标准提高，资金总盘增大，管理工作量也加大，确保基金安全运行的任务更加繁重。虽然对定点医院加强监管，但仍有“自己的孩子舍不得打”，存在着对定点医院监管不严，特别是委托保险公司管理的县（市、区），对定点医院的违规行为更是视而不见，没有认真追究。

6. 医疗救助和新型农村合作医疗没有无缝衔接，救助尚没有切实发挥其应有的作用

目前，福建省除了少数地区实行了医疗救助和新型农村合作医疗补偿一处办

---

[1] 福建省新型农村合作医疗文件汇编：第三册（内部资料）. 2008：54.

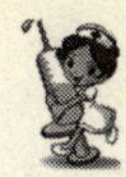

公，两套人马，减少了农民两头跑的麻烦外，其余的地区仍然是分属不同部门管理，补偿程序烦琐。最突出的问题是医疗救助基金规模偏小与节余过多的矛盾并存。总体上还存在救助门槛高、救助比例偏低、救助病种偏少等问题。❶

7. 农村卫生基础现状不容乐观

农村医疗保障制度与农村卫生服务机构的关系是密不可分的。一方面，农村医疗保障制度的建立和发展有利于将农民潜在的医疗需求转化为真正的医疗需求，从而扩大了农村医疗市场，而不同级别的医院实行不同的报销比例也为农村卫生机构占领农村医疗市场提供了极为有利的条件；另一方面，健全的农村卫生服务网络可以降低参保农民的医疗费用，有利于农村医疗保障基金的有效运行，进一步可以在相同的筹资水平下提高报销比例，提高农民的保障水平。近几年虽然加大了投入，但农村卫生服务体系的状况还是不容乐观。课题组调查了 12 个乡镇卫生院，其中只有 4 个卫生院运转良好，其余运转欠佳，入不敷出。而福建省医科大学公共卫生学院教授郑振佺教授的一项调查表明，莆田市有 21 个乡镇卫生院运转不佳，占全市的 50%；三明市有 71 家卫生院处于亏损状态，亏损总额达 318.82 万元。（郑振佺，2006）当前乡镇卫生院生存困难的主要原因有：总体上是医疗设备的简陋、落后；卫技人才缺乏；乡村医生、医护人员素质低下；卫生院负担沉重。

农村的公共卫生建设存在的问题主要表现在：乡村两级防保经费、人员不落实；农村卫生监督体系处于空白状态；农村妇幼保健工作难开展。以降低婴儿和孕妇死亡率为重点的农村妇幼保健工作量大、要求严，但由于受经费限制，大部分乡镇卫生院妇幼保健人员数量少，能力弱，且工资得不到兑现。

第二节　浙江省新型农村合作医疗运行成效及存在问题

一、浙江省总体概况

浙江省位于中国东南沿海、长江三角洲南翼，东北与中国最大的城市上海相

❶ 福建省新型农村合作医疗文件汇编：第三册（内部资料）. 2008：73.

邻。陆域面积10.18万平方公里，其中山地和丘陵占70.4%，平原和盆地占23.2%，河流和湖泊占6.4%。全省海岸线总长6486公里，居中国首位；有面积500平方米以上岛屿3061个，是中国岛屿最多的一个省份。2007年末常住人口5060万人，其中，农业人口为2165.7万人，占总人口的42.8%。

2007年，浙江省生产总值为18638亿元，农村居民人均纯收入8265元，扣除价格因素，比上年增长8.2%，农村居民人均纯收入连续23年列全国各省区第一位。农村居民家庭恩格尔系数为36.4%，比上年下降了0.8个百分点。

二、浙江省新型农村合作医疗运行成效及存在问题

（一）浙江省新型农村合作医疗运行成效

浙江省作为国务院确定的四个新型农村合作医疗试点省份之一，在2003年8月确定了27个县进行试点。27个试点县共有农业人口1033.4万人。各试点县实际参加831万人，参合率24%（占全省农业人口比）。共筹集资金总额为51526.98万元，人均筹资水平为47元。在资金的统筹范围方面。采取“县大病统筹为主，乡补充”方式的有11个县，占40.7%，实行单纯“县大病统筹”方式的有15个县，占55.5%，“县大病统筹，托商业保险公司运作”的1个县（台州路桥区）。合作医疗补偿模式有四种：其中实行门诊住院报销的县有4个，实行10%门诊减免加住院报销的县有2个，实行指定疾病门诊加住报销的县有10个，实行单纯住院报销的县有11个。截至2004年7月，已有14.39万人次参保农民得到住院报销，实际报销1753.836万元，住院费用补偿率为24.1%，住院受益面1.69%，人均报销1220元，2.64万人次得到门诊报销，实报门诊费用348.07万元，人均报13.18元；2.245万人享受了健康体检。

2005年浙江省根据国务院关于东部地区可适当加快步伐的意见，在其他地区也陆续实了新型农村合作医疗制度。截至2005年底，全省已有85个县（市、区）实施了新型农村作医疗制度，参合农民2478万人，参合率为72%，累计筹集资金150462.8万元，人筹资60.9元。已有78.11万人次报销了住院费用，住院受益户的比例为9.49%。在住院补偿的病人中，次均住院费用为6977.53元，次均补偿费用为1464.08元，住院费用的补偿率21.69%。353.90万人次得到门诊报销，门诊受益率为14.19%。220.76万人次得到了健康体检，体检受益率

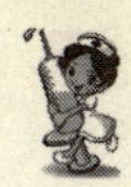

为0.885%。

表3-3 2003~2007年浙江省新型农村合作医疗进展情况一览表

年度	实施县数（个）	参合人数（万人）	参合率%	人均筹资水平（元）					住院补偿率（%）	受益人数（万人）	受益率（%）
				人均总筹资额（元）	其中						
					各级政府补助（元）	所占比例（%）	农民个人缴费（元）	所占比例（%）			
2003	27	831	24	47	25.5	54	21.5	46	21.05	41.10	5.01
2004	67	1873	56	55.2	31.5	57	23.7	43	22.06	179.25	9.57
2005	85	2478	72	57.9	33.6	58	24.3	42	21.69	432	23.68
2006	87	2902	86	60.9	34.1	56	26.7	44	22.00	823.59	28.38
2007	87	3000	89	90.4	58.1	64	32.3	36	24.39	2091.66	69.72

资料来源：根据调研资料及互联网资料整理。

从2007年起，浙江省新型农村合作医疗进入巩固提高和深化完善阶段，省政府及时出台了《关于进一步完善新型农村合作医疗制度的意见》，以指导各地开展工作，规范制度建设，建立起长效工作机制。2007年，全省参合农民3000万，占全省农业人口的89%，人均筹资水平已达90元，90%以上的县（市、区）建立了住院兼顾门诊统筹制度，当年度参合农民住院补偿率24.39%，门诊补偿率14.62%，受益面达到69%左右，基金结余率11.67%，农民健康体检2416万人。

1. 新型农村合作医疗的筹资额度起点高，且每年不断提高，新型农村合作医疗的保障能力逐年提高

为努力推进新型农村合作医疗制度，使浙江省绝大部分农民自愿参合并由此能享受其利益，首先是逐年提高筹资水平，2003~2006年的四年，浙江省合作医疗人均筹资水平分别为47元、49.4元、57.9元和63.1元，平均年递增10.3%。2007年全省各县平均筹资水平达到人均90元，其中10元用于参合农民健康体检。2008年慈溪市的筹资额已达到每人每年170元。其次是逐步扩大受益面，在县级大病统筹的基础上，浙江省探索了多种保障方案，努力扩大受益面。例如，慈溪市政府按照“政府推动、个人参与，住院为主、救助为辅，门诊补充、扩大受益”的原则，实施了“住院有统筹，大病有救助，门诊有报销，小病也受惠”的“四位一体”的保障机制，形成了比较完善的农村医疗保障体系。

再次是不断增强保障能力，每年根据基金运行情况，及时调整方案，降低起付线，提高封顶线和报销比例，尽最大努力提高参合农民的实际补偿率。

2. 参合对象广泛，医疗保障的覆盖面不断提高

新型农村合作医疗制度规定，参合对象一般为户籍在农村的本地居民。但浙江省打破了这一限制，在参合对象上进行创新，使制度覆盖的人群更加广泛。如慈溪市、桐乡市农村合作医疗的参合对象包括镇乡（街道）所辖的在册农村人口、城镇居民最低生活保障对象、被征地农民、农村知青；从 2005 年 7 月 1 日起，打破城乡户籍界限，凡户籍在本市未参加桐乡市城镇职工基本医疗保险，城镇职工基本医疗住院保险，城镇个体工商、自由职业者大病医疗费用社会统筹和不享受单位医药费报销（含不享受父母单位医药费报销的儿童）的城镇居民也成为了合作医疗的参合对象。而开化县的参合对象为本县农业户口的居民和无固定职业的农转非人员。绍兴县的参合对象为户籍在本县的所有农业人口和户籍在本县未参加城镇职工基本医疗保险的非农人口。参合对象的广泛性，提高了医疗保障的覆盖面，也降低了制度的风险性，促进了制度健康可持续运行。

3. 为新型农村合作医疗管理办公室设立正式编制，促进组织建设，保证新型农村合作医疗有序运行

例如，慈溪市建立了新型农村合作医疗管理中心，各镇（街道）、开发区设立了合作医疗管理办公室和结报服务点，各定点医疗机构设立了结报服务窗口，实现了全市管理、服务、指导网络的全覆盖。同时，加大经费投入。市医管中心、各基层结报服务点人员和工作经费每年由市财政安排，在建站之初市财政对每站给予一次性补助经费 5000 元，村（社区）为社区卫生服务站无偿提供业务用房和水电供应；同时，市、镇两级财政每年每站各投入 1. 5 万元共 1000 余万元，专项用于社区卫生服务站从业人员的补贴、设备配备补助和考核奖励。

同时，加强管理，及时推进合作医疗信息化建设。在试点初期，浙江省规范了全省信息化建设的基本标准，并开发了统一的管理软件，免费提供给各地使用。

4. 拓展新型农村合作医疗发展内涵，实现城乡医疗保障一体化

2008 年城镇居民医疗保障制度正式与新型农村合作医疗同步运行。政府制定了两种不同的缴费标准和相对应的补偿模式，一种是年缴费 40 元补偿标准，另一种是年缴费 200 元的补偿标准。城乡居民可以根据自己的需要选择参加档

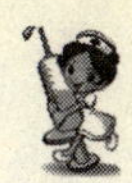

次，这无疑满足了农民多元化的医疗保障需要，同时也为探索实现城乡医疗保障一体化迈出了坚实的步子。

5. 创新缴费机制，降低运行成本

参合费中农民个人出资部分的收缴办法通常是村干部挨家挨户向农民上门收取，难度大，工作量重，不被理解，而且每年一次，筹资成本高。开化县积极地对资金的筹集方式进行了有益的探索，委托信用社代扣缴费，在新型农村合作医疗筹资方面走出了一条便捷规范、科学有效的新路子。委托信用社代扣缴费制度，是指农户委托当地信用社在个人账户中扣缴参合资金的缴费制度。这一制度的核心是农民愿意接受代扣代缴，并与当地信用社签订委托代扣协议，委托代扣协议签订以后，无特殊情况，长期有效；从中退出代扣缴费，只要与信用社解除协议关系即可，完全体现农民“自愿参加”的原则。2004 年，签订委托代扣协议的农户达 23310 户，占全县参合农户的 35%。实践证明，实行委托信用社代扣缴费制度已取得初步成效，主要体现在两个方面。一是方便了农民。参合资金由信用社代扣缴纳，报销的医药费直接汇入农民在当地信用社的个人账户，方便了农民看病报销和参合缴费。农民反映：只要账户上有钱，就不必担心迟缴、漏缴，看了病以后，报销款就可以直接存入自己在信用社的账户上，方便，放心。二是降低了运行成本。实行委托信用社代扣缴费制度后，逐步改变了原来由乡村干部挨家挨户上门收缴参合资金的筹资方式，大大减轻了工作量，提高了工作成效，降低了运行成本。

6. 启动了“农民健康工程”“卫生强省”等系统工程，有力促进了农村医疗卫生服务体系的发展

通过推进新型农村合作医疗，加快实施“农民健康工程”和全面建设“卫生强省”，推动了农村卫生事业不断进步。2005 年 8 月，浙江省政府召开了全省农村卫生工作会议，出台了《浙江省人民政府关于加强农村公共卫生工作的实施意见》，在全省范围内开展了以公共财政为保障，以项目管理为抓手的农村公共卫生服务工作，确定了全省免费为农民提供农村公共卫生三大类 12 项服务。两年多来，各级政府切实加强了对农村公共卫生工作的领导，将其列入为民办实事工程，在健全管理体制和服务网络，完善和落实相关配套政策的基础上，有序推进了农村公共卫生服务项目各项工作的开展。经各县（市、区）自查，各市复

核，2007年底全省农村公共卫生服务项目的达标率达到91.2%。至2007年底，为全省2416万参合农民进行了健康体检，占全省参合农民总数的80%，检出患有各种疾病者387万人，占总体检人数的16%。各地对体检出来的患病对象，纳入社区卫生服务的重点管理，加强跟踪服务。

坚持农村社区卫生服务与农村初级卫生保健、新型农村合作医疗和乡镇、村卫生服务一体化管理结合；坚持从实际出发、因地制宜，采取多种形式逐步发展完善，最终建立适应新形势要求的农村社区卫生服务新体系，改善农村医疗卫生状况，提高农村居民的医疗保健水平。提出到2007年底，以行政村（居委会）为单位，社区卫生服务覆盖率达95%以上，全省农村60岁以上老年人和重点人群建档率达90%以上。全市农村全面建成网络健全、功能到位、机制较为完善的农村社区卫生服务体系。

大力培养和引进农村社区卫生服务技术人员和管理人员，推进社区卫生技术人员的上岗培训，加强全科医师、护士的规范化教育培训。市和县（市）、区卫生局要制订培训计划，依托宁大卫生职业技术学院全科医师培训基地，加快规范化全科医师和社区护士队伍的建设步伐。有关部门要在职称晋升、人员调动、教育培训等方面给予支持。

鼓励城市医疗机构的卫生技术人员向农村流动。城市医疗机构根据农村社区卫生服务工作需要，按城市支援农村卫生工作的要求，安排本单位的卫生技术人员到农村社区卫生服务机构工作。允许二、三级医疗机构的执业医师在业余时间作为社区卫生服务机构的挂牌医生为社区居民提供服务。现时，乡镇卫生院已开始走出困境，农村医疗卫生服务体系和公共卫生体系进入了良性循环的发展轨道。

（二）浙江省新型农村合作医疗运行中存在的问题

目前，新型农村合作医疗在浙江省的发展总体上是良好的，广大农民得到了实实在在的利益。但是，新型农村合作医疗仍存在总体上筹资水平和保障能力较低，地区之间工作不平衡，部分县（市、区）还存在乡镇收缴的经费未及时纳入财政专户、村集体垫资代缴、基金赤字或结余率过大、困难群体未能应保尽保等问题。

1. 门诊补偿低，补偿范围窄，对农民帮助不大

如《慈溪市新型农村合作医疗门诊补偿暂行方案》规定：全市各镇（街道、

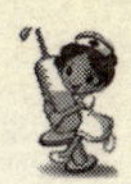

开发区）社区卫生服务中心（各镇、中心卫生院，市二院，市三院，市红十字医院）为门诊定点医疗机构，其他医疗机构的门诊医药费用不纳入补偿范围。按门诊有效医药费用15%的比例给予补偿。而定点医疗机构的价格比非定点医院和药店贵10%～20%是正常的，如此，补偿的部分刚好被上涨的医药费抵消了，农民根本不受益。

2. 合作医疗制度资金筹措的问题

合作制度的资金来源主要有四块：中央政府拨付一部分，地方政府补助一部分，农民自己缴纳一部分以及集体等其他组织出资一部分。四方资金合起来组成一个合作医疗基金，这四块资金任何一块的短缺，都可能直接影响合作制度的顺利实施。随着合作医疗制度的全面实施，各地财政每年用于合作医疗的资金也不断增加，这对个别贫困地区的财政来说是一个挑战。例如，2006年建德市财政收入67657万元，要补助合作制度达1036万元，占1.5%，这对一个经济实力并不雄厚的县财政来说，负担已属不轻，要想进一步提高县财政对合作制度的支持难度很大。同时，个别地区由于农民外出打工较多，为提高参合率，一些乡村集体垫资代缴，而集体等其他组织出资比率一直不高。资金筹措问题将始终是新型农村合作医疗制度的一个难题。

3. 新型农村合作医疗制度的管理问题

首先是机构问题。目前，浙江省绝大多数地方都是成立合作医疗管理办公室，少部分地方因没有编制，属临时性机构，工作人员大都是从卫生部门内部调剂或从其他部门暂时借用的，而且大部分乡村的管理人员为兼职，且人手偏少，缺乏经费保障，造成了工作上疲于应付，效率不高。长此以往，势必影响新型农村合作医疗的健康发展。其次是资金管理问题。一是怕基金崩盘，二是怕基金沉淀。如果对定点医疗机构的服务行为和医药费用的控制缺乏有效监管，可能会造成基金透支，新型合作医疗将难以为继。但如果控制过紧，报销补助比例偏低，又可能会造成基金沉淀，使合作医疗的优越性大打折扣。如，2006年温州市基金结余率高达22%，湖州市达15%，而金华和舟山地区则出现超额使用。过高的结余率和超额使用均不利于合作医疗可持续发展。

4. 流动人口参合管理难

以户为单位整体参保与农村人口流动、迁移之间存在较大矛盾。在医疗保险中存在着逆选择，即身体健康的人不想参加合作医疗，健康状况不太好的人积极参加。为了克服农民的这种倾向，多数地方的农村合作医疗实行以户为单位参加的办法。但是，目前农村人口的流动性很强，有的长期在外打工，有的农闲时外出打工，不断变化，很难搞清。实际上，由于合作医疗的报销一般局限在当地的指定医院住院等多种原因，这样一来，以户为单位整体参加的办法实际损害了那些流动人口多的家庭利益。而同时，浙江省外来务工者人员众多，如何完全解决外来务工人员的医疗问题还没有很好的办法。

5. 医疗救助还没有切实发挥作用

农村医疗救助工作主要存在以下问题：第一是宣传工作还不到位，许多群众还不知道有医疗救助这个制度，即使知道了也不知道如何申请。因此，医疗救助的受益面不大。由于存在医疗救助的起付线门槛，实际上只是救助了一些中层收入阶级，所以真正贫穷的人群由于没钱看大病，反而得不到医疗救助。第二是获得救助程序麻烦。在救助的程序方面，一般需要经过以下的程序：首先由符合医疗救助条件的困难居民向户籍所在地村民委员会提出书面申请，并签署意见，加盖公章后，报乡镇人民政府审核，并向社会公示，其次上报县民政局审批，并由县民政局将医疗救助金下拨给乡镇人民政府，最后由乡镇人民政府负责及时将医疗救助金发放到医疗救助对象手中。第三是某些县医疗救助基金沉淀太多。部分县的医疗救助基金在年底还有很大部分结余在账户中，与浙江省政府要求的医疗救助金发放需达到85%的目标还有很大距离。总之，目前由于医疗救助制度的设计问题，医疗救助水平不高，对缓解贫困农民看病难和看病贵问题以及缓解农民的因病致贫、因病返贫现象的效果非常有限，医疗救助仍然没有发挥其应有的作用。

第三节　山东省新型农村合作医疗运行成效及存在问题

一、山东省概况

山东省位于中国东部沿海、黄河下游。东部为半岛，突出于黄海、渤海之间，与朝鲜半岛、日本列岛隔海相望。西部为内陆，与冀、豫、皖、苏 4 省接

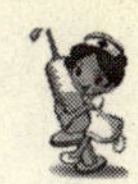

壤。土地总面积15.71万平方公里，占全国总面积的1.6%。是中国的第二人口大省，2007年末总人口为9367万人，其中农业人口5909万人，占总人口的63.1%。

2007年山东省实现生产总值25887.7亿元，农村居民人均纯收入4985元，比上年增长14.1%，扣除物价上涨因素后，实际增长8.4%。从第一产业获得的收入为2074.9元，占农民人均纯收入的41.6%，显然，农业仍然是农民收入的主要来源。人均生活消费支出3622元，增长15.2%。农村居民恩格尔系数为37.8%，比上一年降低0.1个百分点。[1]

二、山东省新型农村合作医疗运行的成效及存在问题

（一）山东省新型农村合作医疗运行的成效

山东省新型农村合作医疗的试点也是从2003年开始的。2003年3月山东省确定临邑、五莲、曲阜、青州、广饶、招远、崂山7个县（市、区）为首批省级试点县。2004年扩大了试点范围，在巩固首批试点的基础上，又增加了16个省级试点县。2006年，在认真总结试点经验的基础上，新型农村合作医疗在全省范围内推广。2006年上半年，88个试点县（市、区）受益1267.49万人次，占参合总人口的31.84%。其中补偿1052.75万人次，占83.06%，享受体检的参合农民167.33万人次，13.2%。基金支出32132.43万元，其中用于住院补偿的21918.45万元，占68.21%；以家庭账户形式进行门诊补偿4164.1万元，占12.96%；以门诊统筹形式进行补偿5675.1万元，占17.66%。后两者相加，占基金支出的30.62%。门诊就诊人次比实施新型农村合作医疗前有较大幅度增加。

截至2008年3月底，山东省134个有农业人口县（市、区）参合农民6333.66万，覆盖农业人口6556.04万，参合率达到96.61%。比上年同期的88.52%提高了8.09个百分点，比上年末提高了6.3个百分点。第一季度共有1683.60万人次参合农民受益，受益人次占参合农民的26.58%。其中因住院补偿受益的有78.75万人，占总受益人次的4.68%，因门诊补偿受益的有1530.31万人，占总受益人次的90.90%；有68.48万人享受免费体检，占总受益人次的

---

[1] 山东省统计局网站。

4.07%，其他补偿人次6.06万人次，占总受益人次的0.35%。其中，特殊病种大额门诊补偿13635人次；住院分娩定额补偿38394人次。134个试点县（市、区）中，有30个县（市、区）实行了特殊病种大额门诊补偿，有70个县（市、区）对住院分娩进行了定额补偿。今年一季度，新型农村合作医疗基金补偿支出7.52亿元，占当年应筹集资金的16.21%，占累计筹资的12.6%。其中，住院补偿支出5.46亿元，占基金支出总额的72.61%；门诊补偿支出1.78亿元，占基金支出总额的23.67%；体检及其他补偿0.28亿元，占基金支出总额的3.72%。

1. 受益面较广，有利于新型农村合作医疗顺利推进

为了解决农民"小病不看"的问题，同时也为了扩大新型农村合作医疗的受益面，让更多的农民享受到新型农村合作医疗带来的好处，山东省在新型农村合作医疗试点初期，较多采用了"住院统筹+门诊报销"、"住院统筹+门诊报销+家庭账户"、"住院统筹+家庭账户"模式，都显著提高了患大病农民的抗风险能力，增强了制度吸引力。2007年受益人次7302.98万人次，受益率121.66%，其中，住院受益人次303.14万人次，住院受益率5.05%，门诊受益人次6228.14万人次，门诊受益率103.76%。这样的受益面和受益率在沿海地区其他省份是不多见的。

2. 新型农村合作医疗制度的管理规则逐渐法制化，加强对新型农村合作医疗的监管，加快法制化管理的步伐

山东省于2004年实施了《山东省农村初级卫生保健条例》，将新型农村合作医疗制度、农村医疗救助制度等农村医疗保障内容纳入条例范畴，依法规定了新型农村合作医疗的性质、筹资、运行和监管及参合农民和各级政府的责任义务等。山东省政府转发了监察、财政、卫生、人事部门制定的《关于违反新型农村合作医疗制度行政处分规定（试行）》，使查处各种违规违纪行为有法可依，加大了对违规违纪行为查处的力度。

3. 农村医疗卫生服务体系得到较大发展

自2003年开展新型农村合作医疗试点以来，山东省卫生厅实施了公共卫生"两个体系"项目、乡镇卫生院建设改造"360工程"和"1127工程"以及提升村卫生室服务能力工程，已累计投入45.64亿元，建设改造规模538.28万平方

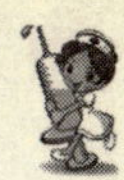

米。截止到2007年6月底，山东全省社区卫生服务机构人口覆盖率增加到92.5%。在农村形成了以县医院为龙头、以乡（镇）卫生院为枢纽、以村卫生室为基础，集预防、医疗、保健功能于一体的三级医疗预防保健网。山东省卫生厅还将加强基层人才队伍建设，从2007年开始连续三年，每年招聘1500名全日制临床医学专业毕业生进行为期3年的全科医生规范化培训。

山东省宁阳县为确保新型农村合作医疗制度健康运行，以加强农村卫生服务体系建设和深化农村卫生改革为切入点，制定了“政府推动，整合资源，三级联网，一体运作”的方针，为了培育县域卫生工作龙头，实现卫生资源效益的最大化，创新性地建立医疗合作集团。宁阳县以3所县级医院为龙头，11所乡镇卫生院为依托，440个村卫生所（室）为基础，建立县医疗合作集团，履行全县卫生行业的业务管理、质量控制、技术协作等职能，初步构建起县内医疗资源共用、优势互补的城乡卫生一体化服务体系。具体做法是：采取就近联合办法，把11所乡镇卫生院分成3个医疗社区，每个县医院分别与3~4个乡镇卫生院就近联合，在技术指导、双向转诊、后勤服务、业务培训等方面建立紧密协作关系，实行患者通治、设备通用、专家通享、技术通行、药品通购的“五通”模式。县级医院与乡镇卫生院建立双向转诊制度，乡镇卫生院对不能诊治的病人可直接开具门诊病历和住院申请，到联合协作的县级医院就诊住院，病人进入恢复期后到乡镇卫生进行康复治疗。农村卫生服务能力的提高，为新型农村合作医疗制度打造了便捷高效的服务载体，有力地促进了新型农村合作医疗制度的可持续健康发展。

（二）山东省新型农村合作医疗运行存在的问题

1. 农民对新型农村合作医疗了解不深

新型农村合作医疗已基本覆盖了农村，但参加新型农村合作医疗的农民对新型农村合作医疗了解很少。课题组定性访谈显示，所有访谈对象都已参加新型农村合作医疗，看病就医有了基本的保障，而且，多数农民参合年限较长，八成以上参合人员参合年限在三年以上，三成在五年以上。

但多数农民对新型农村合作医疗政策内容认知水平低，对起付线、报销封顶线、各级医院报销比例、报销程序等关系切身利益的规定，仅有17.5%的参合人员表示非常了解或比较了解。

2. 补偿低，农民满意度不高

山东2005年的平均筹资额度只有23元，2006年政府补助金额为30元后，人均筹资才达到42.03元。不高的筹资额又被分成住院统筹、门诊报销和家庭账户等几大块，有些地方还加上健康体检。这是造成山东省大病报销比例低的根本原因。山东住院报销比例比全国平均水平低4.7个百分点，与山东的筹资水平低和补偿模式有直接关系。

补偿低的第二个原因是报销比例不合理，沉淀资金过多。据山东省调查，各试点县都是自主制定自己的报销比例。由于基线调查工作做得不扎实，加上怕担风险，出现入不敷出的透支现象，因此，一般制定的报销比例比较保守。特别是新列入试点的县，既没有经验，又怕上级财政补助资金不能到位，因此制定的起付线偏高，报销比例和封顶线偏低。

第三个原因是定点医院药价高、服务差，农民对其贬多褒少。调查发现，近六成的参合农民反映定点医院医药价格偏高。在实践过程中，参合农民对于逐级转院也感到不太方便。部分医疗机构为留住病员，在转院方面刁难农民，自然引起农民反感，因此，参合农民对新型农村合作医疗评价并不高。

3. 管理机构能力有待提高

按照文件规定，新型农村合作医疗管理经费不能从新型农村合作医疗基金中支付，由各级财政在年度预算中安排，但在实际工作中落实不够。以农业人口计，全省人均0.37元，最多的人均1.49元，还有个别县为零经费。近七成的访谈对象反映工作经费不足，靠卫生局垫支。除个别地方外，乡镇合管办大多没有工作经费，由乡镇卫生院垫付。有77个县（市、区）开通了局域网，实现了网上信息审核、转诊、监控。但是仍有部分乡镇合管办采用手工操作，缺少必要的现代化办公和通信手段，工作效率低下。

从总体上看，山东省新型农村合作医疗管理中心的人员配置不足，专业结构不合理，工作经费不足，管理手段落后是影响新型农村合作医疗管理能力的主要原因。在人员和经费的压力下，相当一部分经办机构只能被动地应付办理参合登记、医药费报销等事务性工作，而无法有效履行定点医疗机构管理、审核监督等职能。

第四章　沿海地区农民的医疗需求及参与新型农村合作医疗的现状分析

本章对沿海地区农民的医疗需求和医疗保障的需求及影响因素进行研究。对医疗保障需求的研究国内外目前主要集中在两种需求形式：可观察的实际的保障需求和潜在的保障需求。可观察保障需求的研究是通过对大量的以户为单位的决策主体进行调查和分析，以识别影响购买或者参与保障的决定性因素，找到扩大保障需求的有效途径。本章对医疗需求、医疗保障的可观察的现实需求进行研究。

第一节　农民健康、医疗服务和医疗保障需求关系的理论分析

健康、医疗服务与医疗保障及其需求问题常常交织在一起，如果不考虑他们之间的关系，单独考察其中某一个因素，都很难得到正确的结论。可以观察到的农民需求是医疗服务需求和医疗保障需求，但是农民真正的需求却是健康本身。医疗服务需求是健康需求的衍生需求。而医疗服务的财务成本有时又太高又具有不确定性，因而必须通过参与某种风险分摊机制例如医疗保障机制来平滑这种医疗服务的财务成本，从而形成对医疗保障的需求。

一、健康与医疗服务需求的关系

医疗服务的需求分析可以基于其微观和宏观理论，近年来更多的研究是关注微观层面。卫生经济学的创始人格罗斯曼从 20 世纪 70 年代至今为期 30 多年的努力极大推进了人力资本模型在健康方面的应用，他的研究已成为比较完善的健康需求理论和医疗服务需求理论。在该理论发展的几十年里，很多经济学家对这一理论进行了实证检验，并对理论框架进行完善和扩充。格罗斯曼指出，人们利

用医疗服务不是为了享用医疗服务本身，而是为了健康❶。格罗斯曼对于健康的特殊性作了很好的总结：健康给人快乐，所以健康本身是一种效用品；健康是享用其他商品的前提，因此健康是消费其他任何商品的补充品；健康是从事生产劳动获取收入的基础。因此健康还是一种投资品❷。

当健康作为一种投资品时，健康投入的多少就决定了人们可以获得的人力资本的多少。也就是说，如果人们将收入中的一部分用于医疗保健支出从而使自己保持健康状态，那么人们就可以通过增加用于工作的时间、提高工作效率、获得新的工作机会等方式增加自身的人力资本积累，这种投资的收益即是疾病损失的避免、收入的增加和个人福利的改进。收入的增加又能反过来促进健康水平的提高和健康投入的增加，从而使健康与福利之间形成良性循环关系。因而，按照健康生产的思路，医疗服务消费是健康生产的关键生产要素，没有其他任何商品可以对其进行完全替代。医疗服务消费量是决定健康水平最重要的因素。

因此，不管对于个人还是对于社会来说，健康水平下降，他们的幸福和经济收入都将大打折扣。从本质上讲，健康是本钱，是农民效用的最重要的来源，但是农民对健康的需求是一种不可观察的潜在需求，农民对健康的需求导致农民对医疗服务的需求。

那么，有哪些因素影响了农民的健康？研究者认为在对健康和医疗服务需求的影响因素中，主要有居民的年龄、教育、工资率（或收入）、医疗服务的价格等。

健康存量随年龄的折旧而减少，随着健康投资的增加而增加。年轻时的健康存量大于年老时的健康存量。随着年龄的增加，人们对医疗服务的需求也随之增加；工资率的提高将增加时间的货币价值，这导致从劳动时间中得到的收益增加，但工资率的提高也会增加投资于健康的边际成本；由于医疗服务是生产健康的主要投入品，医疗服务价格升高必然会导致医疗服务的需求减少，健康的成本上升，使得健康需求下降；以教育代表人力资本存量，教育水平的提高可以增加

❶ 世界卫生组织对健康作出新的解释：健康是指人的生理、心理和社会的良好状态。参见：黄占辉，王汉良．健康保障学［M］．北京：北京大学出版社，2006.

❷ Grossman, Michael, "The Demand for Health: A Theoretical and Empirical Investigation", Colubia Univesity Press, 1972. 转引自陈佳贵，王延中主编．中国社会保障发展报告［M］．北京：社会科学文献出版社，2008：48.

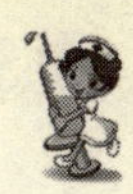

健康投资的回报，也可以提高生产健康的效率。

除此之外，农民对医疗服务之外的其他商品的消费也会影响农民的健康生产，这种影响可以是直接影响或者通过影响健康的生产效率间接进行。例如食品、清洁和安全的空气与饮用水、衣物、建筑物和物理环境。食物和饮水直接进入消化系统被转化为维持一定健康水平所需要的营养物质。不安全食品和被污染的饮水和空气增加了农民发生疾病的可能性，从而导致对医疗服务的需求的增加。农民对一些物品和服务的消费对健康生产的影响是负面的。例如吸烟、过多饮酒、非健康食品的消费等。

物理环境对健康的影响主要是通过影响健康生产效率进行。个人无法改变所处的物理环境，例如工作场合的舒适程度、街道、道路等。这些环境的改变取决于雇主、村庄和各级政府。一个好的道路环境，将使得农民对医疗服务的消费更加方便。

总之，由于健康可以增加农民的可用时间，农民需要健康，所以农民才会需要医疗服务，因此，医疗服务需求其实是一种派生需求。那么，许多影响健康需求的因素也同时会影响医疗服务需求。

二、医疗服务需求与医疗保障需求的关系分析

医疗服务需求是一系列主观和客观因素交互影响的结果，它包括三个独立而又相互联系的过程。①首先是患者决定是否利用医疗服务。当一个人身体感到不适时，要先判断是否患病，这种疾病是否严重，是否需要去治疗，然后根据对医疗服务价格、效果、可及性以及自身的经济承受能力决定是否去治疗，以及花多少钱治疗。②患者一旦赴医疗机构就医治疗，服务提供者（医生）会根据病人的病情进行诊断，提出诊治方案，以及判断是否需要进一步治疗。在这个过程中，医生由于其信息优势，在患者的服务利用类型及数量选择上，占有主导权力。③根据病情严重程度，医生决定患者是否需要住院治疗。

人们为什么存在对医疗保障的需求？这与医疗服务需求的不确定性有关。医疗部门的一个重要特征是具有极大的不可预见性。对于需要医疗服务的个体而言，其本身的健康状态是不确定的，疾病发生也是不确定的，而医疗市场的供给和其所需服务的类型和数量都是不确定的。由于疾病风险的不确定性，居民对医

疗服务的需要也具有不确定性。有证据表明，1%的使用者消费了30%的医疗服务，10%的使用者消费了70%的服务，暂且不讨论医疗服务使用的公平性，医疗服务需要的不确定性是导致这一结果的最主要原因，而正是医疗服务需要的不确定导致了对医疗保险的需求。这样，农民就需要有一种能够分摊某种风险机制例如医疗保障机制来平滑这种不确定性风险，从而形成对医疗保障的需求。

但是，医疗保障需求也存在着不确定性。消费者能否得到医疗补偿取决于在保险期间是否患病，也就是说消费者交纳了保险费并不意味着一定会得到医疗补偿，因此消费者在决定是否购买、购买多少保险时就面临着不确定性。经济学上通常用不确定状态下决策理论中的期望效用❶最大化模型来解释健康保险存在的原因。不确定性源于个人不可能准确预测未来可能发生的健康费用。厌恶风险的人参与健康保险以转移健康费用支出来应对不确定的风险。也就是说，厌恶风险的人愿意平滑收入的边际效用，即把健康状态下的收入向患病时转移，以使二者的边际效用相等，从而使购买医疗保险时的总效用最大化。（朱俊生，2007）消费者对风险的厌恶程度决定了其对医疗保障的需求。通常影响医疗保障需求的因素主要有：回避风险的程度、疾病发生的概率、损失的大小、保险价格及个人收入。

第二节　沿海地区农民医疗需求现状

以上分析表明，农民真正需要的是健康，医疗服务和医疗保障是引致需求。按照健康生产的思路，医疗服务消费是健康生产的关键生产要素，没有其他任何商品可以对其进行完全替代。医疗服务消费量是决定健康水平最重要的因素。结合前面的健康与医疗服务需求的关系分析，影响农民医疗需求的因素有年龄、性别、文化程度、职业、收入、医疗价格以及社区的基础设施条件等。本研究主要从农民的身体状况、患病次数、医疗费用、调查前一年是否得大病、得病休工天数、是否有大病没治的情况、有无慢性病、预防保健情况等几个方面了解沿海地区农民的医疗需求，进而了解沿海地区农民现实的医疗保障需求。

---

❶ 期望效用通常定义为每种选择的效用乘以其发生的概率，即效用的期望值。

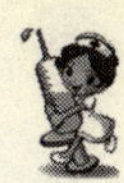

一、身体状况

农民对医疗的需求与其健康状况紧密相联。本调查中调查对象对自我健康状况的评价较高。农民认为自己健康状况“良好”占25.6%，认为“一般”的占47%，两者相加接近73%。认为自己健康状况“差”和“很差”的占调查对象的27.5%。

定性访谈农民认为自己健康状况良好占12.5%，认为一般的占80.8%，认为不好的占6.7%。总的来说，样本所在县（市）的农民健康状况还是不错的（见表4-1）。

表4-1 农民身体状况

	很差	差	一般	好	很好	总数
频次	92	185	473	187	70	1007
百分比	9.1	18.4	47	18.6	7.0	100

二、有无慢性病情况

在回答“有无慢性病”这一问题时，调查发现在样本地区患慢性病的比例占21.1%。访谈对象中家人有慢性病的比例也达到19.1%，说明慢性病成为威胁农民健康的疾病之一。慢性病门诊费用虽然远没有大病住院开销那么多，但一年累计下来也是一笔不小的费用，成为农民沉重的经济负担。访谈中，农民对慢性病的处理方式一般是看了几次医生后，久病成医，就自己到药店买药，他们认为药店的药比医院的药便宜。

表4-2 过去一年你是否有患过经医生诊断的慢性病

	有	没有	总数
频次	215	803	1018
百分比	21.1	78.9	100

三、有无体检及预防保健的习惯

在“有无体检习惯”的问题上，调查表明沿海地区有43.1%的前一年有体检，这与慈溪市和蓬莱市新型农村合作医疗规定“有体检”密切相关：一年中一家人都没有报销过，全家人中可以有一个人参与体检。说明新型农村合作医疗的展开，对农民预防疾病、早发现早治疗有引导作用。

在访谈中福建省的访谈对象大部分都说，没有体检的习惯，而浙江和山东的表示是新型农村合作医疗有这个项目。但山东的访谈对象表示，体检有不合理的地方。“体检流于形式，全家人今年没报销，可以有一个人参与体检，看了一下就说没事，没体检，怎么就说没事。一家人一个本，只要一个人在医院看过门诊的，全家人都不能查体了，这毫无道理（蓬莱农民）。”

但我们调查福建省罗源县西兰乡的农民普遍表现出了对“体检”的向往。因为这个乡的经济支柱是石材，石材的开采和加工，使这个乡整日笼罩在白茫茫的粉尘中。许多农民向我们反映：“污染很严重，这里不能住了，有钱人都搬走了。”“最好每年能给我们体检一下。”

对于预防保健，访谈表明中青年农民有这方面的意识，只是苦于没有时间和经济能力，但对于小孩的预防保健，他们是不会马虎的。“定期会带小孩过来体检，然后根据体检情况听医生的安排。”（晋江农民）

四、一年中医疗费用支出状况及能够承受的医疗费用

价格对消费者的行为有很大的影响，要将消费者的需要转化为需求，价格起着极为重要的作用，卫生服务价格直接决定了农民对健康的需求。定量调查结果表明，农民家庭每年在医疗费用上的支出有较大的差距，有的只需几十元，有的则需要几千元甚至几万元不等。而对医疗费用承受情况的调查表明，31.9%的人认为自己只能承受百来块的医药费用，有55.2%的人表示自己能够承受一千元以下的医药费用，只有12.2%的人表示能够承受万元以上的医药费用。据我们从各级医院收集的资料表明，在沿海地区，一般卫生院的住院费用在700～2000元之间，县级医院的住院费用在2000～4000元之间，地市级以上医院住院费用在1万元以上（见表4-3、表4-4）。

表4-3　一年中一家人医药费支出情况

	500以下	501～1000	1001～3000	3001～5000	5001～10000	10001以上	总数
频次	368	212	196	81	89	45	991
百分比	37.1	21.4	19.8	8.2	9.0	4.5	100

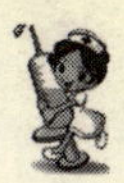

表 4-4　一年中你能承受的看病费用

	几十到百把块	几百到千把块	几千到万把块	一万块以上	不知道	总数
频次	324	561	115	9	8	1017
百分比	31.9	55.2	11.3	0.9	0.8	100

可见，尽管沿海地区农民收入水平较高，承担疾病风险的能力比较强，但一旦家里有人得了大病，他们在经济上也将承受巨大的压力。

个案 1：闽清农民，男，56 岁

问：参与新型农村合作医疗了吗？

答：（无奈的样子）参与了但不起作用，中风有病但没有住院，一个月医药费要 1000 多元，都不能报销。

问：你家庭的收入怎样？

答：夫妻两人一个月 1200 左右（在自己家里开个做面条的小作坊）。小孩两个刚出来工作，只够自己用。

个案 2：罗源农民 2，男，29 岁

问：你生病了？看上去精神不是很好？

答：我原来在福州开店，经济还可以，自从前年生病后，我得了脑部血管畸形，店也没办法开了，住了三次医院，欠了六七万元的债，也申请不到低保金，村干部说，像我这样的不能申请。我也不知道为什么。今天是小孩得了阑尾炎到这边来住院。

问：什么时候参加新型农村合作医疗的？

答：前两年在福州，不知道，而没参加。今年回来了有参加。这次小孩住院可以报销。

五、前一年你及家人有否住过院

在回答“前一年你及家人有否住过院”这一问题上调查显示，有 21% 的家庭在前一年本人或家里人住过院。也有 9.0% 的人“医生建议住院而未住院”，其中有 54 人是由于经济原因未住院的。可见因为经济原因而不住院的现象仍然存在，但已不是普遍现象（见表 4-5）。

表 4-5　前一年你或家人是否住院过

	有	没有	总数
频次	219	794	1013
百分比	21.6	78.4	100

访谈中农民也反映，许多原来可看可不看的病，在有了医保后，人们就会去看。不然，邻居也会动员其去看。

罗源农民 5：没有医疗报销，我们就得到处借钱，没有钱我们就会有很多困难。

罗源农民 8：是的，我会去看病，但我没钱，不能做完整的治疗。现在我能完整地治病，因为有医疗报销了。

六、前一年是否遭受过意外伤害

对于这一问题，调查（见表 4-6）表明，8.0% 的人在前一年中遭遇过意外伤害，说明随着经济社会的转型，农民面对的不确定风险增加，更加需要医疗保障来化解风险。目前，意外伤害不在新型农村合作医疗补偿之列。当农民遭受意外伤害，确实给生活造成重大影响时，应有医疗救助来帮助他们走出困境。

表 4-6　在调查前一年内，您或家人是否遭遇过意外伤害

	有	没有	总数
频次	81	932	1013
百分比	8.0	92.0	100

七、在过去的两年里，您是否因生病向他人借钱

由于农民没有任何医疗保障，看病的支出基本上都是自己负担，一次大病，基本上就花掉了一个家庭一年甚至两年的总收入，所以在农村，只要家庭有人生大病，一般都要举债。调查结果（见表 4-7）显示，在过去的两年里，被调查地区有 24.6% 的人由于家人生病向他人借钱。举债的结果是影响了农民生产投入，

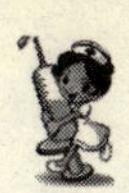

甚至小孩上学。“我老公一直生病，不能干活，家里就靠我一个人，实在没办法，叫我大女儿不要念书了，可她很爱念，今年又让她去念了。”（晋江农民7）

表4-7　过去的两年里，你及家人是否因生病向他人借钱

	有	没有	总数
频次	251	769	1020
百分比	24.6	75.4	100

八、当生病时得到的经济和情感的支持（见表4-8、表4-9）

调查发现，在经济方面，有77.2%的支持是来自家人及兄弟姐妹的，只有22.6%是来自亲戚朋友的。情感支持也一样，94.8%是来自家人及兄弟姐妹的，只有5.2%的支持来自亲戚朋友。这说明，农民生病时，除了得到至亲的家庭成员和兄弟姐妹帮助外，从邻居亲戚朋友那里得到的帮助是非常有限的。随着现代化的推进，市场经济和现代传媒也在全方位地对农村和农民的生活进行渗透。市场经济和现代传媒也为农民提供了进行理性交往朋友的理由。人际关系与经济利益越来越紧密地挂上了钩，人际关系变得越来越理性化了。正如学者贺雪峰所说：“差序格局已经理性化了。”也就是说，农村的人际关系逐步与经济利益挂钩，村民之间原有的个体间的互助和互动正在被另一种形式的互动所代替——纯粹的经济关系。原来建立在互助和互动基础上的风险分担机制也越来越不起作用了。

在这种情况下，有的农民已经觉察到了这种变化，他们说：“小孩也靠不住噢，只有靠自己，而自己的能力也是有限的。”因此，他们对合作医疗表示出了向往，踊跃参与了新型农村合作医疗。他们认为，反正合作医疗报销的比亲戚拿得多。当然也有一部分农民认为只好听天由命。

表4-8　当您生病经济上需要资助时，可能给您提供帮助的第一个人是

	配偶	子女	父母	兄弟姐妹	其他亲戚	朋友	邻居	其他人	总数
频次	76	44	21	45	36	7	11	1	241
百分比	31.5	18.3	8.7	18.7	14.9	2.9	4.6	0.1	100

表 4-9 当您生病感情上需要帮助时，可能给您提供帮助的第一个人是

	配偶	子女	父母	兄弟姐妹	其他亲戚	朋友	邻居	其他人	总数
频次	710	135	103	34	7	2	6	7	1004
百分比	70.7	13.4	10.3	3.4	0.7	0.2	0.6	0.7	100

九、对看病难与贵的看法

在这两个问题的调查中（见表4-10～表4-12），有62.9%的认为看病贵，而只有23.5%的人认为看病难。而认为看病难的人当中，有41.8%的人是因为"看不起"才认为看病难。这样，被调查人群中，有2/3的人认为"看病贵"。访谈中农民纷纷表示，"现在看病不难，就是贵"。他们认为，最近的医疗点几分钟就到了，即使去大医院看病，交通发达，包车很方便，关键是经济问题。当然，偏远地区的农民也存在交通不便的问题。有些地方一天只有一班公交车，村民到中心卫生院或县医院，要早上很早出门，傍晚才能回去。

表 4-10 农民对看病难与不难的选择

	频次	百分比
难	241	23.5
还可以	337	32.9
不难	441	43.1
不知道	5	0.5
总数	1024	100

表 4-11 对于看病难最主要原因的选择

	频次	百分比
收入低，看不起	261	41.8
看病的地方太远	57	9.1
觉得看不好了	26	4.2
没时间	63	10.0
附近的医疗技术水平低	81	13.0
钱要保证孩子读书/成家/建房子	114	18.2
其他	22	3.5
总数	624	100

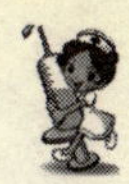

选择“其他”的人中认为看病难的原因是医院服务态度不好、药贵及有假药。

表 4-12 农民对看病贵与不贵的选择

	贵	不贵	还可以	不知道	总数
频次	649	74	306	2	1031
百分比	62.9	7.1	29.7	0.2	100

个别访谈对象表示看病难是由于医院太远，不方便及没有好医生。当问及：你认为看病难吗？

长乐女小组讨论：挺方便。就是太贵，小病没法看。

罗源男小组讨论：看病太远了，不方便。没有好医生。肯定困难，经济上困难。

闽清男小组讨论：很贵，没有还价的余地。拿一点感冒药就十几二十块。多少钱都要拿。

慈溪市、蓬莱市农民也反映：还行吧，就是药太贵了，药贵！人人都这么说。

从以上对沿海地区农民身体健康状况、是否患慢性病、在前一年是否遭遇意外伤害、是否住院以及是否因生病向他人借钱等问题的分析可以看出：在医疗需求方面，沿海地区农民健康意识较强，而随着农村疾病谱系的变化，治疗周期长、花费大的慢性病成为农村的常见病，给沿海地区农村家庭带来了不小的经济负担；样本县（市）大多数农民的医疗需求仍然保持在低水平层次上，但已开始呈现多元化，富裕群体对医疗保健的需求呈增长趋势；在过去一两年里，农民住院以及遭遇意外伤害的风险性仍然存在，而由此造成的经济困难是农民生活的沉重负担；在社会支持方面，无论是情感支持还是资金支持上，农民主要依靠家人和亲戚；沿海地区农民虽然承担疾病风险的能力较强，但过快上涨的医疗费用支出，给他们带来了沉重的经济负担，“看病贵”仍然是农民生活的经常性难题。因而，亟待建立医疗保障来满足农民的医疗需求，化解农民的疾病风险。

新型农村合作医疗制度的建立就是为了满足农民日益增长的医疗需求，提高其抵御大病经济风险的能力，解决农民看病难和因病致贫、因病返贫的问题。然而，从我们对样本县（市）的调查情况来看，虽然各地新型农村合作医疗的参合率都比较高，但农民往往是被动参合，呈现“高参与率，低参与度”的特点。

第三节　沿海地区农民参与新型农村合作医疗的现状

人们在考察社会政策时，往往强调政府是政策主体，但在政策的实际运作过程中，“社会政策的标的团体绝不是被动的政策承接者，而是极富能动性的积极行动者，能够利用自己的权利与资源，推进、制约、接纳或改写既定政策。标的团体的态度与行为多从政策过程中产生，在政策过程中演变并将最终投射于政策过程，通过直接影响政策执行进而作用于政策制定等其他方面，并因此确立起主体的地位。[1]”按照这一理论解析，新型农村合作医疗制度作为我国社会政策体系的重要组成部分，其“标的团体”就是农村居民，他们既是该制度的受益主体，又是该制度形成过程的能动力量，直接影响到该制度运行的成效。那么，新型农村合作医疗政策实施过程中，农民的主体性作用发挥得如何呢?

一、沿海地区农民参与新型农村合作医疗的现状

（一）农民参与新型农村合作医疗情况

新型农村合作医疗制度是以大病统筹为主的农民医疗互助共济制度。按保险学上的“大数定律”，要想有效地分散风险，提高抵御风险的能力，则参与保险的具有同一风险性质的单位的数目必须足够大，所以越多的农民参与合作医疗，其风险分散面就越大，其抵御风险的能力也就越强。因此，一定的参合率是这项制度得以运行的前提。在此次被调查者中94.6%的人加入了新型农村合作医疗，5.4%未参加（见表4-13）。定性访谈的所有农民均表示自己参加了新型农村合作医疗，而且是自愿参加的。政府部门提供的数据显示，调查各地的参合率都在85%以上。（见表4-14）

---

[1] 巫俏冰. 社会政策研究的过程视角［J］. 社会学研究，2002（2）.

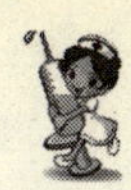

表 4-13　农民参与新型农村合作医疗情况

	参与	未参与	总数
频数	939	54	993
百分比	94.6	5.4	100

表 4-14　2008 年六个沿海县（市）农民参与新型农村合作医疗基本情况

	闽清县	罗源县	长乐市	晋江市	慈溪市	蓬莱市
参合率	87.7%	85.7%	95.33%	87%	97%	99%

（二）参与动机

行为产生的直接原因是动机。需要就是动机，需要动机是人的生存中最根本的内在驱动力。动机是行为的动因，它规定着行为的方向。新型合作医疗的根本出发点是解决农民因病致贫、因病返贫的问题，最终让农民看得起病，住得起院。因此合作医疗帮扶目标人群是患病者，而他们的参与动机也是最值得关注的。沿海地区农民参与合作医疗的动机是什么，诱发农民种种动机的外在和内在的因素又是什么呢？此次调查显示（表 4-15），农民参合的主要原因是：57.6%的人认为生病可以报销，15.9%的人是为了买平安，15.1%的人认为没生病可以帮助别人，8.5%的人是在政府的要求下参与的。未参与的原因主要是已参与其他医疗保障，占 17.7%，15.9%的人认为报销比例太小，认为家里很少人生病的占 13.2%，12.7%的人是由于在外地打工或工作，对上交保费管理不信任的占 6.3%。

表 4-15　农民参与新型农村合作医疗动机

	生病可以报销	没生病可以帮助别人	买平安	政府要求	看别人参与也参与	其他	总数
频数	540	142	149	80	21	6	938
百分比	57.6	15.1	15.9	8.5	2.2	0.6	100

定性访谈的农民也表示，参与新型农村合作医疗主要是买平安，帮助别人，生病有保障，当然最好是自己不用，帮助别人。

慈溪市农民 1：那当然，不好也不会去参与保障了，是吧。都是自愿的，又不是强迫的。很多人都这么说的。没病最好，也能帮助别人。给自己买放心，给人家买爱心。没报销更好。

罗源农民5：可报销。反正十几块钱保个平安。如果想拿回来就完蛋了。

闽清农民2：花10元买健康，更乐意。

长乐女小组讨论：正常都会愿意，有一点保障，生大病时政府会给予补贴。

长乐农民5：不会，这么一点点钱，不用就给别人，做点好事。

美国心理学家马斯洛认为，只有当较低一级的需求获得满足之后，人们才会产生更高一级的需求，从而产生新的行为动机。因而，当人们解决了温饱问题之后，就会对健康和安全产生需求。当前，一方面沿海地区的农民已解决了温饱问题，因而对健康保障的需求便凸显出来。另一方面，随着农村疾病谱系的变化和医疗服务的市场化改革，许多刚刚脱贫的家庭又"因病致贫，因病返贫"，背上了沉重的经济负担，疾病风险严重威胁着农民的健康。可以说，面对日益高涨的医疗卫生费用，面对不断发生的"因病致贫、因病返贫"，农民非常需要医疗保障制度的支持，因而对能给予自己医药费用补偿的新型合作医疗制度，很自然地表示出了认同与欢迎。

（三）参保费的交纳途径

此次调查得知，参保费的交纳途径主要为：37%是由村干部上门收取的，35.5%是自己到村委交，22.5%由村里统一交。另外，有2%的人是享受政府规定的免交范围，0.3%的人选了其他，但未作说明。没有人选择"村里富有的人垫交"，但在定性调查小组的访谈过程中有农民提到："我有个亲戚很困难，今年就帮他交了"（晋江某农民）；"我朋友在外面打工不在家，我就帮他交了。反正也不多，几十块钱"（罗源某农民）。课题组随机访谈了几个在福州打工的老乡，他们反映："我们一家都在福州，今年交费都没有通知我们，我们今年都没有参加了。""今年我要分娩，肯定会参加，可村里交钱的时候没有通知我们，我们托人去问的时候早过了交费时间了。"这表明当前的交费方式有待改进。

我们在调查中也发现，由于以户为单位参与，有的年轻人就把老人的户口单

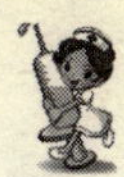

独立户，达到少交钱的目的。看来，“以户为单位”及交费只限于本村的做法值得商榷。

表4-16　农民参保费交纳途径

	村干部上门收	自己到村委交	村干部垫交	村里统一交	享受政府规定的免交范围	其他	总数
频次	347	333	25	211	19	3	938
百分比	37	35.5	2.7	22.5	2	0.3	100

（四）参与管理及监督的情况

新型农村合作医疗是一项复杂的系统工程，有效的管理和监督是保证新型农村合作医疗基金及时足额到位，公平、合理使用，保障制度正常运行，维护参与者及医疗服务提供者权益的重要措施。因此，制度规定，农民对新型农村合作医疗有参与权及知情权。卫生部2003年颁发的《关于建立新型农村合作医疗制度意见的通知》（国办发［2003］3号）明确规定：“县级人民政府可根据本地实际，成立由相关政府部门和参与合作医疗的农民代表共同组成的农村合作医疗监督委员会，定期检查、监督农村合作医疗基金使用和管理情况。农村合作医疗管理委员会定期向监督委员会和同级人民代表大会汇报工作，主动接受监督。审计部门要定期对农村合作医疗基金收支和管理情况进行审计。”❶

问卷调查表明，56.7%的被调查者对新型农村合作医疗的管理表示基本满意，17.7%的人认为满意，2.3%很满意，25.6%的人则认为不满意，2.5%很不满意。对新型农村合作医疗感到很满意和很不满意的比例基本一致。定性访谈表明，农民对基金如何筹集与管理并不是很了解，也不太关心资金由谁管理，怎么使用，他们只关心生病时能报销多少。赵亮、高广颖对浙江省宁波市北仑区的调查得出同样结论：农民对于由谁来运行合作医疗并不关心，他们只关心门诊是否能报销及报销的比例能不能再高一点。❷ 这说明大多数农民只关心该项制度的自身受益情况，而忽视基金管理与监督的主体权利。

---

❶ 国务院办公厅转发卫生部等部门关于建立新型农村合作医疗制度意见的通知（国办发［2003］3号）。

❷ 赵亮，高广颖．新型合作医疗引入商业保险模式效果评价研究［J］．中国医院管理，2007（1）．

当问及："你们知道政府补助给你们多少钱？这些钱是由谁管理的？"

闽清农民1：老百姓只关心报销，政府的钱哪里来不关我们的事。

蓬莱农民小组讨论：这放心。老百姓只关心报销，不关心钱到哪里去。

在我们所得资料中，每地的新型农村合作医疗"管委会"和"监督委员会"中都是由政府各个部门代表组成的，农民则在管理、监督中缺位。与农民关系最密切、最能代表农民利益的村级组织的职责是什么呢？通过访谈，村干部一致认为，他们的主要职责就是每年一度的动员、筹资任务，其他的就不关他们的事了。

（五）对定期公示情况的关注

国内外社会政策在探索公民参与方面已经积累了多种多样的切实可行的参与形式，其中向公众"公示"与他们利益密切相关的政策在实施过程中的情况是保证公众知情权的途径之一，也是被广泛采用的形式。在新型农村合作医疗实施之初，为了取得农民信任和积极参与，制度对此也作了相应规定：新型农村合作医疗经办机构要定期向社会公布新型农村合作医疗基金的具体收支、使用情况，保证农民知情、参与和监督的权利，并接受有关部门的监督。试点县（市）要把基金收支和管理情况纳入当地审计部门的年度审计计划，定期予以专项审计并公开审计结果……各行政村要把新型农村合作医疗支付情况作为村务公开的重要内容之一，至少每季度张榜公布一次，接受村民的监督。❶

定量调查显示（见表4-17），55.9%的农民认为要公开，7.3%的人认为不要公开，而有35.6%的人认为"无所谓"；定性访谈表明，除了福建省部分乡镇的农民知道有"公示"这一规定外，其余农民对这一规定基本上是不知道的。而当向他们说明公示的作用及内容后，一部分人认为公示是必需的，是人们认识这项制度的方法之一，也是政府宣传的一个渠道，而一部分人认为报销多少是私人隐私，公示没有必要。而对于认为"要公示"的人继续调查："如果有公示，你会去看吗？"大部分的人问答，"没时间，不会去看。"

---

❶ 国务院办公厅转发卫生部等部门关于进一步做好新型农村合作医疗试点工作指导意见的通知（国办发［2004］3号）。

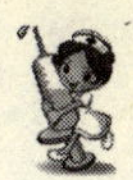

问：报销情况有公示吗？

罗源农民：有。贴在市场那边。有的人会看，有的人不会看。

慈溪农民1：没有。怎么办都不知道。

蓬莱农民8：没告诉我们。公示应该自觉，应该向我们公示，负责向我们参与新型农村合作医疗的人公示。

表4-17　你认为基金使用情况是否要公示

	要	不要	无所谓	其他	总数
频次	562	73	358	12	1005
百分比	55.9	7.3	35.6	1.2	100

（六）参与其他医疗保险的情况

目前，在农村除了合作医疗，还存在职工大病医疗保险、商业健康保险等医疗保障形式，这些保障形式对农户的合作医疗参加意愿也会产生一定的影响。一方面，这些保障形式也是通过缴纳一定的费用，在参保人生病时给予部分费用补偿，以减轻家庭的疾病经济负担，在功能上与合作医疗存在一定程度的重合，因此会降低农户对合作医疗的需求；另一方面，这些保障形式在农村的推广，有利于农民风险和保险意识的形成与增强，可更好地理解合作医疗所具有的分散风险与互助共济的功能，从而使合作医疗更易于被农民接受。调查的人中16.6%参与了其他医疗保险，其中27.6%的人参与了商业医疗保险。

（七）继续参与新型农村合作医疗的意愿

新型农村合作医疗坚持自愿的原则，因此提高自愿参与新型农村合作医疗人数是推广实施新型农村合作医疗的最直接目的。此次调查的参合意愿以对“2008年是否参与新型农村合作医疗”这一问题的回答作参考（见表4-18）。在问及“2008年您是否参与”时，95.5%的人欲参与或已参与，而4.5%的人则不参与。经过分析，发现已参合的人中有2.2%的人2008年不愿意继续参与。而现在未参合的人中有51%的人2008年愿意参与。访谈对象中有绝大部分人表示将一直参与下去，少部分人认为看情况再说（这主要存在于新型农村合作医疗刚开展不久的地方）。这充分说明需求方的农民对新型农村合作医疗开展的高度认同和积极性，证明了新型农村合作医疗开展的必要性。

表 4-18　参合与否与来年参合意愿情况（%）

	参合	未参合
愿意参与	97.8	49
不愿意	2.2	51

二、沿海地区农民参与新型农村合作医疗的行为特点

从沿海地区农民对新型农村合作医疗的认知及参与现状中，可以看出沿海地区农民参与新型合作医疗行为的突出特点是：

一是农民往往是被动地参加合作医疗，他们参与的主动性不是很高，从众心理严重。农民作为新型农村合作医疗制度的直接受益主体，政府投入的配套资金往往是农民个人交纳的 2～3 倍以上，按照常理说应该会积极主动地投保，而不是依靠各级政府的宣传动员。可是，我们在沿海三地的调查发现，很多农民往往是被动地参加合作医疗制度，他们的参与积极性不是十分高涨，更多的是依靠政府有关部门的推动。尽管有 57.6% 的农民认为，参加新型农村合作医疗制度可以报销或者获得减免，31% 的人是为了“买平安”和“帮助别人”。但是，仍然有 8.6% 的农民认为参加合作医疗是在政府的要求下参加的。目前沿海地区的“参合率”虽然不低，但参与途径的调查也显示，有 22.9% 的参合费用是由村里垫交及 38.3% 的参合费用是由干部上门收取的。还有沿海地区贫困农户、计划生育户是由财政代交的。而定性访谈中许多被访者谈到，农民参加的特点是：“要么整个家族都参加，要么都不参加。有些人即使有病在身，如果家族里的权威者认为不要参加，那他们也不会参加。”有的认为之所以参加这个制度是因为“周围的人都参加了，所以自己也就跟进来了”。还有农民抱着无所谓的心态参加新型农村合作医疗制度，因为每人每年 10 元、20 元的参合费用对于一个正常收入的沿海地区农民家庭来说，数额非常小。

二是“参与率”高，“参与度”低。这表现在两个方面，一方面当前沿海地区在推行新型农村合作医疗制度过程中，普遍加大了财政投入力度，注重发挥政府主导作用，新型农村合作医疗覆盖面、参保率迅速提高。但也都在一定程度上存在着过多地强调行政推动、行政强制执行的问题。虽然各地运行模式不同，但

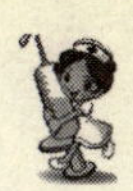

有关新型农村合作医疗的参保、筹资、补偿、管理等政策的确定与推行，基本上是政府意志的产物，农民在制度管理与运行中，参与渠道不多，缺少组织手段，利益表达与聚合能力不强，基本上仍属于被动的参与者和“沉默的大多数”。农民并没有真正参与到新型农村合作医疗的管理之中，制度规定的“农民有管理、监督权”在实践中成为一句“空话”。另一方面农民自身的参与意识普遍淡薄，依赖心理较强，主动参与的意愿较低。大多数农民仍然沿袭传统思维惯性，认为合作医疗是政府的事，政府完全可以“为民做主”、“代民做主”，只要“坐等其成、坐享其成”就行。调查中许多农民认为“这是政府的事，政府怎么定就怎么定，我们没办法”。“我们只关心报销多少，其他的是政府的事”。农民大多无意于行使自己的知情建议、监督的权利，对制度运行机制既没有了解的欲望也没有参与的欲望，因此，虽然参与了，但对制度的了解并不到位，心理上并没有充分接纳这个制度，对这个制度的信任、信心仍然不足。

以上的分析可以得知，虽然目前沿海地区农民参与合作医疗的参与率还是比较高，即参合率是高的，但保证农民持续参与的动力不具有持续性，农民对制度的认同度还是比较低的。调查表明，仍然有各种各样的因素阻碍着农民自觉自愿参与到新制度中来。制度社会学认为，一种制度只有内化为人们的内心自觉的行动，才可以降低制度实施的成本，实现制度的预期目标和持续稳定运行。

第四节 影响农民参与新型农村合作医疗的因素分析

社会学社会行动理论的主要观点认为人的行动是在一定社会情境中的行动，作为行动者的主体有自己的目的，在行动过程中既受到自身条件（包括行动者的生理方面和文化价值观念等）也受到外在客观情境（包括社会制度、结构、文化以及生态自然条件等）的影响。沿海地区农民参与新型农村合作医疗既是一种个人行为，也是一种社会行为。它同时受到个人因素和社会因素的双重影响。本研究遵循社会行动理论的观点，从农民的个体特征、主观感受和社会因素三个方面探究影响沿海地区农民参与新型农村合作医疗的具体原因。个体因素主要是以年龄、经济收入、健康状况、受教育程度、有否出外打工来量度，主观感受主要调查农民们对新型合作医疗的认知、情感和意愿。社会因素则以新型农村合作医疗的制度信息的宣传途径、制度规定、定点医院的确定及医疗服务机构的服务和技术质量来进行测量。分析主要采用两种方法：单因素分析及 logistic 回归分析。

一、农民个体特征与农民参与新型农村合作医疗的关系

（一）年龄与参合行为

此次被调查者的年龄集中分布在 25～60 岁之间，具体被调查者年龄及参合意愿的情况（见表 4-19）。不同年龄组之间的参合意愿存在差异，并且呈现随年龄的增长而增强的趋势，但差异并不明显。从表中卡方检验可以看出，卡方值 $\chi^2=5.245$，$P=0.263>0.05$。其中 15～24 岁这一组的参合意愿较低，说明沿海地区参与新型合作医疗中，一样也存在逆向选择的问题，即年轻健康者不参与，而年老多病者参与的积极性较高。但有一组数据例外，15 岁以下年龄组的参合率为100%，但这主要是因为 15 岁以下的样本只有 2 个，并不代表整体情况。

表 4-19　不同年龄参合情况（%）

		年龄					Total（%）
		15 岁以下（%）	15～24（%）	25～44（%）	45～59（%）	60 岁以上（%）	
是否愿意参加新型农村合作医疗	是	100（2）	87.1（27）	93.5（420）	95.6（303）	95.6（194）	94.4（946）
	否	0（0）	12.9（4）	6.5（29）	4.4（14）	4.4（9）	5.6（56）
Chi-Square Tests（卡方检验）		Value（卡方值）		df（自由度）		Sig（显著性）	
		5.245		4		0.263	

（二）性别与参合行为

新型农村合作医疗以户为单位参与，因而分析性别差异的意义不大，并且经卡方检验，男性与女性组之间的参合意愿没有显著性差异（见表 4-20），$P>0.05$。

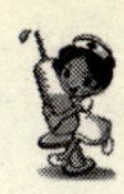

表 4-20　不同性别参合情况

		性别		Total
		男（%）	女（%）	（%）
是否愿意参加新型农村合作医疗	是	95.0（555）	93.6（394）	94.4（949）
	否	5.0（29）	6.4（27）	5.6（56）
Chi-Square Tests（卡方检验）		Value（卡方值）	df（自由度）	Sig（显著性）
		0.974	1	0.324

（三）职业与参合行为

是否积极参与新型农村合作医疗在不同职业间的分布情况（见表 4-21）。经调查，参合意愿在被调查者职业间存在差异，$\chi^2 = 14.014$，$P = 0.016 < 0.05$。从表中可以看出，在 2008 年愿意参与新型农村合作医疗的比例中，个体户组的比例最高，但与私营业主、务农和务农兼打工组的比例相差并不大。而在不愿意参与的比例中，打工组的比例最高，其次是其他职业组。分析其可能原因与职业特点有关，打工的职业往往流动性比务农大。在调查中未参与新型农村合作医疗的原因里，在外地打工或工作的比例占到 12.7%。在各地的定性访谈都发现在问及“你周围的人为什么没参与”时，原因之一就是在外地打工不知道，或者来不及回来没办法参加。另外访谈中也提到在外地打工的人不愿意参加，因为“他们一年到头都在外面，生病了又不会回来看，还要回来报销，很麻烦哪。而且一般都不会生病，生病了那一点点也报不回来了”（晋江某农民）。可见，对于农村流动人口如何参与合作医疗的问题，是合作医疗制度设计中的难点问题，也是影响农民参与意愿的重要因素。如果这部分劳动人口流失，会极大地加大合作医疗的可持续发展风险，它犹如一柄“双刃剑”，一方面降低了合作医疗的覆盖面，另一方面，流动人口往往是农村的青壮年劳动力，而留在农村的人口往往是老人和儿童，他们具有较高的患病率和住院率，更容易发生逆选择，从而在整体上提高了合作医疗的风险性。

表 4-21　不同职业参合情况

		职业						Total（%）
		务农（%）	务农兼打工（%）	打工（%）	个体户（%）	私营业主（%）	其他（%）	
是否愿意参加新型农村合作医疗	是	96. 1(344)	96. 5(111)	91. 4(170)	98. 8(80)	97. 5(39)	91. 5(194)	94. 6(938)
	否	3. 9(14)	3. 5(4)	8. 6(16)	1. 2(1)	2. 5(1)	8. 5(18)	5. 4(54)
Chi-Square Tests（卡方检验）		Value（卡方值）		df（自由度）		Sig（显著性）		
		13. 388		5		0. 02		

（四）文化程度与参合行为

文化程度的高低往往会影响一个人思考问题的角度及对事物的看法。调查结果显示，不同文化程度间的参合意愿存在差异，$\chi^2 = 24.551$，$P = 0.000 < 0.05$（见表 4-22）。从表中可以看出随着文化程度的提高，愿意参与合作医疗的比例反而下降。新型农村合作医疗的出发点是好的，照常理，文化程度高的更容易理解该制度的目的，从而更愿意参与，上述现象令人思索。通过对高文化程度未参合的个体进行深入分析发现，这些人未参合的原因主要是“外出打工或工作”以及“已参与其他医疗保险”。可见文化程度越高，参与其他医疗保障的比例越高。如何将外出打工的人更好地纳入合作医疗使其更好地受益，以及如何让人们在新型农村合作医疗及其他医疗保障中选择前者是值得探讨的问题。

表 4-22　不同文化程度参合情况

		文化程度							Total（%）
		从未读过书（%）	小学（%）	初中（%）	高中（%）	中专（%）	大专（%）	本科及以上（%）	
是否愿意参加新型农村合作医疗	是	95. 6(130)	95. 8(293)	95(362)	92. 2(107)	92. 1(35)	86. 7(13)	63. 6(7)	94. 4(947)
	否	4. 4(6)	4. 2(13)	5. 0(19)	7. 8(9)	7. 9(3)	13. 3(2)	36. 4(4)	5. 4(56)
Chi-Square Tests（卡方检验）		Value（卡方值）			df（自由度）			Sig（显著性）	
		24. 551			6			0. 000	

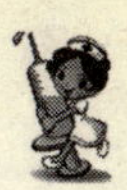

（五）健康状况与参合行为

理论上讲，健康状况越差，也越愿意参与新型农村合作医疗以减轻负担，但实际情况却不然。按不同的自我感觉健康状况比较参合行为，$\chi^2=2.159$，$P=0.707$，结果显示农民的自我感觉健康状况对其参合行为影响没有统计学意义（见表4-23）。这主要是因为第一，健康状况差的主要是老人及贫困户。农村老人由于自己没有收入，怕给小孩添麻烦，自然极力降低自己的消费；第二，老人觉得，人老了，一点小毛病是正常的，不用看；而贫困户没有支付能力。是否选择参与新型农村合作医疗与农民的风险意识密切相关。

表4-23　不同健康状况参合行为情况

		总的来说，与同龄人相比，您如何评价自己过去半年的健康状况					Total（%）
		很差（%）	差（%）	一般（%）	好（%）	很好（%）	
是否愿意参加新型农村合作医疗	是	95.6（87）	94.4（167）	94.7（430）	92.8（168）	95.5（64）	94.4（916）
	否	4.4（4）	5.6（10）	5.3（24）	7.2（13）	4.5（3）	5.6（54）
Chi-Square Tests（卡方检验）		Value（卡方值）		df（自由度）		Sig（显著性）	

（六）是否住院与参合行为

参与新型合作医疗意愿按照是否住院分析“保大病”是新型农村合作医疗的基本目标，住院患者应是该项医疗保障制度最大受益者。表4-24显示，住院患者不参与农村新型合作医疗者的比例略高于未住院者，但经卡方检验，有显著性差异（$P=0.000<0.05$）。这与农民的“小农理性”的侥幸心理是分不开的。那些住过院的农民认为自己不会那么倒霉，今年家中有人住院了，明年就不会有人住院了，如果再缴费，那就白花钱了。❶

❶ 据报道，在试点中曾经发生过这样的事：有一农户第一年缴费参加了新型合作医疗，其中一个家庭成员生大病住院得到几千元的补助。第二年收缴保费时，他家选择不参加，许多人对他家的行动难以理解。原因是什么？在与其他人的闲聊中，他家的“秘密”漏了出来：“去年才有人生大病的，今年不会有人生大病了。交钱不是白交吗？”在一般人看来，这是什么逻辑？但是，他确实是一些农民真实的“生活逻辑”。出处：http://www.sociology.cass.cn/shxw/xcyj/t20061116_10057.htm.

表 4-24 前一年是否家人有住院的参合情况

		调查前一年，您或家人是否住过院		Total (%)
		是 (%)	否 (%)	
是否愿意参加新型农村合作医疗	是	89.5 (187)	95.9 (745)	94.5 (932)
	否	10.5 (22)	4.1 (32)	5.5 (54)
Chi-Square Tests (卡方检验)		Value (卡方值)	df (自由度)	Sig (显著性)
		13.064	1	0.000

(七) 患慢性病与参合行为

表 4-25 显示了农民参与新型农村合作医疗的意愿与是否患慢性病的关系，调查发现，是否患慢性病人群在参合意愿上并没有太大区别（$\chi^2=0.2474$，$P=0.116>0.05$），慢性病患者不参与新型合作医疗的比率比未患慢性病者略高一点。农村新型合作医疗将政策目标定位在保住院、保大病上，其基金的分配趋向于统筹，趋向于大病的治疗，而慢性病患者通常是在门诊或药店拿药，享受不到合作医疗的好处。这部分人群（慢性病患者）对此做法意见较大。

表 4-25 参合意愿与是否患有慢性病

		过去一年中，您是否患有经医生诊断的慢性病		Total (%)
		有 (%)	没有 (%)	
是否愿意参加新型农村合作医疗	是	92.3 (193)	95.1 (742)	94.5 (935)
	否	7.7 (16)	4.9 (38)	5.5 (54)
Chi-Square Tests (卡方检验)		Value (卡方值)	df (自由度)	Sig (显著性)
		2.474	1	0.116

(八) 是否遭遇意外伤害与参合行为

参与新型合作医疗意愿按照是否遭遇意外伤害分析表 4-26 显示，遭遇过意外伤害的人参与新型合作医疗积极性要比未遭遇过意外伤害者高。但经统计分

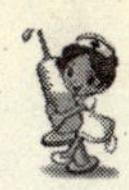

析，P=0.737>0.05，无显著性差异。这与“遭遇意外伤害的一般有第三者赔偿，新型农村合作医疗就不予补偿”的制度设计有关，遭遇过意外伤害的人由于得不到新型农村合作医疗的补偿，自然对新型农村合作医疗的满意度就降低了。

表 4-26　参合意愿与是否遭遇意外伤害（%）

		在调查前一年内，您或家人是否遭遇过意外伤害		Total（%）
		是（%）	否（%）	
是否愿意参加新型农村合作医疗	是	93.6（73）	94.5（859）	94.4（932）
	否	6.4（5）	5.5（50）	5.6（55）
Chi-Square Tests（卡方检验）		Value（卡方值）	df（自由度）	Sig（显著性）
		0.113	1	0.737

（九）家庭人口与参合行为

新型农村合作医疗是以户为单位参保的，按家庭人口数的多少对被调查者的参合行为进行分析，$\chi^2=1.251$，P=0.263，没有统计学意义。一般情况，在医疗行为逆向选择的影响下，家中有老人的家庭应该更倾向于加入新型农村合作医疗。在访谈过程中，也有农民提出：“可不可以对老人多些优惠政策?”但按家庭人口中60岁以上人口不同作分析，$\chi^2=0.631$，P=0.427，差异也并不具有显著性。这可能是因为新型农村合作医疗是以户为单位参保的，不管家中老人人数有多少，一人参保，全家都要参保，而且现在农村中，青壮年农民多外出务工，留在农村的普遍为老人和孩子，因此为了留在家中的老人和孩子，多数农民都参加了新型农村合作医疗。新型农村合作医疗中以户为单位的参保原则对规避医疗保险的逆向选择能起到一定作用。

（十）家庭经济水平与参合行为

大量研究表明，家庭收入对家庭成员的健康有重要影响。参与新型农村合作医疗是一个购买健康保障的消费过程，农民虽然有参合意愿，但必须要有能力购买才能实现这样的需求。个人收入是一个相对敏感的问题，不易调查取样，因而我们在此次调查中用农民自己认为的经济水平来反映其经济状况。调查结果显示，不同经济水平的农民的参合意愿存在差异，$\chi^2=11.48$，$P=0.022<0.05$，具体见表4-27。随着经济水平提高，农民的参合意愿也不断提高，自我感觉经济收入低的农民，其参合意愿最低，可见经济水平仍是制约农民参与新型农村合作医疗的一个重要因素。自我感觉经济收入中等农民的参合意愿最高。自我感觉经济收入高的农民，其参合意愿较高，但并不是最高的。根据定性访谈结果，可能原因是经济好的人大都参与了商业医疗保险，同时认为参与新型农村合作医疗对其作用不大，因而无所谓参不参与。

表4-27 不同经济水平参合意愿情况

		自我感觉在村里的经济收入属于什么水平					Total（%）
		低（%）	中下（%）	中等（%）	中上（%）	高（%）	
是否愿意参加新型农村合作医疗	是	88.2（67）	93.3（126）	96.8（429）	93.8（210）	94.0（110）	94.7（942）
	否	11.8（9）	6.7（9）	3.2（14）	6.2（14）	6.0（7）	5.3（53）
Chi-Square Tests（卡方检验）		Value（卡方值）		df（自由度）		Sig（显著性）	
		11.48		4		0.022	

（十一）是否参与其他医疗保障与参与行为

即使在沿海农村地区，购买商业医疗保险的农民较少。定性访谈表明，农村中能够积极购买商业医疗保险者大部分是村干部，相对普通农民来说，村干部群体相对经济实力较强，其收入水平、社会地位和受教育程度较高，信息灵通并且富有冒险精神，而且愿意用保险方式来弥补医疗经济负担。但对于农民来说，参加了其他保险，有了一种保障之后，往往不会愿意再参加另一种保险。检验结果也证实了这一点，具体结果见表4-28。按是否参与医疗保障看参合意愿的情况，$\chi^2=16.722$，$P=0.000<0.005$，经统计检验证明有显著性差异，即购买商业医疗保险者愿意参与农村合作医疗的比例稍逊于未购买者。

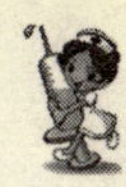

表 4-28　是否参与其他医保与参合意愿情况（%）

		您是否参加了其他医疗保险		Total（%）
		是（%）	否（%）	
是否愿意参加新型农村合作医疗	是	87.3（138）	95.6（747）	94.2（885）
	否	12.7（20）	4.4（34）	5.8（54）
Chi-Square Tests（卡方检验）		Value（卡方值）	df（自由度）	Sig（显著性）
		16.722	1	0.000

二、农民主观感受与参与行为的关系分析

（一）认知与参与行为

认知因素是个体对于客体对象的了解判断，表现为个体思想方面的倾向。经卡方检验得知对新型农村合作医疗的了解程度不同，其参与与否也存在差异，$\chi^2=41.183$，$P=0.000<0.001$，具体见表 4-29。分析结果显示，对新型农村合作医疗“根本不知道、知道但不了解、不太清楚、清楚”的农民参合意愿存在差异，但差异并不明显。反而回答对新型农村合作医疗“很清楚”的农民参合意愿最低，只有 74.5%。可能是由于对新型农村合作医疗“很清楚”的农民一般都是文化程度较高的群体，而这部分人往往是农村的流动人口。新型农村合作医疗不适合流动人口的制度设计影响了其参合积极性。这一分析结果也与前面文化程度与职业对参合意愿的分析结果相呼应。

表 4-29　不同了解程度参合意愿情况

		您对新型农村合作医疗（新型农村合作医疗）了解程度					Total（%）
		根本不知道（%）	知道但不了解（%）	不太清楚（%）	清楚（%）	很清楚（%）	
是否愿意参加新型农村合作医疗	是	94.9（37）	96.4（349）	93.5（202）	96.0（316）	74.5（35）	94.6（939）
	否	5.1（2）	3.6（13）	6.5（14）	4.0（13）	25.5（12）	5.4（54）
Chi-Square Tests（卡方检验）		Value（卡方值）		df（自由度）		Sig（显著性）	
		41.183		4		0.000	

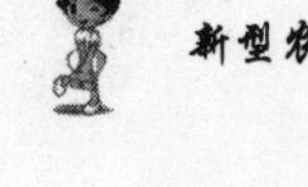

回答对新型农村合作医疗"根本不知道"、"知道但不了解"、"不太清楚"和"清楚"的农民，其参合意愿上的差异并不显著。可见，对这部分农民来说，对新型农村合作医疗的了解程度并不影响其参合意愿，因为即使回答对新农户"清楚"的农民对制度的具体内容也并不了解。从定性访谈的结果来看，农民对于新型农村合作医疗的运作中与自身切身利益相关的关键问题并不十分清楚。

为了了解农民对新型农村合作医疗制度的了解深度，我们对制度的各项规定继续调查。调查表明，对于制度规定的"起付线、封顶线及各级定点医疗机构的报销比例"有近2/3的人表示"不知道"、"不清楚"，只有1/3的人表示"清楚"，有门诊报销的县（市）（如浙江省慈溪市），被调查者都知道报销比例及如何报销。当问及："你知道制度的各项规定吗?"

蓬莱农民1：不清楚，村里统一交。

长乐农民1：不知道。没有报销，就没看过和问过。但知道可以报销。

长乐农民9：没报过的，不会去了解。

长乐农民女小组讨论，N2、N3、N5、N4：不很清楚。

晋江农民2：我可能了解比较少，我时间比较忙，没时间去了解。

闽清农民1：了解不多，具体了解不多，我就知道这个农村保险觉得应该可以做。补偿了解得不大清楚。了解不多。

慈溪市农民1：那我也不知道。没几块钱，我也不去计较这些。反正它按规定给你打掉多少就算多少。

虽然农民对新型农村合作医疗制度的具体内容并不十分清楚，但这并不影响他们参与新型农村合作医疗，这主要是因为，像他们说的，"没几块钱，不去计较"，以及他们的从众心理。新型农村合作医疗管理人员及乡村干部反映，开展初期难度很大，经过一两年的工作，虽然还有人不愿参与，但总体上容易多了。第一年从开始筹资到基本结束就用了半年时间，而最近一次两个月就完成了。但这并不说明农民是由于对新型农村合作医疗了解深入和全面以及感受到制度好处才参与新型农村合作医疗的，筹资工作的顺利开展并不是农民高参合意愿的真实表达。这或许是因为即使回答"了解"的农民也并不是真正了解，农民对新型

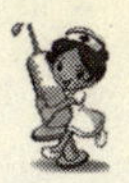

农村合作医疗的认知程度并未呈现层次性，而把参与新型农村合作医疗当做一项大家都参与的制度来对待。

（二）满意度与参与行为

对合作医疗的满意程度，是影响参保的关键心理因素。正如市场营销案例中使营销人员感兴趣的买后行为。消费者在购买产品后会产生某种程度的满意感和不满意感，将影响到以后的购买行为。参保的农村居民如果对新型农村合作医疗满意，在续保时一定会积极参与，并向其他人宣传合作医疗的好处。如果对其不满意，就很可能放弃续保。因此，从理论上分析对新型合作医疗的满意程度，必将影响参与合作医疗的未来意愿，而且其带动的不仅是一个点的问题，有可能是参保人员周围的亲戚、朋友。制度设计主体应该尽量采取有效措施提高参保人员满意的程度。但调查结果表明，按不同的满意程度分析农民参与新型农村合作医疗的行为，$\chi^2=1.725$，$P=0.189$，差别没有统计学意义。定性访谈中，当问及"对政府的做法、管理信任吗?"，许多农民表示"中央政策都是好的，到了下面就变样了"，折射出农民对基层政府的不信任。一般来讲，当人们对一个事物不满意甚至很不满意的时候，人们就不愿意接受它。但在选择对新型农村合作医疗不满意的人中，也只有2.0%的人表示不愿意参与（见表4-30）。这其中原因应该是目前由于交费水平不是很高，每人一年的10元参合费用对农民生活没有多大影响，许多人认为"买平安"及从众心理的作用，"看见人家交我也交了"。因此，目前较高的参合率并不代表绝大多数农民从心底里接受了这项制度，并认识到了健康投资的重要性。

表4-30 不同满意程度参合意愿情况（%）

	满意	一般	不满意
参与	95.1	97.9	98.0
不参与	4.9	2.1	2.0

$\chi^2=1.725$，$P=0.189>0.05$。

三、影响农民参与新型农村合作医疗的多因素分析

通过单因素分析得到影响是否愿意参合的自变量有职业、文化程度、经济水

平、前一年是否住院、对新型农村合作医疗的认知程度及是否参与其他医疗保障。现将这些有显著影响的自变量纳入分析框架，对其对农民是否愿意参与新型农村合作医疗进行多因素的 Logistic 回归分析，结果见表 4-31。

表 4-31　农民参与新型农村合作医疗的多因素 Logistic 回归分析

自变量	B	Wald	Sig	Exp（B）	95.0% C. I. for EXP（B）	
					Lower	Upper
职业（以务农为参照组）						
务农兼打工	-0.113	0.035	0.851	0.893	0.274	2.914
打工	-0.812	3.709	0.054*	0.444	0.194	1.015
个体户	1.096	1.023	0.312	2.992	0.358	25.013
私营业主	0.421	0.149	0.699	1.524	0.18	12.909
其他	-0.595	2.084	0.149	0.552	0.246	1.237
教育程度（以本科及以上为参照组）						
从未读过书	1.997	5.715	0.017**	7.368	1.433	37.879
小学	2.099	7.191	0.007**	8.156	1.759	37.814
初中	2.102	7.734	0.005**	8.186	1.86	36.026
高中	2.173	6.837	0.009**	8.782	1.723	44.759
中专	1.884	3.754	0.053*	6.583	0.979	44.285
大专	2.129	3.352	0.067*	8.41	0.86	82.197
经济状况（以中等收入家庭为参照组）						
低	-1.248	6.302	0.012**	0.287	0.108	0.761
中下	-0.476	0.946	0.331	0.622	0.238	1.621
中上	-0.665	2.63	0.105	0.514	0.23	1.149
高	-0.796	2.238	0.135	0.451	0.159	1.28
认知程度（以根本不知道为参照组）						
知道但不了解	0.155	0.047	0.829	1.167	0.287	4.749
不太清楚	-0.333	0.218	0.641	0.717	0.177	2.899
清楚	0.295	0.167	0.683	1.343	0.326	5.541
很清楚	-1.756	4.955	0.026**	0.173	0.037	0.811
前一年是否住院（以没有住院者为参照组）						
前一年有住院者	-0.976	8.978	0.003**	0.377	0.199	0.714

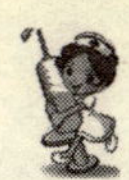

续表

自变量	B	Wald	Sig	Exp（B）	95.0% C. I. for EXP（B）	
					Lower	Upper
是否参加其他医疗保险（以没有参加者为参照组）						
已参加其他医疗保险	-1.193	11.377	0.001 ***	0.303	0.152	0.607
常数项	2.258	4.356	0.037 **	9.568		
Model Chi^2	Nagel kerke R^2				模型预测准确率	
70.313	0.206				94.2%	

注：*，**，*** 分别表示在 0.1、0.05、0.001 水平上具有统计显著性。

从分析的结果来看，这个模型的 Model Chi^2 = 70.313，Nagel kerke R^2 = 0.206，模型的预测准确率达到了 94.2%，说明这些自变量能较好解释农民是否愿意参与新型农村合作医疗的行为。从职业来看，相对参照群体"务农"组，"务农兼打工"、"打工"组参与新型农村合作医疗的意愿更低，而且"打工"意愿的减弱程度有显著性。从教育程度对参合意愿的影响来看，相对"本科及以上"组的农民，文化程度越低的农民，其参合意愿是更强的，而且影响程度也具有显著性。从经济状况来看，相对"中等"收入家庭来说，经济水平"低"组的农民，其回归系数为 -1.248，Sig 值为 0.012，说明"低"经济水平的群体，其参合意愿更低，且差异较为显著。可见，对于低收入农民来说，经济水平仍是制约其参与新型农村合作医疗的重要因素。但"中上"及"高"收入组农民，其参合意愿也比"中等"收入组低，原因可能在于这部分群体已不满足于新型农村合作医疗提供的低水平的医疗保障，而更愿意参与其他医疗保险。从认知状况来看，相对"根本不知道"新型农村合作医疗的农民来说，"知道但不了解"及"清楚"新型农村合作医疗的农民，其参合意愿更强，但差异并不显著。但"很清楚"新型农村合作医疗的农民，更不愿意参合，且差异比较显著。相对"前一年没有住院"、"没有参加其他医疗保险"的农民，"前一年有住院"、"参加其他医疗保险"的农民更愿意参与新型农村合作医疗，且其影响程度差异性较显著。这一对影响农民是否愿意参与新型农村合作医疗的多因素 Logistic 回归分析使我们更加直观地看到各个水平上的影响方向及程度，对于我们进一步提高农民参合意愿具有重要意愿。

四、影响农民参与新型农村合作医疗的社会因素

政策过程并非孤立于社会之外，而是必然发生在一定的政策环境之中，受到政策环境因素的制约。一般而言，经济发展水平以及政治、共享的制度、文化、伦理、习俗都是构成政策环境的基本要素。新型农村合作医疗政策的实施同样如此。农民作为该社会政策的主体或重要的利益群体之一，虽然个体间在一些具体的看法上会存在不同，但是他们认识、理解新型农村合作医疗政策的方式与标准也深受新型合作医疗制度以外的政策环境的影响。因此，对新型农村合作医疗制度在微观运行中如何获得农民支持的研究，不能忽略对农民观念背后社会因素的挖掘，这也将是探寻新型农村合作医疗制度社会支持条件的重要内容。

（一）农业的弱质性及农村经济基础的脆弱性是影响农民参与新型合作医疗的重要因素

调查中发现，虽然“怕生病”、“怕生大病”大多起因于经济的原因，但是因为相对于生产资料以及各种消费资料的坚挺价格而言，参与新型合作医疗制度需个人支付的“10 元”“20 元”筹资额并未给农民造成压力，因此可以说，经济收入水平与农民参合意愿之间并不存在相关关系，缺乏筹资能力也不能成为解释农民缺乏参合意愿的根本因素。但是经济因素在农民卫生或健康投资决策中的作用并不能被忽略。农业的弱质性和农村经济基础的脆弱性仍对农民的医疗需求起到一定的制约作用。虽然沿海地区农民收入较高，但正如调查中农民所说：“说是农民的人均收入达到多少多少，那是平均数。有钱人毕竟是少数。我们农民钱从哪里来，有工厂的地方还可以上班拿点工资，没工厂的地方只靠种田，能有多少收入。”由于农民在收入差距明显的情况下，与城市居民面对的同一消费水平的市场，因此，农民增加的收入一般被上涨的各类消费品价格所抵消。收入低抑制了农民部分的医疗需求。前面调查表明，沿海地区农民虽然就医意识较强，但仍有许多人不把“头疼脑热”的感冒当一回事，在“医生建议住院而未住院”的人中有 64% 是由于经济原因。这种对卫生保健的逃避态度和行为自然会影响到农民对参与合作医疗效用的理性评价。

另一方面，经济收入的脆弱性使农民对投资具有强烈的回报意识，而这种“回报意识”又使农民对合作医疗的投资变得十分谨慎。如果看不到既得的、切

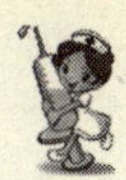

切实实的利益，农民参与合作医疗的积极性就很难调动起来。经济条件好的家庭认为合作医疗保障的水平太低，不愿意参与；一些年轻人所占比例较大、成员身体较好的家庭，认为交了钱也不会花到自己的头上，只是白作贡献；只有那些家庭成员年龄结构比较大、健康状况比较差，经济收入比较低的家庭才是合作医疗的积极参与者。同时，参与合作医疗是一种对可能的疾病风险的投资，而这种投资不会像对实体投资那样获得立竿见影的效果，其“回报”不是必然的，而是存在一定的不确定性，是与可能的疾病联系在一起的，预期效益及其可见性都比较模糊。因此，除了那些经常疾病缠身的人以外，普通人对参与合作医疗作用的感觉并不会特别深刻。由此，群众自然而然地会生出对合作医疗实际效果与缴纳合作医疗费用必要性的疑虑，从而造成参与合作医疗的主动性和积极性较低。

（二）政府的能力是影响农民参与新型农村合作医疗的重要条件

新型农村合作医疗制度作为一种新型农民医疗互助共济制度，农民既是合作医疗的参与者，也是合作医疗服务的消费者与受益者。虽然在参保方式上，要求以户为单位自愿参保，但在很大程度上还是依靠政府行政推动，政府在制度推行过程中起主导作用。农民参与合作医疗的意愿大小还取决于对政府“机构能力”的认识和预期。根据世界银行 1997 年的《世界发展报告——变革世界中的政府》，所谓政府的“机构能力”，即政府以最小的社会代价，有效地采取并促进集体性行动，有效地提高集体物品的能力。对于新型农村合作医疗“集体性行动”，政府的机构能力表现为政府的宣传发动能力、制度设计能力和监督管理能力，这三个能力是影响农民参加新型农村合作医疗的重要因素。

1. 宣传发动能力

一项制度的建立必须得到民众的认同，否则就难以长久，而民众认同的内在基础是意识的接受或心理认同。因而，广泛而深入的宣传和教育是促成农民接受新型合作医疗最强有力的不可或缺的手段。[1] 虽然我们的调查表明，农民对新型农村合作医疗的认知程度并不影响其参与性，但这恰恰说明我们对新型农村合作医疗的宣传并不到位，这一制度并没有内化为农民意愿的真实表达。而合作医疗的宣传过程实际上就是一个行政沟通的过程，是合作医疗管理机构的管理人员和

---

[1] 刘雅静．我国农村合作医疗保障制度的历史思考及政策建议［J］．社区医学杂志，2004（6）．

农民之间凭借一定的媒介，交流信息、思想，以达到相互理解、协同合作，最终实现合作医疗的可持续性发展的一系列管理活动，体现政府的一种管理能力。政府的宣传是否到位，直接影响着农民的参保积极性。新型农村合作医疗从2003年开始试点实施，至今已实施了5年时间。经过几年的实施，新型农村合作医疗制度在广大的农村产生了较大的影响，沿海地区农民对新型农村合作医疗制度已有了一定的认识和了解。调查显示，94.9%的人知道有新型农村合作医疗这项制度，其中36.5%的人对这项制度较为了解，3.9%的人对这项制度很清楚，只有5.1%的人根本不知道该制度。定性访谈农民中有2个人不知道这项制度，原因是“家里人在做这件事，自己不关心”。

对福建省4个样本县农户的调查中，在农户通过什么方式知道了解新型农村合作医疗制度的调查中，电视、报纸等媒体占18.0%，政府宣传占63.7%，听别人说的占17.3%，还有0.8%选择其他，但没有作出说明。可见，为了动员农民参与合作医疗，各地政府对合作医疗制度进行了广泛的宣传，而且这种宣传声势浩大，投入的成本也是巨大的。如各地广泛采用散发广告彩页、张贴标语口号、举办专题电视栏目和报纸栏目、发宣传手册等形式宣传新型合作医疗政策的相关内容，引导群众积极参加新型农村合作医疗，但并没有真正达到预期的目的和效果。许多农民仅仅知道有“新型农村合作医疗制度”这么一回事，或“交钱了生病可以报销”，而对制度的目的、规则、意义则是一知半解，充满疑惑。宣传的功能并不仅仅体现在让农民了解合作医疗的相关规定上，更重要的是通过宣传让农民认识合作医疗的目的和意义，帮助农民建立疾病风险意识和互助共济意识，进而影响农民的参保意愿。这说明政府宣传方式、方法和内容有待改进。

表4-32　你了解新型农村合作医疗的途径

	电视、报纸等媒体	政府宣传	听别人说的	其他
频次	214	754	205	10
百分比	18.0	63.7	17.3	0.8

注：这是一项多项选择，总数不等于100%。

新型农村合作医疗是政府依靠行政手段，通过权力层级体系，层层部署传达实施方案，以及自上而下的动员实施的，这样，宣传、动员的任务主要落在了村委干部的身上。实施方案通过权力层级体系，层层部署传达到权力体系的末

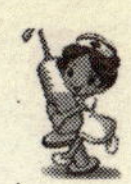

端——乡、镇基层政府，乡镇政府再通过行政手段以会议的形式把实施的意义、计划、方案等宣讲给村委干部，并向其下达实施的任务和具体要求，最后由村委干部具体负责本村庄的宣传、动员、筹资工作。因此，村委干部及其村庄动员能力在促进村民积极参加新型合作医疗制度，提高参合率，最终扩大新型合作医疗制度惠及面中的作用显得尤为重要。

由于每年筹资时间紧，任务重，加之部分村干部自身对新型合作医疗制度缺乏认同和全面理解，因此对宣传、动员工作比较消极——不宣传，或宣传方式简而又简。在大部分地方，实施方案通过政府权力层级体系，层层部署传达后，最后具体到对每个农户的宣传，实际上只有两页16开纸大小的书面资料。内容是提纲性的，并且宣传品的实际送达率很低。有些地方虽采取“大喇叭”村广播的形式给予“告知”。但这些不到位、不透明的宣传，无法弥补农民和政府之间政策信息不对称的问题。正规信息渠道功能的缺位，使道听途说、街谈巷议等成为农民认知新型合作医疗的重要方式，而这种民间传播方式，由于信息的不确定性和个人理解上的偏颇，在很大程度上阻碍了农民从心理上接纳新型合作医疗制度的进程。

在计划经济体制下，农民的生活和福利都掌握在代表政府的乡村一级的行政组织中，对于政府的号召，一般农民都是一呼百应，传统的依靠组织体系自上而下的宣传发动方式都能取得不错的效果。但是，改革开放后，农村集体经营变为一家一户经营，利益主体也从生产队转到农户，“人自为战”、“户自为战”已成为基本的格局，在这种条件下，村集体组织逐渐失去了控制村民行为的制度基础和诱导村民行为选择的利益资本；而整个社会工作重心向经济的转向，使政治动员失去了合法的社会基础，村集体组织由此也丧失了村庄动员的政治权威性。随着村庄集体经济在传统农村地区的普遍衰退，村级组织功能逐渐弱化，村集体领导等政治精英的权威性丧失，其村庄动员能力也日益衰微。说明政府在政策执行的环境已经发生变化的情况下，仍沿用传统的工作方式方法已不合时宜，在新型农村合作医疗推行过程中，探寻新形势下的有效宣传机制与方式是宣传动员取得成效的关键。

2. 制度设计能力

制度设计能力表现在政府设计制度的指导思想、方案的实际可操作性和受益者对方案的认可度上。在调查中，我们发现凡是那些地方政府重视民生、较为农民着想的，对新型农村合作医疗工作都相当重视。除了多渠道开展宣传发动、组织引导外，在制度的设计上也格外认真，能够贯彻“减轻农民负担，提高农民健康水平”的理念，认真做好基线调查，制定出使农民受益最大化的基金补偿方案，基金的使用率也高，深得农民拥护。农民对政府的信任度、认可度就高，参加的积极性也高；凡是那些地方政府由于受财力约束，对民生投入少的地区，在推行合作医疗过程中，为了基金不出险，制定的报销比例也较低，基金沉淀多，农民参加新型农村合作医疗的受益不大，制度对农民没有吸引力，农民对政府的期望值也不高，对政府的信任度较低，参加合作医疗的动力也不足。

3. 监督管理能力

在当今时代，信任机制正在发生着变化，过去的那种人际信任逐步向更适应现代社会的制度信任过渡。制度信任可以说是所有社会制度存在的基础，是社会良性运行和协调发展的重要维度，它能给社会成员带来归属感和安全感，使人们愿意付出共同努力。因此，在新型农村合作医疗制度运行过程中，一个完善的、能够制衡与协调各方利益的监督管理机制是该项制度取得农民信任的基础。

目前沿海地区各试点县在加强医药监管、控制医药费用等方面都做了很大努力。农民对此也给予了肯定。问卷调查表明，56.7%的被调查者对新型农村合作医疗的管理表示基本满意，17.7%的人认为满意，2.3%很满意，25.6%的人则认为不满意，2.5%很不满意。对新型农村合作医疗感到很满意和很不满意的比例基本一致。说明政府在管理中还存在漏洞，管理能力还有待加强。当前监管不力的主要根源是现行农村医疗管理体制存在缺陷。一是管办不分的农村医疗管理体制。由于新型农村合作医疗大多数是由政府卫生部门主办的，而农村医疗服务机构也基本上是由政府所有和经营的。这种管办不分的医疗管理体制使政府卫生部门与定点医疗机构形成了复杂的利益关系，严重削弱了政府对医疗服务监管的效能。二是农村合作医疗经办机构的功能不健全。按照政策规定，农医办是实施新型农村合作医疗制度的具体经办机构，负责加强对定点医疗机构服务质量和费用的监管。但是，在沿海有些县（市），目前“农医办”的地位并不明确，许多是属于卫生局下面的一个部门，人员的编制没有解决，人员都是临时借调的，监管能力十分有限。

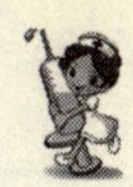

（三）新型合作医疗制度的本身缺陷是影响农民参与新型合作医疗的主要因素

合作医疗能否满足农民的明确要求，将影响群众参加合作医疗的行为。传统合作医疗“只保小病”的做法未能针对农民的迫切需求，解决不了群众因病致贫的问题，因此，严重影响了群众对合作医疗的态度。新型农村合作医疗把目标定位为“以大病统筹为主的农民医疗互助共济制度”是否能够切实解决农民“因病致贫、因病返贫”问题，获得农民认可呢？新型农村合作医疗制度本身的缺陷也是影响农民积极参与意愿的重要因素。

1. 新型农村合作医疗把目标定位在“只保大病”，使参保人群的受益面较窄

人们发生大病的概率较小，大约3%。在调查的人群中，其本人或家人报销过的占33.2%，未报销过的占66.8%。经验调查表明，过去的合作医疗参与者不断减少的一个重要原因是，许多农民参加了几年，由于没有受益，就不参加了。特别是现行的补偿机制以“大病统筹”为主，并把住院等同于“大病”的制度设计使大量的慢性病患者无法获得新型农村合作医疗补偿，只能自行负担治疗费用。他们普遍认为参与新型农村合作医疗没什么好处。常文虎（2007）等人对北京市新型农村合作医疗情况调查也表明，在他们调查的北京市10个远郊区县实施新型农村合作医疗都已经在3年以上，在3年中只有28.3%的人因患病住院得到过新型农村合作医疗的报销，有一半以上的农民参与了3年的合作医疗却没有受过益。他们认为这是个值得关注的重要问题。

2. 制度设计的低补偿率、低受益面降低了农民的参与愿望

我们在有过报销的农民中调查，表4-33可以看出，15.1%的人认为“减轻很多”，78.5%的人认为“减轻一些”，5.4%的人认为“没有减轻”，而0.6%的人认为“加重负担”。

表4-33 您是否认为您的医疗费用负担比参合前减轻了

	减轻很多	减轻一些	没有减轻	加重负担	其他	总数
频次	47	245	17	2	1	312
百分比	15.1	78.5	5.4	0.6	0.3	100

调查样本县提供的受益面和实际补偿比例表明，现行的制度毕竟补偿比例仍然过低，对减轻农民医疗负担的效果有限。比如浙江省慈溪在沿海地区中筹资补

偿是最高的，但新型农村合作医疗的实际补偿额也只达到38%。卫生部新型农村合作医疗管理中心程念（2008）等人的研究表明，东部沿海地区实际住院补偿比低于全国平均水平。这是由于虽然人均筹资额高于全国平均水平，但东部的住院费用远远高于中西部地区，导致东部沿海地区实际住院补偿比相对较低。可见，虽然东部沿海地区筹资额高，但受益的并不是农民，而是医疗机构。而沿海地区之间农民的收入差异也是显著的。他们与富裕群体面对的是同一个医疗价格，这对沿海地区的中西部农民更是不公平。沿海地区农民参合费用比中西部地区高，而获得的补偿却比中西部地区低，这对农民的参合热情的打击是可想而知的。据我们调查，许多农民认为，各级医疗补偿的实际比例要达到50% ~80%才能真正减轻一些负担，而现时的补偿比例与他们的期望相差甚远。从调查的结果来看，农民对制度不满意的主要集中在大病补偿比例低、大额门诊没有报销及报销手续麻烦和药品限制这四个方面。福建省沿海县（市）由于出国人员较多，而新型农村合作医疗要求以户为单位参与，他们对此规定也不认可，认为不符合实际。在报销过的被调查者中，40.2%对现有报销比例满意或很满意，17.3%则不满意或很不满意。

晋江农民女小组讨论N9：说是报销50%，上次我婆婆看了3万多，可才报了几百块。

闽清女小组讨论N1：为什么病得越重，报得越少。病得越死，你就等死吧。乡、县、市比例越少。小病40%，大病报的少，农村人得大病才会去城市，反而报得越少。我的理解是病得越重，要报得越多。因为大病我们才付不起。

罗源男小组讨论N4：去福州报的太少了，大病花很多，农村困难，报的太少，最好像本县一样报60%。

长乐农民8：改进？到门诊也看了千把块，报销一点就好了。不方便住院，没时间，没人陪，很多人提这一点。

闽清女小组讨论N2（情绪非常激动）：为什么说只有住院才能报销。像我丈夫胃炎，不能老住院。去福州也看了，几百几百的，为什么就没有报销。

蓬莱农民1：查体（体检）流于形式。全家人今年没报销，可以有

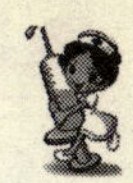

一个人参与查体，看了一下说没事，没体检，怎么就说没事？一家人一个本，只要一个人在医院看过门诊的，全家人都不能查体了，这毫无道理。

晋江农民6：我们一年到头都在外面，生病了又不会回来看，还要回来报销，很麻烦哪。而且一般都不会生病，生病了报回来那一点钱也没啥用。

总的来说，在课题组所调查的沿海三地中，浙江省慈溪市由于筹资较高，门诊也有报销，而且在本市内看病已实现了刷卡报销，农民对制度的满意度较高，福建省农民反映最多是“大额门诊没有报销，制度不合理”，山东省蓬莱市农民反映较多的是“体检没有实效”、“定点医院的药贵”。

从社会学中理性人的角度来说，关心和维护个人的利益是每个社会成员的天性。新型合作医疗的“低回报率”是影响沿海地区农民积极参与的一个重要因素。可以说，农民都很单纯，很现实，他们不会过多地去考虑一个制度或一种体制之于集体或国家民族发展的意义，也不善于用长远和开阔的眼光看待自己投入、产出之间的关系，他们看重的是怎样通过自己所投入的参合资金实现更多的即期产出，而不是有风险的回报。因而，投资能否获得回报以及回报的大小，或者说是能否获得实惠以及获得实惠的多少，就成为影响村民参与意愿以及参合决策的主要因素。

3. 烦琐的报销手续和漫长的报销周期降低了农民的参与信心

前面的分析表明，及时、高效、简便地让参保者得到补偿，是农民积极参与新型农村合作医疗的一个重要因素。目前，由于新型农村合作医疗处于试点探索阶段，许多新型农村合作医疗管理机构人员、技术缺乏，信息化建设滞后，报销手续烦琐，报销周期长，许多农民感到要花很多路费来回奔波，觉得不划算，因而对新型农村合作医疗产生抵触情绪。在报销过的被调查者中，46.3%认为报销手续方便或很方便，23.3%则认为很麻烦。在定性访谈过程中，农民基本上认为在本县（市）内的报销手续不麻烦，就是县（市）外的报销手续麻烦。目前，在县（市）外就医的报销一般都放在县（市）合管办报销。最快的也要一星期农民才能拿到补偿款，一些信息化建设滞后及人员编制没有到位的县市则要更长时间。农民报销一次要来回几趟，车费用去了不少，农民对此很不满意，觉得报销的钱还不够车费。晋江、罗源、长乐、蓬莱均有农民反映：“最好像医保卡一样，看完病直接从卡里扣掉最方便了。”此外，一些地区的转诊制度、以户为单位参与等方面的一些限制性规定限制了农民部分医疗需求的满足，降低了参合热情。

闽清农民4：我一个亲戚从上海回来报销，她说到县城找合管办找了半天，又说缺这个缺那个，报一点点还不够车费。明年不参加了。

晋江农民7：还可以，就是麻烦一点。就是说你这个医院不一样，你要到泉州要开什么证明啊，开医嘱啊，我们这边（本地医院）连出院都不在乎这些东西的。医院也不主动给你这些。我们新型农村合作医疗的到泉州医院去住院了，回来要报销的时候肯定要些什么东西，那你医院要配合一下这个要给他，不然要跑两三趟。本来就报300多块钱，都坐了100多块钱的车了。

罗源女小组讨论N2：有发票就可以报，不要这么麻烦。要住院小结、什么疾病证明呀。比如说，我们没有看病不可能去拿发票来报销。

罗源女小组讨论N6：很麻烦。发票这里拿一下那里拿一下，太麻烦。看了四五百报销那么麻烦，我宁可不要。

晋江农民6：报销很麻烦哪，又不知道要哪里报，还要什么发票，什么证明，报销一次要10天。

总之，沿海地区合作医疗的制度设计如报销比例、起付线和封顶线的设置过于严格，削弱了其应有的医疗保障功能，不能起到其本身帮助参保人应对医疗风险的作用，在很大程度上影响了人们参合的积极性。因此，我们认为，要提高广大农民参与合作医疗的积极性，必须通过包括科学的补偿技术设计在内的各种形式的激励手段来吸引农户参与。

（四）定点医疗机构存在的一些问题也阻碍了农民积极参与

从狭义的角度看，合作医疗仅仅是参合农民获取农村卫生服务的一种资金筹集与使用制度，它必须依靠医疗卫生服务体系尤其是农村卫生服务体系相互配合，才能为农民提供方便、有效、有承受力的医疗卫生服务。新型合作医疗制度卫生服务的供给方——各级定点医疗机构的服务价格和服务质量，不仅仅关系着农民的生命健康和经济利益，而且还关系着农民对制度的认同以及参合意愿。因此，保证提供有效而价格合理的服务是新型农村合作医疗制度可持续发展的重要

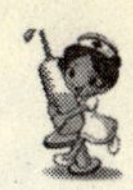

方面。❶

本次针对定点医院的调查表明，有18%的被调查者对定点医院不太满意或很不满意。在访谈中农民对定点医院有颇多微词。第一，有了新型农村合作医疗后，定点医院的药费普遍涨了，报销的比例被上涨的费用抵消了，看病没有少花钱。第二，定点医院特别是卫生院设备和技术落后，看不好病，有的还耽误病情。交通发达的地方农民一般“小病到村里，大病直接到县医院，一般很少到乡镇卫生院”；而偏远山区的农民就存在“看病难”的问题。第三，对药品的限制。第四，定点医院定得不合理。一些偏远山区的乡镇卫生院由于条件差，没有被定为定点医院，加入合作医疗后，群众反而要到更远的地方看病，看病更不方便了。一是看病地点远了，农民要多花路费和时间；二是由于市场化以来人们对医生的不信任，农民大多愿意找熟悉的医生看病，到了另外乡镇卫生院看病，人生地不熟，增加了他们的经济和心理负担。这些在本乡镇没有定点卫生院的群众纷纷表示，如果当地的卫生院不能成为定点医院，他们来年将不再参与合作医疗，太不方便了。第五，由于现时农民参与合作医疗及定点医院都是以行政区属地来参与的，这给县与县交接处的农民参与合作医疗带来了不便。在福建省和浙江省都有农民反映，离自己近的医院是隔壁县的，他们习惯了在那里看病，但由于附近的医院不是本县的定点医院，报销比例很低，而如果去本县的定点医院，他们要花更多的时间和钱，他们也为此烦恼。希望政府医院之间同等对待。

蓬莱农民3：大病不知道怎么样，小病不值得看。门诊比较常看，药贵，报销完了比外面药还贵。40多块卖六七十，到药房买，才40多块。不受益。门诊医疗毫无意义，一点意义也没有。

闽清农民4：现在医院最坏，我媳妇住院楼上楼下算得不一样。人家都说，医保只是为医院赚钱，而不是为老百姓办好事。

慈溪市农民6：我觉得医疗方面有些问题，普通头孢进价6块钱多，医院卖20多块，国家还同意医院这样做……还有就是国家医院里，中心医院，去医院一次就要做一次化验，重复化验，又浪费时间又浪费

❶ 高梦滔，王健．从供给角度对新型农村合作医疗可持续性的思考［J］．卫生经济研究，2004（9）．

钱，觉得这个没必要。我对合作医疗就提这两点意见。

闽清男小组讨论：现在医院不让人信任，到医院要找熟人，不然态度不好。

闽清农民3：明年要看我们这里的卫生院是不是定点，如果不是定点，就没什么好参与的。跑坂东不方便。我们这里很多人都这样说。

慈溪农民2：我们属于慈溪，定点医院在慈溪。但离宁波近，我们看病都到宁波。最好政府宁波医院与慈溪医院报销同样对待，因为宁波近，方便，慈溪远，不方便。

晋江农民：参与医保，看病比以前还贵了。本来开三天的药就好了，现在可以报销，医生就给你开7天。

总之，乡镇卫生院的设备和技术水平抑制了农民参加的热情，以及定点医院存在的逐利行为，使农民认为合作医疗是帮医院赚钱，而不是为老百姓着想。表现出了对政府及定点医院的不信任，对参加合作医疗自然持观望态度。

（五）传统政治文化对农民参合行为的影响

人的行动是受思想指导与支配的，新型农村合作医疗中农民参与度低与农民传统意识的影响也是分不开的。从调查来看，沿海地区虽然经济较发达、现代化程度较高，信息化程度较高，但农民受传统农耕文化的影响仍然是根深蒂固的。

一是农民的自我保健、保险意识淡薄。调查中发现，目前农民的健康观念和疾病防范意识虽然有所增强，但是，由于受到“小农意识”的影响，很多农民只重眼前，忽视长远，对潜在的疾病风险缺乏足够的认识，从而导致了健康投资意识较低。医疗消费的不确定性使其存在着侥幸心理，认为自己在这个保障周期内不一定会生病，如此一来，农民群众就会认为这种支出与吃饭、穿衣、孩子上学等刚性支出相比，看病花钱是次要的、随机的，而对潜在的医疗风险缺乏足够认识。农村合作医疗调查结果显示，农民对医疗保健的需求收入弹性系数最低，仅为0.08838，表明农民医疗保健意识比较低，健康投入不足。而据有关报道，农民的烟酒消费占到家庭总消费的9.8%。❶ 沿海地区农村在婚丧嫁娶中的攀比

---

❶ 王健，李士雪，刘兴柱等．农民对合作医疗支付能力的综合评价［J］．中国卫生事业管理，1996(11)．

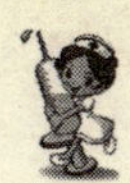

行为更是耗尽了许多农民辛辛苦苦挣来的钱。新型农村合作医疗中存在的“逆向选择”问题反映出一部分农民的自我保健意识、互助共济意识不强和对“因病致贫”“因病返贫”的认识严重不足。

二是农民权利意识、参与意识不强。调查结果表明，受中国几千年来的政治参与文化影响，沿海农民的参与意识普遍薄弱，主动参与的意愿相当低。相当部分农民仍然认为“这是政府的事，政府怎么定就怎么定”，“自己人微言轻，说了也白说”。这使许多农民只是把新型合作医疗当做政府众多工作中的普通一件，仅是政府的事情，而没有把其当做和自己利益密切相关的重要事件给予热情的关注。

三是农民的参与能力问题。对政策的参与必须要具备一定的获取信息的能力和相关的专业知识。而我们的农民受教育程度普遍较低，既没有医疗保障所要求的专业知识，获取信息的成本也较大，这也在一定程度上也阻碍了他们积极参与到新型农村合作医疗的管理和监督体系中来。

（六）体验对农民参与新型农村合作医疗的影响

霍曼斯在其交换理论中提出了三个基本命题：成功命题、刺激命题和价值命题。❶ 从霍曼斯的交换理论来看，农民生活的体验对农民的行为有很大影响。社会心理学认为，个体对某一事物所持有的态度，往往是以个体自身的亲身经历、直接经验为基础而形成的。因而农民在以往生活中的经验和体验，必然会对他们现今的意愿与行为产生影响。

本研究的体验主要是从以下两个方面来讲：一是对过去生活经历的体验，一是对制度安排的体验。

对过去生活经历的体验主要是基于以往国家在农村的一些社会政策的落实程度与效果。由于农业税费免征政策实施以前各地农村普遍存在的乱收费、乱摊派等损害农民利益的实践，在农民心里留下了“刻板印象”。这种“刻板印象”不仅影响了农民对当前政府形象的认识，而且也进一步影响了他们对政府农村工作

❶　成功命题是指个人的某种行动越是经常地得到相应的报酬，那么他越有可能重复这一行动。刺激命题是指相同的刺激可能会带来相同或相似的行为。这一命题的基本意义是用过去所发生的情况，来预测目前或将来可能发生的事情。成功命题是指如果某种行为的后果对一个人越有价值，那么他就越有可能采取该行动。

及其政策的信任感。调查发现，调查地很多农民对于农村合作医疗心存疑虑甚至不满，这种疑虑不是针对国家政策，而是针对地方政府和政策的落实情况。很多人表示：国家的出发点是好的，都是为农民着想，问题就是政策在地方的落实问题。按照霍曼斯的交换理论来看，因为农民以往的行为（各种交费）没有得到相应的报酬（切实从交费中受益），基于这一点，其重复（把钱交给政府）此行为的可能性就很小，在行为上就表现出观望的态度，这在本次调查分析中也可以得到验证。

第二种体验就是基于国家的制度安排，即由于新中国成立以来在农村与城市之间推行的二元社会结构安排，国家在农村社会保障制度的建设上存在着严重滞后和缺失，使得农民对农村社会保障体验缺失，这一体验的缺失使得农民没有参照的对象。从社会心理学的角度来讲，目前农村社会保障制度在调查地的缺失，使得农民少了个体亲身体验和直接经验，因为没有这个体验和直接经验，农民基于自身理性和自我保护的立场，因此在参加新型农村合作医疗意愿上也表现出保守和观望的态度，这在本次调查分析中也得到了验证。

值得注意的是，近年来，随着社会对“三农”问题的广泛关注，中央政府加大对农村地区的改革力度，增加对农村地区的财政投入，为农民办了些切切实实的好事（如取消农业税、粮食直补等惠农政策）。这些举措已经在一定程度上改变了农民以往对中央政策的观望态度，为新型农村合作医疗的实施创造了良好的环境。

第五章　沿海地区新型农村医疗保障典型模式分析与评价

进入21世纪，沿海地区的城市化步伐进一步加快，沿海农村出现了农村劳动力的急剧分化和大规模的非农化、职工化现象，多数农民有较稳定的职业和住所，农民的生活水平从“温饱型”向“小康型”转变，表现在医疗需求方面就是农民已不满意于合作医疗低水平的保障和烦琐的报销手续，他们的医疗需求从低层次转向了高层次，倾向于“小病求近，大病求优”。沿海地区政府凭借雄厚的经济实力，对农民的医疗需求给予积极回应，结合本地实际创新农村医疗保障模式。特别是新型农村合作医疗试点启动后，各地根据当地的实际情况，进行了不同层面的制度创新，大大推进了新型农村合作医疗的发展。有的地方还突破了合作医疗的制度框架，迈开了建立农村社会医疗保险（或农村基本医疗保险）的步伐。对于这些地区先行模式的经验和存在问题加以总结，有利于沿海乃至全国农村医疗保障制度的改革和进一步发展借鉴。

第一节　沿海地区新型农村医疗保障典型模式介绍

一、昆山模式

（一）昆山市基本情况

昆山市地处长江三角洲，市域总面积927.7平方里，户籍人口61.9万，1989年撤县建市，现辖10个镇和1个国家级经济技术开发区。2005年，全市完成国内生产总值730亿元，财政收入116.82亿元，地方一般预算收入51.62亿元；城镇居民可支配收入16809元，农村居民人均纯收入8519元，在全国百强县评比中名列第一，是经济社会快速发展、人民群众生活富裕的地区之一。依托

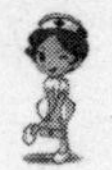

强大的集体经济，20世纪80～90年代在全国绝大多数地区遭受解体的合作医疗在昆山被坚持了下来。合作医疗的覆盖率40年来始终维持在80%左右，特别自90年代以来，率先实施了大额费用合作医疗保险和包括家庭账户等在内的科学规范的管理，在全省乃至全国都产生了一定的影响。2002年10月，中共中央、国务院决定在农村建立新型农村合作医疗制度后，昆山市政府更是积极响应，大胆探索，根据本市的经济发展状况，提出建立农村居民基本医疗保险制度。在经过两年的成功试点后，2004年在全市推开。2004年全市共有32.3万名农村居民参加了农村基本医疗保险，参保率达99.2%，补偿医疗费总额达4914.38万元，比原来合作医疗提高20%～30%，其中住院病人补偿水平每人次比原合作医疗增加1000元。有118名参保人员得到了大病救助，人均补偿额2.49万元，有30余人得到了5.2万元的最高补偿金。2005年，参保人员医疗费用补偿总额达6050.07万元，其中住院计21963人次，住院统筹支付4013.60万元，大病救助690人次，补偿金额363.66万元，门诊1371090人次，补偿金额1672.72万元。

（二）昆山市农村居民基本医疗保险的参保对象及筹资方式

昆山市农村居民基本医疗保险是借鉴城镇职工医疗保险的基本原理和管理方式进行。基金筹集方式规定：①凡户籍关系在昆山市行政管理区域内，未纳入城镇职工基本医疗保险范围的所有农村常住户口（含16岁以下儿童），包括纯农业人口、农村小城镇户口；已纳入城镇职工医保，但因失业等因素不再继续享受城镇职工医保待遇的农村常住人口，均为参保覆盖范围。②农村居民基本医疗保险基金由市、镇两级财政及村集体经济组织和参保者共同负担，按每人每年200元标准统筹，其中市财政补贴65元，镇财政补贴65元，村集体组织补贴20元，个人缴纳50元。对农村低保户免收个人负担的50元，实行无门槛参保。

（三）农村居民基本医疗保险的补偿模式

农村居民基本医疗保险的补偿由住院风险统筹、大病救助、个人账户、门诊补偿4个部分组成，实行市级统筹。根据以收定支、收支平衡、略有结余的原则，参照城镇职工医保有关规定，制定相关政策，明确支付范围、支付标准和支付额度。

农村居民基本医疗保险的补偿政策重点向大病患者、老年人、低保户倾斜。基金参照城镇职工医保模式分四个部分。①建立住院风险统筹基金对3万元以下

部分的住院医疗费用实行分段报销，其中5000元以内报40%，5000~1万元报50%，1万~2万元报60%，2万~3万元报70%。②建立大病救助基金。对参保者住院医疗费用超过3万元以上的部分给予报销60%，最高可报3.5万元，同时白血病、再生障碍性贫血和尿毒症等病人的门诊费用纳入统筹。③建立社区门诊基金，解决在社区卫生服务机构的门诊费用结报，每次门诊报销20%，全年补贴最高为2000元；④为60岁以上老年人设立个人账户，每人每年注入150元，用于在社区卫生服务机构门诊使用，当年有结余，可结转至下年度使用，亦可依法继承。

（四）农村居民基本医疗保险的管理模式

1. 部门分工协作，沟通配合

市、镇（开发区）分别成立农村基本医疗保险领导小组，负责组织、协调管理和指导管辖范围内的农村基本医疗保险工作，领导小组下设办公室承担日常工作。市农村基本医疗保险领导小组办公室负责建立健全农村基本医疗保险基金预决算制度、财务会计制度和内部审计制度。市财政设立农村基本医疗保险基金专户。各镇（开发区）财政设立农村基本医疗保险基金过渡账户。市农村基本医疗保险领导小组办公室设立农村基本医疗保险基金支出专户，明确住院风险统筹、大病救助、个人账户、门诊补偿4个部分基金统筹使用办法；卫生部门负责定点服务机构管理实施规范管理、规范用药、规范检查、规范收费；劳动和社会保障部门利用农村基本医疗保险电脑信息网络开展对参保人员费用发生情况实时监控。

2. 进行网络化管理

参保人员信息统一进入电脑，实行全市联网。为了方便农村居民就医，农村基本医疗保险借助农村基本医疗保险信息网络管理平台，使参保农村居民可以到本镇也可以到其他镇甚至到全市任何一家农村基本医疗保险定点医疗机构择优就诊，使用IC卡就诊，实行刷卡看病。同时，通过农村基本医疗保险信息管理网络建设加强了对医疗机构医疗行为的监督，实现了参保者医疗费用发生情况的网络实时监控。

3. 改革和完善卫生服务体系，构建农村医疗卫生新框架

加强了镇社区卫生服务中心和市级医疗机构重点专科的建设，农村卫生全面

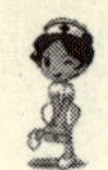

升级换代。镇卫生院建成了社区卫生服务中心，与所辖社区卫生服务站一体化管理，负责常见病、多发病的诊治和预防保健工作。改革调整镇村两级医疗卫生机构，将原有467个村卫生室执业资格注销，建立了135所社区卫生服务机构，服务人口覆盖率达98%。同时完成了乡村医生向农村社区医生的过渡，对800多名乡村医生进行脱产培训、岗位轮转、全科医学教育等并实行统一的理论考试、实绩考核、民意考察和竞聘上岗的方法，淘汰了部分乡村医生，现有505名在经过严格筛选后承担起农村社区医生的职责。还规定了参保人员在农村社区卫生服务机构门诊就医可享受20%补偿的政策倾斜，有效地促进了全市农村社区卫生服务的健康发展。目前农村社区卫生服务机构门诊量已占全市医疗门诊量的50%以上，初步实现了小病在社区的目标。“市级医疗机构与社区卫生服务机构建立双向转诊制度，以农村基本医疗保险定点机构的服务要求，收治大病、重病和专科病人，实现大病到医院的目标，充分利用卫生资源促进城市农村医疗机构协调发展。

（五）昆山模式的优缺点

昆山市农村居民基本医疗保险制度的特点是借鉴了城镇职工基本医疗保险的共同缴费机制、统筹基金和个人账户制度及其运行模式和管理经验，是城镇职工基本医疗保险制度在农村的一种实现形式。农村居民基本医疗保险制度的筹资额度和管理水平将逐渐接近城镇基本医疗保险制度。城乡统一管理、统一运行的基本医疗保障制度将是该制度的发展方向。

1. 优点

一是实现了自愿型的农村合作医疗向统筹型的基本医疗保险制度的过渡，保障水平有了大幅度提升，稳定性也明显增强；二是实现了农村医保与城镇职工医疗保险的并轨管理，为构建城乡一元化的基本医疗保障制度打下基础；三是实现了四级定点医疗服务管理体系（基层社区、镇级医院、市级医院和转外地医院），最大程度地方便了农村居民就医，同时卫生资源也得到了合理利用；四是实现了事实上的市场统筹管理机制、费用分担机制和风险平衡机制；五是凸显了政府的职能，市、镇、村三级合计补贴占筹资的75%，体现了政府对农民保障的责任。

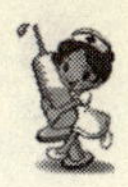

2. 缺点

与城镇职工相比，差距还很大，一是资金相对较少，二是费用补偿较低，三是基金筹集比较单一。

二、江阴模式[1]

（一）江阴的基本情况

江阴是江苏省无锡市下属的县级市，位于长江以南，太湖之北。全市人口115万人，2001年国内生产总值365亿元，预算内财政收入36.03亿元，均为江苏省第一，此外还有多项社会经济指标在江苏省乃至全国居首位或列在前几位。另外，江阴的城镇人均可支配收入8650元，农村人均可支配收入也达到5599元，城乡差距相对较小。2003年，江阴市在第三届全国县域经济基本竞争力排名中名列第一，2004年在全国县（市）社会经济综合发展指标排名中位居第三。

1995年，江阴市开始进行农民住院保险制度恢复工作，采取了镇办镇管的管理方式。起付线为500元，每年1万元封顶。由于效果不理想，随后由中国人寿保险公司承担征管工作，但覆盖的人群和基金规模始终在萎缩。到2000年全市20个乡镇（以前为28个乡镇）中只有10个乡镇还在坚持进行住院医疗保险。在这种情况下，江阴市政府创新了运作机制，引入江阴太平洋人寿保险公司与政府合作开展农村住院医疗保险。该制度尽可能地利用了政府和商业保险公司各自的优势，主要通过政府及相关机构承担征缴的责任，太平洋人寿保险公司负责基金的运作和赔付。这种新的农村医疗保障模式受到了卫生部和中国保监会的高度关注和称赞，被称为“江阴模式”。

（二）江阴住院医疗保险的参加对象及筹资方式

江阴市住院医疗保险的参保人口包括户口在江阴市的所有农业人口和没有参加城镇职工基本医疗保险的非农业人口，非本市户籍的外来务工人员在坚持企业（单位）自愿与整厂参保的前提下，可以参加保险。

基金的筹集方式在保险公司通过精算确定了合理的筹资水平后进行。从2001

[1] 卫生部农村卫生管理司．2003～2007年全国新型农村合作医疗（试点）工作会议资料汇编（内部资料）．2007：340；构建与完善现代医疗保障体系：江阴市建立新型农村合作医疗制度的做法和效果，南京：东南大学出版社，2008：199.

年江阴市举办农村住院医疗保险以来，政府的补贴额度不断提高。2005 年市财政按每人每年 30 元的标准补贴，镇（开发区）财政将按本辖区内每人每年 20 元的标准补贴。各类企业、个体工商户业主和其他有固定收入人员所在单位按每人每年 30 元的标准补贴，纳入市政府下达的镇（开发区）财政补贴总额之中。对于个人来说，非学生按照每人每年 20 元的标准缴纳，学生按照每人每年 30 元的标准缴纳，贫困户本人应缴的保费由市、镇两级财政各半补贴。2005 年，共征缴农保基金近 7000 万元，参保总人数 94 万元，参保率 100%，人均保费 70 元。

（三）江阴住院医疗保险的补偿模式

住院费用的补偿按照学生和非学生两套方法进行。非学生参保人员的住院医疗费用补偿，按标准分次、分级计算。具体补偿标准为：300 元以下不予补偿；301 ~2000 元补偿 40%；2001 ~ 5000 元补偿 45%；5001 ~ 10000 元补偿 60%；10001 ~30000 元补偿 70%；30001 元以上补偿 80%，全年累计最高补偿额为 6 万元。

参保学生在补偿范围内的住院费用没有最低起付线的要求，分级补偿，补偿比例从 55% ~95% 不等，全年累计最高补偿额为 6 万元。

2005 年开始实施免费体检优惠政策。对 60 岁以上参保老人实行免费体检，并建立健康档案。

（四）江阴的基金管理模式

江阴模式实行“征管分离，行政监督”的运行机制。江阴市政府与太平洋人寿保险公司达成协定，由太平洋人寿保险公司承办农村住院医疗保险制度的管理和具体运作。太平洋人寿保险公司建立了驻守在县级医院和镇卫生院的专管员队伍，在公司总部，设立了农村住院医疗保险管理中心，公司合计投入人力不足 50 人。作为运行费用，太平洋人寿保险公司在医疗保险基金中提取 4.5% 作为运行成本可以自行支配。在政府方面，成立了由常务副市长担任组长的农村住院医疗保险制度领导小组，由分管副市长担任副组长，负责协调相关管理机构的协作关系并对运行过程中出现的重大问题作出最终裁决。另外在市卫生局设立医疗保险监督管理办公室，负责在太平洋人寿保险公司和医院之间进行协调和监督，从基金中提取 0.5% 作为医疗保险监督管理办公室的日常运行和管理费用。

“江阴模式”的最大特征就是尽可能利用政府和商业保险公司各自的优势，

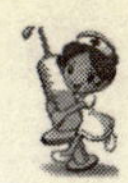

实行“征管分离，行政监督”的运行机制，即主要通过政府及其相关机关承担保费征缴的责任，太平洋人寿保险公司负责基金的运作和赔付。

（五）江阴模式的优缺点

1. 优点

江阴市的住院医疗保险制度最大的优点就是发挥政府和商业保险公司各自的优势，实行“征管分离、行政监督”运行机制。在征缴方式上，把政府的优势发挥到了极致，由镇政府对个人、地税部门对企业、教委对学生收费，大大降低了征缴费用的难度，降低了商业保险的营销成本而利用了商业保险管理成本低的优点。而太平洋人寿保险公司按商业运作医保基金，引入了市场机制，有利于提高管理效率，发挥专业化技术优势，有利于提高新型农村合作医疗补偿方案的科学性和保险补偿服务的质量；利用风险管控技术，有利于降低农村合作医疗的运行风险。

2. 不足

商业保险公司毕竟是以追求赢利为目标的，而农村医疗保险要想获得较高的赢利难度较大。商业保险公司如果经营长期处于亏损状态或者政府委托的管理费用不足，商业保险公司在周期结束时存在退出的可能。这时农民将处于无保障状态，或者地方政府找另外的保险公司介入，但也会使合作医疗的方案、运行存在变化，没有连续性，不利于农村医疗保障事业的持续发展。

在基金筹集者方面，虽然总体上保持了一个较高的参保率，但在分类别的参保率显示：作为社会主要劳动力存在的“各类企业职工、个体工商业主及其他有固定收入的在职人员”的参保率较低，为58.52%，故需要进一步加强此类人群的宣传、动员工作。

三、桐庐模式❶

（一）桐庐县的基本情况

桐庐县隶属于浙江省杭州市，是国务院批准的沿海地区经济开放县。改革开

❶ 赵立飞，姜彩虹．桐庐县新型农村合作医疗创新管理体制的研究［J］．中国农村卫生事业管理，2007（1）；邵德兴．杭州新型农村合作医疗制度模式及其绩效的比较研究［J］．http://www.docin.com/p-47104160.html.

放以来，各项经济社会事业发展较快。2004 年，全县实现生产总值（GDP）95.40 亿元，人均 GDP 为 24210 元；财政总收入达到 71205 万元，其中地方财政收入 42125 万元。城乡居民收入也有了很大提高。2004 年，城镇居民人均可支配收入 12996 元，农村居民人均纯收入达到 6120 元，首次跻身全国百强县行列。桐庐县也是杭州市最早开展农村医疗体制改革的地区。1999 年，桐庐县委县政府决定重建农村合作医疗制度，并在方埠、横村、瑶琳等 8 个乡镇试行大病医疗保险，至 2001 年后，全县 23 个乡镇全部参加合作医疗。2003 年 6 月，桐庐县被列为浙江省推行新型农村合作医疗制度首批试点县。2004 年 7 月推行了“三医合一”的制度方案。

（二）桐庐县新型农村合作医疗的参保对象及筹资方式

在参保对象上，按照政策规定，所有户籍在本县的农业人口，以户为单位参加合作医疗，按每人每年 20 元标准缴纳合作医疗经费，由县农医办负责参保农民的个人筹资。从 2003～2005 年，桐庐县新农合参保人口由 17.79 万人增加到 28.4 万人，参保率从 57.4% 提高到 90.8%，筹资总额从 370.3 万元提高到 1368.1 万元。其中，政府筹资从 192.43 万元增加到 800.2 万元，占筹资总额的比例由 51.97% 提高到 58.49%。

（三）桐庐县新型农村合作医疗的补偿模式

2005 年，桐庐县对新型农村合作医疗补偿政策作了重大调整，实行了大病医疗统筹兼顾乡镇卫生院小病门诊报销，医疗费用报销总额 1202.4 万元，补偿人次 130134 人，受益面 34.8%。参保农民的医药费报销由镇乡、街道合作医疗办公室负责汇总送县社险办审定，报销经费由社险办划到镇乡、街道医保办，由镇乡、街道医保办报销到人。县社险办每月将资金拨付情况和报销情况通报县农村合作医疗办公室。

（四）桐庐县新型农村合作医疗的管理模式

在管理机制上，桐庐建立了城乡并轨、“三医合一”的新型农村合作医疗基金运作体系。所谓城乡并轨，就是指新型农村合作医疗的保障范围、标准及定点医疗机构管理上实行城乡并轨的政策。具体地说，参加新型农村合作医疗的农村居民，其门诊及住院医疗费用报销参照《桐庐县城镇职工基本医疗保险暂行办

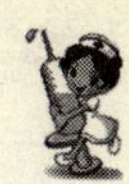

法》的规定，享受合作医疗大病医疗保险待遇，医疗保障制度所涉及的“药品目录”、“诊疗目录”、“医疗服务设施和支付标准目录”，城乡居民按照统一的标准执行。同时，定点医疗机构的确认也参照《桐庐县城镇职工基本医疗保险暂行办法》的有关规定执行，即具备资质条件的医疗机构需向劳动社会部门申请取得定点资格，并经劳动保障行政部门审核确定后加以确定。所谓“三医合一”，就是指按照“管理职能不变，经办机构合一、结报平台统一，网络共建共享”的原则，把新型农村合作医疗报销、城乡困难群众医疗救助、优抚对象医疗费补助的操作职能归入到县社险办（基本医疗保险经办机构）的工作机制中。其中，新型农村合作医疗管理、考核工作仍由县卫生局负责；城乡困难群众医疗救助对象的审定、优抚对象医疗费补助的审核由民政局负责；城镇基本医疗保险由县社险办（县劳动和社会保障局）负责。各项医保经费独立建账，分户管理，各相关职能部门分工合作。

桐庐模式由于建立了“三医合一”的制度平台，尽管新型农村合作医疗制度运作过程涉及财政、卫生、劳动和社会保障、审计等许多职能部门，但是，劳动和社会保障部门在新型农村合作医疗制度运作，特别是基金监管中发挥主导和枢纽作用。

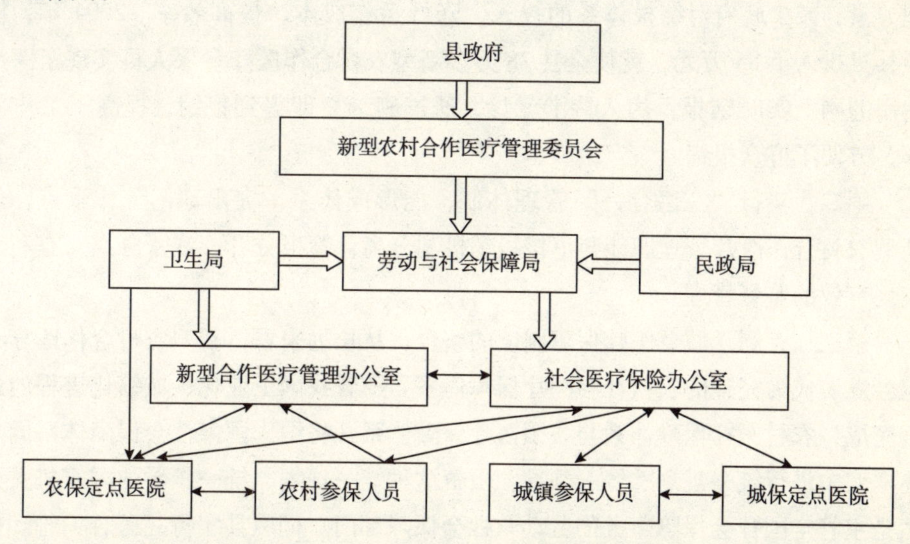

图 5-1 桐庐“三医合一”制度模式的运行关系图

（五）将医疗救助纳入新型农村合作医疗服务保障体系

由于“桐庐模式”实行了“三医合一”制度，医疗救助政策已不仅仅是保证新型农村合作医疗制度顺利实施的必要补充，而成为新型农村合作医疗制度的有机组成部分。政策规定，所有持有效《低保证》、《困难职工救助证》的城乡居民及因病（灾害事故）治疗造成家庭实际生活低于城乡最低生活保障标准的困难人员，在经各类医疗保险报销和各种互助帮困后，医疗费负担仍有困难且影响家庭基本生活的，均可申请医疗救助。其中，城乡困难群众医疗救助和优抚对象医疗补助经费，由民政局、财政局负责筹措；上级拨入和财政安排资金直接划入社险办，县慈善总会列支经费由县慈善总会（民政局）划入县社险办；最低生活保障线以下的人员及五保户的个人缴费部分由县、乡镇两级政府各承担50%；救助对象和优抚对象的医药费报销，由县社险办负责，县民政局负责救助对象的审核。

（六）桐庐模式的优缺点

1. 优点

第一，实行“三医合一”制度，有利于整合社会保险信息化网络资源和管理力量，减少政府对结报体系的投入，降低运作成本，提高效率。2004年，桐庐县只投入了85万元，就使全县28万多新型农村合作医疗参保人员实现了医疗费用的网上实时结报，病人持卡就诊，通过刷卡立即得到报销，提高了工作效率，方便了群众报销。

第二，实行“三医合一”管理体制，能形成体系，突出部门工作重点，使新型农村合作医疗管理职能与审核报销机制分离，管报分开，钱账分离，有利于实现有效的监督管理。

第三，有利于城乡医疗保障制度的整合。从长远来看，新型农村合作医疗必定会发展成为完整的农村社会医疗保障体系。随着我国工业化、城镇化进程的最终完成，农村医疗保障体系与城镇医疗保障体系必将纳入国家社会保障体系的总体框架中进行统一规划、统一领导。负责这种统一规划、统一领导的国家机关必然是主管全国社会保障事务的劳动与社会保障部门。桐庐县实行三医合一管理体制，使劳动与社会保障部门和卫生部门共同关心、推动新型农村合作医疗制度的发展，为促进建立城乡一体化的医疗保障体系打下基础。

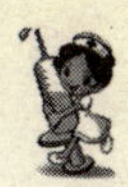

2. 缺点

第一，农医办的功能不健全。按照政策规定，农医办是实施新型农村合作医疗制度的具体经办机构，负责加强对定点医疗机构服务质量和费用的监管。但是，桐庐县则仅仅是一个临时性机构，目前只有 1 个临时借调人员从事这项工作，监管能力十分有限。

第二，桐庐县在社区卫生建设中要相对滞后，大多数社区卫生服务中心只是乡镇卫生院的翻牌而已，在运作机制上也缺少社区居民的有效参与。医疗服务的可及性要差一些。

四、嘉定模式

（一）嘉定的基本情况

嘉定区位于上海的西北部，是上海的辅城，1993 年撤县建区。全区面积 458.7 平方公里，下辖 9 个镇、3 个街道及菊园新区和嘉定工业区。全区农业人口 23.1 万人。2003 年该区完成财政总收入 64.8 亿元，地方财政支出 34.9 亿元，其中科教文卫事业支出 5.5 亿元。2003 年农村居民家庭人均纯收入 7935.9 元，其中大部分为非农业收入。

嘉定于 1969 年起实施合作医疗，2000 年起逐步地把合作医疗纳入社会医疗保障体系之中，由乡镇社会保障中心（集农村居民的社会养老、医疗保障和社会劳动就业于一体）一并操作，使农村合作医疗成为与城镇职工医疗保险制度并驾齐驱的医疗保险制度。

（二）嘉定农村合作医疗保险制度的参保对象及筹资模式

嘉定区合作医疗保险的参保对象包括辖区内从事农业生产的农户，农村企业、机关和事业单位的农村职工，农村个体工商户等农业人口。

基金筹集坚持个人为主、集体扶持和政府引导的原则，形成了各级政府、村集体、企业、个人共同筹资的渠道。2007 年，嘉定区新农合基金筹集渠道包括区政府、镇政府、企业、村集体和个人五个方面，筹资总额达 3709.4 万元，其中区政府 904.0 万元，占 24.4%，镇政府 972.8 万元，占 26.2%，区镇两级政府合计占 50.6%，个人 1208.6 万元，占 32.6%，企业 167.8 万元，占 4.5%，村集体 456.3 万元，占 12.3%，企业和村集体共占 16.8%。

（三）嘉定农村合作医疗保险制度的补偿模式

嘉定区实行分级补偿模式，区级补偿大额医疗费用，镇级补偿基本医疗费用。其中，区级基金旨在抵御大病风险和救助，用于北部地区 1600 元、南部 2000 元以上住院及特殊门诊大病如尿毒症透析、肿瘤化疗、放疗及精神病四类疾病的补偿；镇级基金用于基本医疗补偿，包括普通门诊和北部地区 1600 元、南部 2000 元以下住院医疗费用的补偿。

1. 门诊补偿方案

门诊补偿方面，主要采取各乡镇自主设计支付模式的方法，各乡镇的支付模式又分为两种：第一种模式为传统性模式，即无起付线，不设个人账户，无自付段，根据医院级别，设立报销比例；第二种模式为建立统筹性个人账户，设立自付段和社会统筹，进入社会统筹时，则随着医院级别的升高，而补偿比例不断降低。

2. 住院补偿方案

嘉定区住院及门诊大病补偿模式是镇、区两级补偿，先在镇级补偿，当金额达到一定额度后，区级再进行补偿，2007 年这个额度为北部 1600 元、南部 2000 元，以区级补偿为主。区级补偿标准为：起付线以上部分补偿 70%，60 周岁以上人员 80%；镇卫生院、区级医院和区外医院的补偿比例均为 70%；最高支付限额（封顶线）6 万元。镇级住院补偿中，除了华亭和黄渡（完全依赖区级住院补偿，不设镇级补偿）外，各乡镇均针对一定额度下的费用，设置一定的补偿比例，补偿比例从 25% 到 70% 不等。

2007 年，嘉定区合作医疗基金支出中，其中用于住院补偿的金额占总支出的 42.5%，低于东部地区（79.7%）和全国平均水平（81.8%），门诊补偿的金额占总支出的 55.5%，明显高于东部地区（17.2%）和全国平均水平（15.0%）。平均住院受益率为 9.8%，高于上海市平均的 7.9%，均明显高于东部地区 4.4% 和全国平均 4.8% 的平均水平。

3. 嘉定在农村合作医疗保险制度之外，还设立了全区农村的医疗救助制度，民政局的贫困救助基金拨出专款为部分贫困人口交纳合作医疗基金，让这部分人同样能加入到农村合作医疗保险网。这些贫困人口一旦患病就诊，按合作医疗的报销制度解决部分医疗费，剩余部分可向红十字会救助基金提出救助申请。

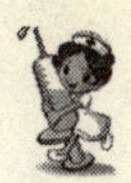

4. 重视公共卫生保健建设

一是开展健康城市，不断拓宽初级卫生保健内涵。制定了“嘉定区2000～2010年慢性非传染性疾病预防和干预规划”等文件。二是进一步改善了网络功能，提高软、硬件建设标准。13所镇卫生院都进行了重建和改建，村卫生室已进入二期建设，建立村、镇电脑化管理社区卫生服务，实行动态管理，并加强对乡村医生的培训。目前，全区乡村医生中，执业医师、执业助理医师占72%。三是一网多用，拓宽和提高预防保健的质量和水平。利用三级保健网络优势，抓好卫生防病、妇幼保健、精神卫生疾病、肺结核病、牙病、眼病、高血压、糖尿病、性病等，全区的慢性病管理突出重点，监测面广。四是创建健康城市，改善环境质量。目前，自来水的普及率达到99.99%，水质监察合格率达99.9%，食品卫生合格率达87.56%，公共场所卫生合格率97.86%。五是弘扬传统医学，普及传统医学。全区各镇卫生院中医门急诊率达到30.1%，中医处方率38.3%，有100种中成药，400种饮片。村卫生室中有一名能会中西的乡村医生，中医占门诊50.5%，治疗11.6%，有4次中医健康教育，6次中医培训。❶

（四）嘉定农村合作医疗保险制度的管理模式

嘉定区的医疗保险基金实行区、镇两级管理，建立基金专用账户，基本医疗保险服务的部分镇办镇管，大病统筹基金由区、镇两级核算，风险分担。镇级基本医疗与大病社会统筹基金的使用由各镇自定。合作医疗保险制度也要接受定期的审计和审查，以确保大病社会统筹的公正性和公平性。

（五）嘉定模式的优缺点

1. 优点

第一，筹资高，补偿高，群众满意。2007年，嘉定区人均筹资500.9元，该水平略高于上海市人均428.1元的筹资水平，显著高于全国东部地区人均74.4元和全国58.9元的标准。较高的筹资额对较高水平的补偿机制起了支撑作用。同时，嘉定通过合作医疗个人账户制、大病风险制和全区贫困人口的医疗救助制编织了一个较为完整的农村医疗保障体系，有效地减少了农村大病患者的经济负担。在该区进行的群众满意度调查显示，对现行农村医疗保险制度满意率为

❶ 卫生部农村卫生管理司. 农村卫生工作简讯. 2005（2）.

93.9%，其中对大病风险统筹满意率为84.3%，可见嘉定区的农村医疗保险制度得到了农民的广泛认可。

第二，个人账户与大病社会统筹相结合的运作模式。嘉定区一些乡镇补偿模式借鉴城市职工基本医疗保险模式，建立了“个人账户+社会统筹”，即规定对每个参保人员都建立一个个人账户，解决农民基本医疗，在看完个人账户后，医疗保险进入个人自付段，这是控制医疗费用上涨的缓冲段，可以调整合作医疗资金的合理使用，当达到一定数额后，进入大病社会统筹，合理调整后的资金用来增强抗大病风险力度，缓解和防止因病致贫情况发生。

第三，其优点还体现在农民参与基金的监管上。建立个人账户后，农民会关心自己账上资金，每次补偿都会了解账户余额，对合作医疗资金的使用起到了群众检查和监督的作用，民主检查和监督自然而然地形成。另外，新型的农村合作医疗保险制度接受了行业外部门规范和定期的检查，如审计部门、财政部门对合作医疗保险基金进行年底审计，并出具审计结果，防止了合作医疗保险基金被挪作他用，确保合作医疗保险资金取之于民，用之于民。特别是采用对被补偿人员通过发信和上网公布于社会的方式，公开接受参保人和社会大众对大病社会统筹管理的监督，确保大病社会统筹的合理性、公正性、公平性。

2. 缺点

虽然嘉定区合作医疗的平均补偿覆盖面和补偿力度均较高，但是由于普通门诊由各个乡镇级进行统筹和补偿，统筹级别较低，尤其是随着合作医疗的目标群体的不断减少，各乡镇门诊保障风险共担能力显著下降。同时，由于各镇的参合人群性质以及补偿方案差异较大，导致不同乡镇门诊受益情况存在一定的差异，补偿金额占总费用的比例从34.6%到51.7%不等，势必影响嘉定区合作医疗的发展的均衡性以及不同镇居民之间的公平性。因此，将门诊补偿提高为区级统筹，不断提高统筹层次是嘉定区未来新型农村医疗保障制度的发展趋势。

此外，嘉定区不管门诊还是住院补偿，均采取的是“病人先支付全部费用，再到固定机构报销”的模式，可以看出，嘉定区实行的是传统的后付报销制模式，虽然确定了定点医疗机构，但并未与定点医院签订合同，对医疗机构实行严格的定点制度，也并未实现定期向医疗机构支付费用的结算方式，纯粹的病人全部自付，而后通过提供自付项目单据向镇级和区级合作医疗管理部门报销，对于

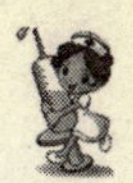

供方的费用控制措施基本缺失，更谈不上预付制。同时，嘉定区不同级别医院的报销比例和封顶线没有拉开距离，不利于病人的合理分流和控制不合理费用增长，基金使用存在一定的风险。

五、顺德模式❶

（一）顺德的基本情况

位于珠江三角洲的顺德区，是我国农村近 20 年来率先实现工业化和城市化的少数发达地域之一。2003 年，佛山市顺德区年末全区户籍总人口 1121873 人（户籍人口 112.19 万人，流动人口 66.5 万人），全区实现国内生产总值 509.02 亿元，按户籍人口计算，人均国内生产总值 45623 元。2003 年，佛山市顺德区全年实现全部财政收入 79.37 亿元，其中地方财政收入 34.98 亿元。地方预算内财政支出 43.16 亿元。2003 年，佛山市顺德区城市居民人均可支配收入达 17730.74 元；农民人均纯收入 5768 元。城市居民人均消费性支出 15124.85 元。城乡居民恩格尔系数分别为 28.9% 和 37.5%。2004 年初，顺德区委区政府在全区推行城乡居民合作医疗保险制度。

（二）顺德区城乡居民合作医疗保险制度的参保对象及筹资模式

顺德区城乡居民合作医疗参保对象为顺德区常住户口、未参加基本医疗保险的城乡居民，以家庭为单位统一参加城乡居民合作医疗保险。2005 年底参保人数已达 78.6 万人，基本上覆盖了没有参加基本医疗保险的顺德市民。合作医疗保险基金由参保人缴纳的保险费和政府补贴组成，按“以收定支、收支平衡”的原则筹集、使用。保险费标准为每人每年 150 元，其中由参保人负担 100 元，另外 50 元由区、镇（街道）财政各按 50% 的比例予以补贴。参保人在一个保险年度内的最高保险金额为每人 6 万元。未参加区基本医疗保险的低保对象、五保户由各镇、街道组织统一参保，保险费由区、镇两级财政各负担 50%。2006 年顺德城乡居民合作医疗保险的保险费标准从每人每年 150 元调整为每人每年 250 元，其中区、镇（街道）两级财政补贴 130 元，个人负担 120 元。

---

❶　顺德区城乡居民合作医疗保险制度实施情况．广东省新型农村合作医疗网，http://hzylb.gdwst.gov.cn/newslist/newslooks.php? id = 1143，2006-07-31.

（三）顺德区城乡居民合作医疗保险制度的补偿模式

1. 实行住院统筹。住院医疗费按顺德城乡合作医疗保险规定的药品目录、诊疗项目和医疗服务设施范围核定报销范围，最高一年内累计可报销6万元住院医疗费。报销的起付标准为镇（街道办）属医院250元，区属医院450元，区外医院650元；报销比例为男60周岁、女50周岁以上的按80%，以下的按70%补偿。2004年，合作医疗保险筹集资金14381万元（其中区镇两级财政补贴7800多万元），补偿人次4.3万人，支付金额1.51亿元，超支700多万元；2005年，合作医疗保险筹集资金19388万元（其中区镇两级财政补贴11800万元），补偿4.9万人次，支付金额1.74亿元，结余1966万元。两年来，赔付6万元的163人次，3万~6万元的1078人次，1万~3万元的6204人次；平均赔付比例为53%，人均支付金额3500多元，有力保障了当地城乡居民的就医需求。从2007年起，补偿延伸到门诊，凡在社区医院看病的参保人员享受不同比例的门诊补偿。

2. 提供种类多样、档次不同的保险品种，满足不同职业和收入水平人群的保险需求，使得社会保险体系覆盖了绝大多数居民。例如，乡镇企业职工和外来工参加企业医疗保险，城市人口参加家庭医疗保险，农业人口参加村庄统一投保的住院保险，乡镇干部则增加了门诊保险，还有不少机构购买了商业保险公司的补充保险。这样，在顺德区现有的104万原住居民和50多万常住外来工中，大约有80%的人参加了各种医疗保险。

（四）顺德区城乡居民合作医疗保险制度的基金管理模式

成立专业化的基金保险公司管理。顺德区成立德安保险公司负责企业、城镇和农业人口医疗保险基金的管理。德安保险公司的业务按商业保险公司的方式运作，其管理人员有过在中国人民保险公司从事专业工作的经验。无论是公司的保险规定还是理赔制度，都设计得比较细密严格。例如保费收缴，规定半年缴纳一次，由村委会负责收齐，通过银行托收交付。对逾期缴纳保险费的村，根据逾期时间按每天0.1%计罚滞纳金，如不缴纳逾期保险费和滞纳金，则对此间发生的医疗费不予给付。这实际上是通过连带责任促使农户遵守保险合同。保险公司通过分布均匀的公司分支机构，既对医患双方实行有效监督，又方便给付和结算。德安公司在指定的医院、乡镇卫生院和佛山市的预约医院都设立了医疗保险办公

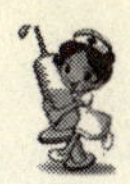

室，采用高科技手段进行数据管理。例如，用计算机记录和识别参保人的指纹和身份证，以便确认领取保险金的住院者。

（五）顺德模式的优缺点

1. 优点

提供种类多样、档次不同的保险品种，满足不同职业和收入水平人群的保险需求，使得社会保险体系覆盖了绝大多数居民。企业、城镇和农业人口三大块医疗保险基金中，一直是企业和城镇居民的部分补充农业人口的住院保险基金，三大系统的基金盈亏互补，实现了城乡融合一体的社会保障。从长远看，随着农村地区的日益城市化，城市—农村卫生服务的二元体系必将被打破，农村的卫生体制必将被纳入到城市卫生体系加以一体化考虑，在农村地区推行一体化的社会医疗保险制度即为较优选择，而顺德提前实现了这一目标。

2. 不足

第一，医疗服务管理模式有待提高。由于顺德区合作医疗采取“按服务付费”的后付制支付模式，患者先看病，然后凭病历和发票到合作医疗经办机构报销，且看病用药缺乏有效监管，这些直接导致了医生的诱导需求和部分病人过度享受医疗服务或过度用药的现象，使得入院率过高，经常出现小病也入院的现象。根据顺德区对基本医疗保险的统计，2004 年参保人员在区内的住院医疗总费用比上一年增长了 27%，基金超支了 700 多万元，对基金安全形成了极大的挑战。

第二，合作医疗保费筹集力度有待加强。目前顺德根据自己地方经济的特点，结合区、镇、个人三个缴费来源筹集基金。由于顺德经济较发达，区、镇已累积一定的经济实力，因此对基金的补贴是到位的，但个人缴费部分迟缴、拖欠等现象间有出现，部分参保人员甚至钻政策的空子不缴保费。由于顺德城乡合作医疗年最高赔付额为 6 万元，而收取保费则按月征收，部分参保人员在个人享受基金赔付 6 万元后，从次月起停缴保费。个人不缴费导致区、镇财政对该参保人员保费补贴的缺失，使合作医疗基金收入减少而支出增大，导致权利与义务的不对称。

第二节　沿海地区新型农村医疗保障五种典型模式简单评价

就医疗保障制度而言，世界上不存在一个普适性的理想制度模式，其评价指

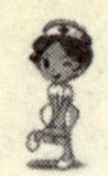

标也无统一的标准。因为，各个国家的国情不同，各种制度模式也有其不同的社会条件。世界卫生组织在对各国医疗卫生体系进行评价时，特别是针对全社会卫生资源利用情况和卫生服务提供情况，提出了公平、效率、透明度、可及性和适用性五项衡量指标，作为各国医疗保障制度比较的一般标准。这里，我们着重就新型农村合作医疗制度的公平性、有效性、可及性等方面对五种模式的运行绩效进行简单的评价。

一、公平性分析

比较医疗保障制度模式的公平性，一般可从筹资和医疗服务提供两个方面来分析。在资金筹集上，五种模式均是采用了参保人缴纳一定保险费与区、镇两级财政按比例予以补贴相结合的方式，在江阴，虽然政府只是主要承担保费征缴责任，但对贫困人口和纯农户及无固定收入的非农人口还是予以相应的财政补贴。桐庐县虽然农民个人筹资所占比重较大，但有不断下降趋势，而政府的主导作用则趋于增强。而且在这五种模式下，对贫困人口、五保户、低保户均有全额拨付医疗保险金的救助政策，这就从制度保证了绝大多数农村居民参保机会的公平性，没有任何人因为贫穷而受到排斥。就这点而言，五种模式并无本质区别。

另外从医疗服务的公平性而言，新型农村合作医疗强调县级大病医疗统筹为主，重点解决农民因患传染病、地方病等大病而出现的因病致贫、返贫问题。但是，由于大病住院的发生率低，每年享受大病住院医疗服务的人数毕竟很少，大多数参保农民不可能得到补偿，对于那些身体健康的人来说，参加新型农村合作医疗只能是作贡献。所以，从受益原则来看，新型农村合作医疗服务公平性就比较差。为了增进公平性，五种模式在补偿模式上都进行了创新，在大病统筹的基础上，适时进行制度调整，目前都增加了门诊补偿和医疗救助，扩大了受益面，体现了制度的公平性。

二、效率性分析

判断一种医疗保障制度模式是否有效率也可以从筹资和医疗服务提供两个角度来分析。在筹资方面主要是看是否建立了一个好的筹资机制能够筹集到足够的资金，在医疗服务方面主要是看对医疗服务质量和服务成本的影响。一种好的医

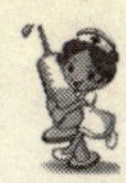

疗保障制度应该提供优质的医疗服务。但是，能够提供优质的医疗服务的医疗保障制度并不一定都是好的制度，因为它可能成本高昂，造成有限资源的低效利用，过高的投入成本，即使短期内筹集到足够的资金，也难以实现可持续发展。所以，理想化的制度模式应该综合考虑资金筹集和服务提供的关系，即在资源给定的前提下，用最低的成本提供最优的服务。如果一种制度模式达到了这种状态就是有效率的。当然，从经济学上看，制度效率也有宏观效率与微观效率之分，两者并不总是一致的。

首先，考察新型农村合作医疗制度模式的筹资效率，也可以从两方面看：一是看筹资规模与方式，二是看筹资成本及运作成本。就五个地区来说，由于经济都比较发达，地方财政收入增长较快，财政实力雄厚，农民个人收入也高，政府也愿意为农村居民的医疗保障制度买单。所以，无论是新型农村合作医疗公共筹资部分还是个人筹资，一般都能及时、足额到位。从总体上看，与其他地区相比，筹资效率还是比较高的。

再从运行成本看，江阴和顺德由商业保险公司负责基金的管理和补偿，利用了保险公司的专业化管理水平；昆山和桐庐实行城乡并轨型“三医合一”的制度模式，医疗费用的结报工作全部由社会保障局社险办（医保经办机构）一家承担，从而为整合社会保障信息化网络资源和管理力量、避免重复投入、提高办事效率、统一标准、公平公正、方便群众提[illegible]上，上述四种模式与嘉定模式相比具有较明显的优势。

其次，从医疗服务效率看。医疗保障制度模式对医疗服务效率的影响主要体现在医疗服务质量和服务成本方面。在社会医疗保险制度下，由于存在着“第三方付费”机制，社会医疗保险机构采取严格的医疗费用结算办法来控制医疗费用支出，提高服务效率；同时，在社会医疗保险制度下，实行雇主雇员共同缴费和费用分担机制，提高了参保人的费用意识，减少了医疗卫生资源的浪费。因此，相对于没有第三方付费的其他医疗保障制度模式，社会医疗保险制度模式的微观效率是比较高的。新型农村合作医疗带有一定程度的社会医疗保险性质，作为一种国家支持的农民医疗互助共济制度，它没有建立起第三方付费的有效的费用监控制度，导致医疗服务费用高昂，资源浪费严重，服务效率难以提高。就五种模式情况看，支付模式上都采取“按服务付费”的后付制。“按服务付费”的一个严重缺陷，是它对医疗服务机构和医生过度提供服务及过度用药有较强的激励作用，不利于医疗费用的有效控制和基金的风险控制。

三、可及性分析

医疗保障制度的顺利运行与医疗服务的可及性与医疗资源的配置、医疗服务体系是否完善有着直接的关系。因此，五个地区在推行新型农村合作医疗过程中都进行了农村医疗卫生体制改革，调整了乡镇卫生院的布局，部分乡镇卫生院随着行政区划调整已经改制为产权多元化的民营医院。同时，大力开展乡村一体化的社区卫生服务体系建设，因而都在一定程度上改善了农村居民的就医环境，提高了医疗服务的可及性。但是，由于传统合作医疗社区卫生服务体系建设的差距，昆山、江阴和嘉定模式在可及性方面比桐庐、顺德模式更具有优势。

以上五种典型模式都有着各自的特色，为我国全国性的构建新型农村合作医疗制度提供了宝贵的经验。但因其在筹资力度、支付模式、参保水平、医疗费用等方面尚存一些不足，有待进一步探索和完善。例如，在筹资额上，虽然与全国其他地区相比，筹资额度较高，但与城镇职工基本医疗保险筹资额相比，差距还很大，资金总量低，约束了费用补偿比例的提高，降低了农村居民参保的积极性；嘉定模式也面临着提高统筹层次的任务。目前这些都只能是农村医疗保障制[illegible]合作医疗制度的目标模式。我国农村新型合作医疗现[illegible]社会和人文特点，根据不同医疗保障模式发展应具备的制度基础和条件以及我国不同地区发展的分异性，实行多元化、多层次、多模式的制度选择，因为完善农村新型医疗保障制度的可持续发展是一项巨大的系统工程，需要长久的实践和探索。

第六章　新型农村医疗保障制度：沿海地区与内陆地区的比较分析

由于我国幅员辽阔，沿海地区和内陆地区在自然环境、经济、社会和思想观念等方面存在巨大的差异，各个地区的医疗保障制度的运行和发展各有自己的方式和特点．但同时毕竟同处中华人民共和国境内，都生活在社会主义的共同制度背景下，每个地区农村医疗保障制度的运行模式在一定程度上都是国家农村医疗保障政策实施的一个缩影。对此，进行对比，相互取长补短，互相促进，共同发展具有极其重要的现实意义。

第一节　内陆地区新型农村医疗保障制度的现状

根据国务院新型农村合作医疗部际联席会议办公室发布的信息，截止到2006年12月31日，中西部地区有891个县（市、区）开展试点，占中西部总县（市、区）的41.15%，覆盖农业人口2.96亿，占中西部农业人口的46.02%，参加合作医疗的人数为2.35亿，参合率为79.50%。筹资总额为105.55亿元，其中，中央财政补助资金36.33亿元，地方财政补助资金42.88亿元，农民个人缴费25.03亿元（含医疗救助基金为救助对象参合缴费0.89亿元），其他渠道1.31亿元。2006年中西部地区基金支出总额为73.04亿元，占当年筹资总额的69.21%，其中，用于住院补偿56.91亿元，门诊补偿12.56亿元，体检及其他支出3.57亿元。从受益情况看，2006年中西部地区累计受益13256.41万人次，其中，住院补偿971.24万人次，门诊补偿9573.73万人次，体检及其他271.44万人次。❶

❶ 上述统计中不包含部分2006年度实施二次补偿以及县外就诊和外出农民工就诊费用延续到2007年补偿的数据。

以上数据表明，内陆地区参合率、筹资水平、基金使用率、农民受益面及补偿水平逐年提高，合作医疗的保障水平不断提高。合作医疗资金的投入产出比相对较高，健康风险分散机制作用逐渐发挥，社会经济收益渐显。但内陆新型农村医疗保障制度也存在如下问题。

（一）筹资水平相对较低，筹资机制尚不稳定，筹资成本高，没有可持续性

西部不少地方还没有建立起合理的农民缴费机制。主要原因：一是缺乏集体经济的支持；二是农民交纳合作医疗有关费用的积极性不高；三是县乡政府普遍财源不足。这与合作医疗制度建设的外部环境比较特殊有直接关系。西部地区贫困县较为集中，经济水平过低，导致这些地方尚未建立起稳定长效的筹资机制，政府配套财政资金存在很大压力，部分潜在贫困人口缴费困难。特殊的外部环境不仅增加了筹资成本和基金运行风险，也极大地限制了合作医疗宣传和监管等诸多工作的开展。

目前，内陆地区每年动员农户参保的筹资成本比较高，筹资手段比较原始。基本上都是采取“上门收钱”的方式，筹集农民参加合作医疗的资金，投入的人力、时间、财力等各种成本非常大。乡村干部要连续工作 1 ~2 个月才能把农民的资金筹集上来。据估算，每个县在筹集农民资金方面的花费约占农民缴纳资金（人均 10 元）的 1/4 左右。

如果按照目前的筹资方式不变，没有基层组织的强力发动，没有乡村干部的全力参与和无私奉献，单靠卫生部门是不可能把农民的钱收上来的。如果每年都要如此大规模地投入人力和时间，久而久之，基层各级干部的热情可能会递减，也将影响新型农村合作医疗的持续健康发展。

（二）合作医疗基金使用率较低

一方面，西部地区部分县（市、区）社会经济发展水平等客观实际导致农民互助意识淡薄，普遍采取家庭账户模式吸引农民参合。加上当地财力薄弱，过分规避风险导致方案设计过于保守，造成合作医疗基金不合理沉淀，距国家基金使用率要达到 85% 的要求有较大差距。❶ 另一方面，西部地区农村卫生机构服务

❶ 卫生部，财政部，国家中医药管理局. 关于完善新型农村合作医疗统筹补偿方案的指导意见［Z］. 2007.

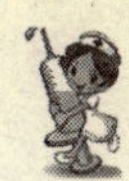

能力低下，缺少卫生技术人才，不能为农民提供较好的医疗卫生服务，也影响到合作医疗基金的有效使用。安徽省新型农村合作医疗各项运行质量指标都处于优良状态，整体工作水平和发展势头很好，处于中部地区前列。但安徽省的农村卫生服务机构仍然不尽如人意。据安徽省卫生厅统计，截至2004年末，安徽省卫生队伍共19.1万人，其中75%的卫生队伍聚集在城市，农村医疗队伍只占25%，其中还包括大量的乡村个体医生。卫生人才大量拥挤在城市，造成农村医疗卫生队伍相对薄弱，严重影响了农民获得公共卫生服务和基本医疗服务。农村除了医疗人才的匮乏之外，医务人员的素质亟待提高。乡镇卫生院医生的学历层次偏低，只有20%左右的医生达到专科及以上水平，众多的医生是中专及以下学历。

（三）新型农村合作医疗经办机构能力不强，跟不上合作医疗发展需要

在中西部地区，由于种种原因，合作医疗的管理机制不完善，管理能力薄弱。一方面，相当一部分试点经办机构编制没有完全落实，人员没有全部到位，人手不足。在管理机构设置上不够科学，有些地方的乡镇将合作医疗管理机构设置在乡卫生院，乡卫生院既是医疗服务的提供者，又是医疗服务的管理者；人员配备不够、不固定，不仅有临时观念，而且积极性和责任心受到一定的影响。一些地方合作医疗机构则设在卫生局内部，有的仅是临时机构、临时人员。不少地方试点仍以行政干预和指导为主，管理上缺少科学性，方法简单；缺乏有效的监督服务体系，造成医、患、保三方机制不健全。另一方面，经办机构经费普遍短缺，管理的硬件比较落后，往往采取手工操作，几个人管理几万农业人口，加之某些基层干部思想观念落后，业务素质低下，工作态度不积极，管理水平低；同时，管理手段也较为落后，应用计算机管理的还不多，手续烦琐，效率和质量不高。这些都影响到了新型合作医疗持续有效地开展。

（四）医疗救助制度并不完善

西部地区贫困人口数量相对较多，在最贫困人口中又有50%左右属于因病致贫或因病返贫（“西部农村合作医疗服务体系研究”课题组，2007）。对贫困地区、贫困人口实行医疗救助，对西部农村医疗保障制度的建立具有重要的意

义。但根据石英❶对西部贫困地区的调研中发现，西部五保户和贫困人群对于医疗救助十分陌生，甚至不知道自己可以享受医疗救助。村干部坦言，现阶段这里的医疗救助制度并不完善，而且目前只有五保户和特困户可以享受，其他贫困人口不能享受。在基本生活救助资金不足的情况下，医疗救助资金杯水车薪，根本无法满足需求，因此，村干部也没有对医疗救助政策进行宣传。

第二节　东部沿海地区与中西部内陆地区在农村医疗保障制度建设中的共性与差异分析

一、沿海地区与内陆地区在农村医疗保障制度建设中的共性

（一）沿海地区与内陆地区农民一样面临看病难、看病贵的问题

考察人们患病的概率和严重性，常用的指标有二：两周患病率和年住院率。

两周患病率是指被调查者在调查前两周内自我报告患有各种疾病的居民占调查总人数的比率。第三次国家卫生服务调查数据显示（见表6-1），农民两周患病率从1993年的12.82%上升到2003年的13.95%。在2003年底，两周患病率在次不发达的二类、三类农村地区最高。东部地区也有大量的二类、三类农村存在。

表6-1　农村居民两周患病率（‰）

调查时间	农村总计	一类农村	二类农村	三类农村	四类农村
1993年	128.2	124.4	138.1	122.0	127.1
1998年	137.1	132.5	133.0	153.8	114.7
2003年	139.5	128.0	132.6	160.1	123.6

资料来源：卫生部统计信息中心，2004。

第三次国家卫生服务调查中有关农民年住院率的数据显示（见表6-2），在2003年底，农民平均年住院率为3.4%，而不同地区的差别不大（大体在统计误

❶ 石英．西部贫困地区新型农村合作医疗调查与思考［EB/OL］．中国新型农村合作医疗网，http://www.cncms.org.cn.

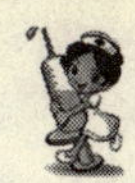

差范围之内)。2005 年《中国卫生统计年鉴》提供的数据显示，无论是门诊还是住院费用，其增长幅度都远远高于农民收入的增长幅度。尤其值得注意的是，门诊费用的增长幅度更高，几乎是农民收入增长幅度的两倍半。

表 6-2　农村居民年住院率（%）

调查时间	农村总计	一类农村	二类农村	三类农村	四类农村
1993 年	3.1	3.3	3.0	3.6	3.3
1998 年	3.1	3.5	2.9	2.9	3.4
2003 年	3.4	3.4	3.0	2.9	3.7

资料来源：卫生部统计信息中心，2004。

方黎明、顾昕（2006）把农民大病费用与农民收入数据进行了比较（见图 6-1)，结果显示，在 2003 年，农民一次大病的平均花费（包括药费、治疗费、交通费等在内）约为 7051 元，而当年农民人均纯收入为 2622 元，一个三口之家的家庭纯收入为 7886 元。因此，一场大病的花费相当于一般家庭年纯收入的 90%。这样，一旦家庭中有一人生大病，那么该家庭恐怕连吃饭的钱都没有了，遑论其他消费支出。从地区比较来看，大病花费本身差别并不大。但是，如果考虑到农民收入的地区性差别，那么大病给农民带来的经济风险程度是大为不同的。但是无论在哪个地区，如果家庭成员有一人患大病，都是一笔沉重的负担，而且越是贫穷地方，这一负担越重。

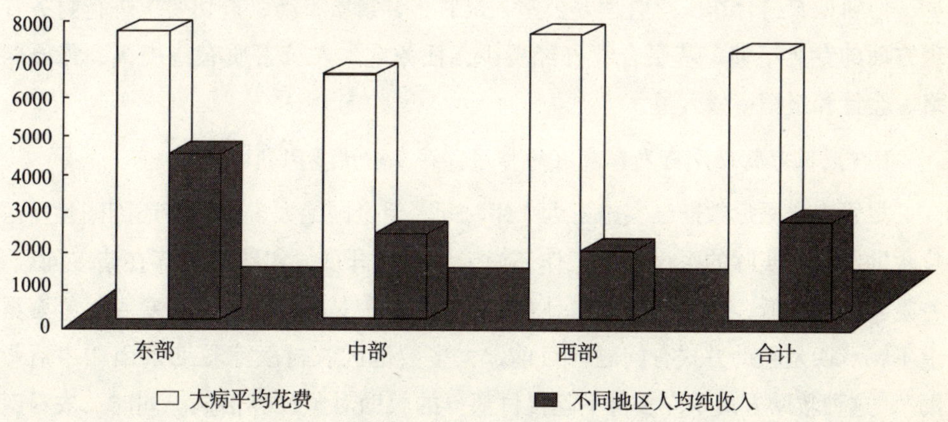

图 6-1　农民收入与大病住院费用比较

国务院发展研究中心农村经济研究部的调查显示，在所调查的贫困户中，约41%是由于疾病导致了家庭贫困，其中东部地区50%左右是由于疾病陷入贫困，中西部地区约有38% ~39%的贫困户是由于疾病陷入贫困。(韩俊、罗丹，2005)

（二）风险意识同样日益增强

随着社会主义市场经济的发展，内陆地区农村居民与沿海地区农村居民一样，风险意识也日益增强，建立新型农村合作医疗制度的要求和意愿也开始显现。例如，湖北省试点地区的农民家庭参加合作医疗的意愿比较强烈的试点地区90%以上的农民家庭愿意参加以既保门诊也保住院为主的合作医疗，46%的家庭购买了各种保险。(陈锶，2006）这些说明农民的风险意识正在提高，这对于提高合作医疗的参保率将产生积极的影响。

（三）新型农村合作医疗制度运行机制逐渐形成，但也存在需要完善的地方

各地区普遍建立了以家庭为单位自愿参加，以县（市、区）为单位统筹，个人缴费、政府资助相结合的筹资机制。普遍成立了新型农村合作医疗管理委员会和监督委员会，已形成由政府主导、卫生部门主管、相关部门配合、经办机构运作、医疗机构服务、农民群众参与的新型农村合作医疗制度管理运行机制。建立了以“基金收支两条线、专款专用、封闭运行”为主要内容，财政、审计、社会监督相结合的基金监管机制。逐步推行计算机信息化管理。

但新型农村合作医疗管理办公室人员紧张，素质不高，迫切要求进行财务管理方面的专业培训。基层合管办经费少，任务重，人员素质有待提高，需要网络、会计和报销审核人员。

（四）医疗救助没有发挥应有的作用，存在着诸多问题

尽管农村医疗救助已实施了近3年时间，但全国绝大多数省市还刚刚建立医疗救助制度，实际的医疗救助工作还尚未大规模开展，实践中也存在诸多问题。一是救助标准低，门槛偏高。二是救助面较窄。三是救助资金来源单一，筹资渠道不畅。四是救助方式有问题。目前，大多数地区农村医疗救助采用“事后救助”，这种救助方式令许多付不起自付部分的救助对象放弃治病。同时，农村医疗救助中起付线、封顶线、报销比例的设置给资金测算、支付、审核、审批带来了很大的工作量，给民政部门带来了很大的压力，甚至是畏难情绪。救助方案设

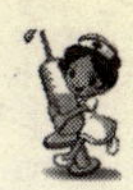

计不合理，造成了救助资金沉淀较多。五是没有建立起政府领导、部门配合的管理体制和运行机制。民政部调研显示："大部分地区农村医疗救助工作还仅是民政部门一家单打独斗，没有建立政府领导、部门配合的管理机制与运行机制。"六是农村医疗救助与新型农村合作医疗的衔接问题。在实践中，新型农村合作医疗制度和农村医疗救助制度分别属于卫生部门和民政部门管理。农村医疗救助的对象（特困户、五保户）一旦患病住院后，往往需要在两个部门之间往返几次才能报销完毕。问题在于，农村医疗救助对象往往是农村中的弱势群体，能力偏低，其往往很难掌握作为医疗救助对象的种种优惠条件，进而丧失了获得医疗保障的机会。同时，卫生部门和民政部门也会为同一人救助对象的医疗报销问题，重复审核，浪费大量的人力、物力和时间。

二、沿海地区与内陆地区在农村医疗保障制度建设中的差异

（一）沿海地区农村合作医疗的推进速度比内陆地区快

在东部地区，由于各地对新农合的宣传以及中央和地方各级财政补助的增加，农民对新农合的认识逐渐加深，参合的积极性也越来越高，参合率逐年不断增加。2006 年，东部地区有 560 个县（市、区）开展了新农合，覆盖 2.13 亿农业人口，参合人口达到 1.75 亿，参合率为 82.27%。其中，五保户人口参合率为 95.24%，贫困人口参合率为 76.03%，特困人口参合率为 88.67%，与前两年相比均有明显提高。2007 年，东部沿海地区全部实现了新型农村合作医疗的全覆盖。

截止到 2007 年上半年，中部地区合作医疗制度已覆盖到 75.28% 的县（市、区）。其中，河北、吉林、湖北和海南等省已全部覆盖。2007 年，西部地区有 976 个县（市、区）开展合作医疗，参合人口为 2.25 亿人。合作医疗吸引力逐年提高，参合率由 2004 年的 75.58% 提高到 2007 年的 84.96%。2007 年开展合作医疗工作的县（市、区）约占所有开展合作医疗县（市、区）的一半。

（二）沿海地区筹资水平相对较高，筹资结构趋向多元化、合理化

东部地区不仅人均筹资额高于全国平均水平，其筹资渠道也有别于中西部地区。2006 年，东部地区新农合基金中，中央财政补助资金占其当年筹资总额的 5.90%，地方财政补助资金占 60.06%，农民个人缴费占 30.53%。2006 年，东

部地区实际人均筹资额为61.77元，高于全国平均水平。而由于中央和地方财政提高了补助标准，中部地区农民个人缴费的比例有所下降，由2005年的37.80%降至2006年的23.66%。2007年，西部地区当年筹资额为116.67亿元。筹资构成上，中央和地方财政补助资金所占比重不断增加，2007年达到78.40%；农民个人缴费所占比重持续下降，2007年降至19.96%。西部地区合作医疗人均筹资标准逐年增长，2007年实际人均筹资水平达到51.28元（不含西藏），但仍比全国平均水平低了近8.00元。

在东部地区的新农合筹资中，地方财政和个人缴费占的比例更大，并将企业吸纳到筹资渠道中来，已形成了多元化、合理化的筹资结构，通过多方筹资，提高新农合的筹资水平。例如在上文中分析过的沿海地区的佛山市顺德区、上海市嘉定区、江苏省昆山市在实施新型合作医疗制度时，都受到市、区、镇各级政府和企业不等的经济资助，而从内陆省份的试点情况看，大部分县市基本上没有集体经济的资助，个别有集体经济资助的县市，其资助额所占比例也是微乎其微。

（三）沿海地区补偿模式以大病统筹为主

东部地区新农合主要采取大病统筹模式，与中西部地区以大病统筹兼顾门诊家庭账户为主的模式有较大的区别。2007年的相关调研显示，东部地区有33%的试点县仅仅补偿住院费用。中部地区合作医疗基金分配主要以大病统筹和门诊家庭账户相结合的形式为主。2006年，中部地区378个开展合作医疗的县（市、区）中，89.68%的县（市、区）采取了大病统筹和门诊家庭账户的形式对参合农民的就医进行补偿。

一项最新研究指出：相对于自我治疗，人们更加愿意选择门诊而不是住院，这是因为住院所包括的间接费用也不可忽视。该研究对不同补偿方案的模拟表明，仅仅补偿住院费用并不能减轻平均的医疗负担，政府补贴相同的情况下，门诊和住院都补偿的模式效果更好。[1] 因此，随着新型农村合作医疗向纵深发展，东部许多地区正在积极探索住院为主、兼顾门诊的补偿模式，以增强制度的吸引力，调动农民参合的积极性。这对东部地区总体受益面的增加也会有一定的影响。

---

[1] 北京市公共卫生信息中心. http://www.phic.org.cn/hangyexinxi/quanguoweisheng/200812/t20081222_3092.htm.

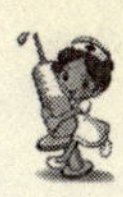

（四）参合农民就医流向与内陆地区存在差异

由于东部地区农民收入水平较高，参合农民的就医选择也有别于全国总体趋势，参合农民更倾向于选择较高级的医疗服务，住院更多地选择县级或县级以上医疗机构，导致资金主要流向县级或县级以上医疗机构，并且流向县以上医疗机构的资金比重有增加的趋势，与其他地区相比，可能存在卫生资源利用不合理现象。从参合农民的就医流向及补偿资金的流向来看（见表6-3），2006年东部地区有二成资金流向县级以上医疗机构，有各四成的资金流向了县级医疗机构和乡镇卫生院；中部地区获得住院补偿的参合农民约六成在乡（镇）卫生机构就医，三成在县级医疗机构就医；而住院补偿资金三成流向乡（镇）卫生机构，约四成流向县级医疗机构；西部地区只有一成的资金流向县级以上医疗机构，三成资金流向县级医疗机构，而六成的资金集中在乡镇卫生院。但东部地区参合农民门诊就医及资金流向与全国总体趋势基本一致，主要集中在村级卫生机构和乡（镇）卫生机构。为了合理分流病人，东部地区各省市也采取了不同的措施，进行村卫生室和乡镇卫生院的标准化建设，对乡村医生进行培训，努力改善农民的就医环境；另外，东部地区全面推进新农合信息化建设，部分县实现了即时“刷卡”结报，有利于将病人“留”在县级或县级以下医疗机构；同时，在设计补偿方案时，补偿比例的设置向基层医疗机构倾斜，引导农民在基层医疗机构就医。

表6-3　2006东部、中部、西部地区基金流向情况

就医流向（%）	东部	中部	西部
县以上医疗机构	21.72	13.46	10
县级医疗机构	39.69	35.57	30
乡镇卫生院	38.59	50.97	60

（五）沿海地区住院费用较高，补偿比相对较低（见表6-4、表6-5）

农民的收入水平决定了其卫生服务的消费水平。东部地区经济发展水平较高，农民人均年收入高，其卫生服务的价格也较高。（左延莉、胡善联等，2006）东部地区参合农民的次均住院费用明显高于全国平均水平，这是由于东部地区物价水平相对较高，在享受同等的医疗服务的情况下，东部地区的参合农民需要支付的价格也更高；另外，这与参合农民的就医选择也有关，医院级别越高，其医疗服务价格也越高，东部地区参合农民选择县及县以上医疗机构住院的比重高于全国平均水平，也提高了其总体住院费用。东部地区的实际住院补偿比低于全国平均水平。这是由于人均筹资水平的高低直接影响参合农民获得补偿金额的高低，东部地区人均筹资额高于全国水平，因而次均住院补偿额也相对较高，但东部与全国住院费用之间的差异远远大于筹资水平的差异，导致实际住院补偿比相对较低。因此，要提高参合农民的受益水平，应加强对医疗机构的监督管理，严格规范新农合定点医疗机构的医疗服务行为，以控制医疗费用的不合理增长，东部地区各省市在这方面也采取了不同的措施，如制定基本用药目录，限制目录外药品的使用；推行药品集中招标采购制度，以县为单位，建立新农合药品配送运行机制，降低药品的购销成本；采取单病种限价等。另外，更重要的是要建立稳定增长的筹资机制，不断提高筹资水平，从根本上提高新农合的补偿能力，提高参合农民的受益水平。

表 6-4　2004 年西部、中部、东部地区每千参合农民住院补偿次数和门诊补偿次数

地区	每千参合农民住院补偿次数	每千参合农民门诊补偿次数
西部	17	304
中部	34	802
东部	29	392
全国	28	519

表 6-5　2004 年西部、中部、东部地区住院补偿比情况

地区	医疗总费用（万元）	补偿费用（万元）	次均住院费用（元）	次均补偿费用（元）	费用补偿比例（%）
西部	45252.03	11732.86	1528.16	393.84	25.77
中部	209140.15	53504.35	2157.26	551.89	25.58
东部	374278.52	89896.67	3882.33	932.48	24.02
全国	628943.70	155133.88	2818.56	695.22	24.67

资料来源：左延莉，胡善联，傅卫等．2004 年全国新型农村合作医疗资金使用情况分析［J］．中华医院管理杂志，2006，22（11）．

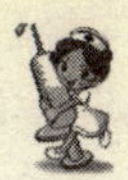

（六）制度创新方面存在差异

新型农村合作医疗制度并不是完善的农村医疗保障形式，而是一个过渡阶段，存在的现实矛盾和问题还很多，需要各地在实施过程中，根据实际情况在现有的体制框架内进行必要的探索创新，以使新型农村合作医疗的运行机制更适合于参合农民的需要。

新型农村合作医疗作为一个社会系统工程，其运行机制涉及管理体制、组织机构、筹资机制和补偿机制、监督机制等基本方面。所谓创新，主要指的就是这些方面的创新。沿海地区在管理模式、筹资模式方面创新力度大，而内陆地区在控制医疗费用、规避供方的道德风险方面创新力度大。

目前，沿海地区在筹资方面创新比较有代表性的是江苏省赣榆县的滚动筹资和浙江省开化县的信用社代缴筹资。管理机制方面的创新主要有委托商业保险公司管理的“江阴模式”和“顺德模式”，还有基于城乡统筹前瞻的划归为劳动和社会保障部门管理的“昆山模式”和“桐庐模式”。

虽然受到地方政府财力有限的约束，但内陆省份还是在既定的资源条件下，结合内陆省份参合农民的特征和实际情况，进行了大量的制度创新，以最大限度地提高农户在新型农村合作医疗制度中的受益程度，有效保护了参合农民的利益。这些模式和经验也值得沿海省份的合作医疗管理部门借鉴。

例如，湖北省和安徽省建立的新型农村合作医疗“保底补偿”制度；河南省结合外出务工农民较多的实际，积极探索在外务工农民较集中的地方建立新型农村合作医疗定点医院，创造了“本地参合、异地报销”的“固始模式”❶和“息县模式”；湖北公安县建立的“住院统筹+门诊统筹”运行模式及“县级监督指导、乡镇统筹管理”的管理体制；重庆市积极探索合作医疗与农村医疗救助制度在补偿政策和服务管理方面的有效衔接，实行“一站式”服务；陕西省在全国首创了“单病种定额付费模式”，即通过确定出不同医疗机构改革的独立病

❶ “固始模式”：河南省信阳市固始县结合外出务工农民较多的实际，积极探索在外出务工农民较集中的地方建立新型农村合作医疗定点医院，实现外出务工农民就地参合、就地就诊、就地报销，在全国开创了先例，被称为农民工参保的“固始模式”。2006年，固始县新型农村合作医疗基金支出3600多万元，并开始在河南郑州、江苏盛泽镇等固始籍务工人员超过5万人的城市，设立新型农村合作医疗异地定点医院。（赵曼、张广科，2009）

种的收费标准，划分出新型农村合作医疗补助和农村居民个人付费的相应数值，农民住院只需缴纳定额中自己负担的部分，其余由当地合作医疗经办中心与医院直接结算，超额费用由医院承担。该模式的实施在调整医院与患者关系、医院与合作医疗管理部门的关系、控制医疗费用、方便住院患者等方面，具有一定的效果。（赵曼、张广科，2009）

第三节　沿海地区与内陆地区医疗保障制度建设差异的成因分析

前文所述，社会保障的影响因素很多。由于新型农村合作医疗的实施和发展与经济、文化和地理等因素有着密切的关系。沿海与内陆地区农村医疗保障的建立与运行也深深打上了受其所在环境影响的因素。

一、沿海与内陆地区经济状况的差异造成了不同地区筹资水平不同

由于受自然条件、社会文化、政策因素、资本形成能力、生产技能和家庭负担等多方面因素的影响，各地的经济发展是极不平衡的，沿海地区农民人均纯收入远远高过内陆地区农民（见表6-6）。2003年，东部地区农民人均纯收入为3616.6元，中部地区农民人均纯收入为2382.0元，而西部地区农民人均纯收入为1878.90元。2004年末，全国农村绝对贫困人口为2610万人，东部地区为374万人，中部地区为931万人，西部地区为1305万人，绝对贫困人口占各地区农村人口的比重分别为1.0%、2.8%和5.7%，有50.0%的绝对贫困人口集中在西部地区；在低收入人口中，东部地区为837万，中部地区为1744万，西部地区为2396万，低收入人口占各地区农村人口的比重分别为2.2%、5.3%和10.5%，低收入人口的48.1%也集中在西部地区。[1] 在生活消费支出方面，东中西部也依次递减，中部高于西部，但都与东部地区存在较大的差距，中西部地区低于全国农村居民的平均生活消费支出。

---

[1] 2004中国农村贫困状况监测公告，国家统计局网站，2005-04-21.

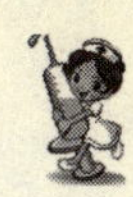

表 6-6 2003 年东中西部地区基本经济状况

地区	国内生产总值及构成（亿元）	财政收入（亿元）	财政支出（亿元）	农民人均农纯收入（元）	农民人均生活消费支出（元）
东部合计	79283.0	6356.2	8775.0	3616.6	2510.9
比重	58.5	64.5	50.9	–	–
中部合计	33301.0	1844.3	4110.0	2382.0	1728.4
比重	24.6	18.7	23.9	–	–
西部合计	22955.0	1649.5	4345.0	1878.9	1466.4
比重	16.9	16.7	25.2	–	–
全国	117252.0	9850.0	17230.0	2622.0	1943.3

资料来源：陈迎春，唐圣春等．东中西部地区农村卫生发展比较（一）［J］．中国卫生经济，2006.

合作医疗保障制度多方筹资的性质决定了其必然受当地经济的较大影响，主要表现在各参与主体的经济承受能力和出资份额上，进而影响到合作医疗在筹资渠道、资金来源方面的稳定性以及筹集基金规模等，进而又会直接影响到合作医疗的抗风险能力和所能提供的医疗保障水平。东部地区由于经济条件较为优越，筹资水平相对较高，农村居民的参合意愿也较强。据调查，上海松江和江苏锡山农民对合作医疗支付意愿，其平均出资额分别为 116.49 元和 98.08 元，其最高出资额均达到 500 元。而对内陆地区湖北长阳 360 户农户的调查结果表明，农民对新型农村合作医疗的支付意愿，出资额在 10 元以上的占 63.89%，出资额在 11～20 元的占 18.89%，可见沿海地区和内陆地区农民对合作医疗的支付意愿相差 10 倍多。（陈曼莉，2006）

二、思想文化观念的差异导致了不同地区农民参合意愿的不同

思想文化观念主要指民众的心理、生活习惯、思维方式、价值观念等各个层面。在思想观念方面，沿海地区农村受市场化的影响较大，农民的思想相对开放，对风险和市场的认识比中西部地区农村先进，更愿意接受团队互助的方式。而落后地区农村仍旧以农业收入为主要经济来源，在很大程度上保持着以往自然经济的特征，农村的传统观念文化在当地农民的思想中占据着统治地位。农民对引入现代保障机制的医疗保障制度接受程度不高，农民考虑更多的不是是否能够达到互助共济的效果，而是自己的家庭是否受益。沿海地区和内陆地区的民主化

进程也不一致。东部地区农村的法制观念、民主观念先进于中西部地区，沿海地区的农民对本地政府和官员的信任度高于内陆地区。内陆很多地区农村的干群关系紧张，导致农民对政府举办的农村医疗保障制度信任度不高。在“自愿参与”的原则下，动员农民参加医疗保障制度的难度相当大。（陈兴宝，2001）思想文化观念的差异，造就了沿海内陆地区农民不同的医疗需求、就医观念和行为以及对不同的医疗保障模式的需要。

三、沿海地区与内陆地区农村人口健康状况与医疗资源及服务利用情况不同

（一）农村人口健康状况

人均期望寿命、孕产妇死亡率、新生儿死亡率和婴儿死亡率等是反映各地区居民健康状况最基本的指标。东部地区在这些主要健康指标上均明显先进于中西部地区。

1. 各地区农村居民健康状况

孕产妇死亡率是衡量一个地区居民健康状况的重要健康指标。一项关于沿海内地孕产妇死亡率的调查表明（见表 6-7），2004 年，边远地区孕产妇死亡率为 93.70/10 万，是沿海地区的 7.15 倍，是内地的 1.65 倍。2004 年，新生儿死亡率、婴儿死亡率和 5 岁以下儿童死亡率，边远地区远高于沿海地区和内地（沿海地区主要指东部，内地主要指中部，边远地区主要集中在西部）。同时，东中西部地区儿童健康状况的差距显而易见。2000 年，期望寿命全国平均水平为 71.40 岁，东部各省均高于全国平均水平，中部各省与全国平均水平接近，西部各省均低于全国平均水平。这表明东部地区农民的健康水平远高于中西部地区农民健康水平。

表 6-7　2004 年不同地区儿童和孕产妇死亡率

区域	新生儿死亡率（‰）	婴儿死亡率（‰）	5 岁以下儿童死亡率（‰）	孕产妇死亡率（1/10 万）
沿海	7.5	9.5	10.8	13.1
内地	14.2	18.5	22.1	56.7
边远	30.6	43.2	51.2	93.7

资料来源：陈迎春，唐圣春等．东中西部地区农村卫生发展比较（一）［J］．中国卫生经济，2006（2）.

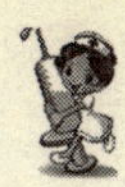

2. 各地区传染病的发病情况

新中国成立以来，我国传染病的控制取得非常显著的成效，但是各种重点传染病的发病率还处于较高的水平（见表6-8），给人民群众的身体健康带来不少威胁。从地区的分布情况来看，传染病总的发病率东中部地区均低于全国平均水平，东部地区要略高于中部，而西部地区远高于全国平均水平；肺结核的发病率东中西部地区依次递增，东中部地区低于全国平均水平，而西部显著高于全国平均水平。传染病发病率高低不仅取决于客观疾病状况，而且和当地卫生机构的传染病报告率直接相关，而传染病报告率和当地疾病控制机构对传染病的管理水平高度相关。（左延莉、胡善联等，2006）

表6-8　2004年肺结核与传染病在东中西部地区的发病率（1/10万）

项目	东部	中部	西部	全国
肺结核	61.61	74.95	101.90	74.64
传染病	228.7	215.83	321.58	244.66

资料来源：陈迎春，唐圣春等．东中西部地区农村卫生发展比较（一）［J］．中国卫生经济，2006(2)．

总之，与沿海地区和大城市相比，传染病、地方病仍是影响西部地区人群健康的一个主要因素。目前我国80.00%的艾滋病感染者在农村，尤其是西部农村，240万~320万人由于艾滋病变成赤贫人口。同时，西部地区、农村地区尤其是西部贫困地区的妇幼保健状况不容乐观。农村孕产妇死亡率和儿童死亡率是城市的两倍。（王延中，2004）

（二）医疗资源及服务利用情况

一般地说，农村居民的健康状况和当地公共卫生服务的提供与管理能力有着极其密切的联系。农村经济落后，卫生资源稀缺，会造成农民抵御疾病风险的能力降低，从而使健康指标较差。卫生资源的投入过少会直接影响农民的健康，从而导致农民因病致贫、因病返贫的问题严重。

1. 在医疗服务可及性方面

医疗点的距离和时间是衡量一个地区医疗服务可及性的重要指标。通过对比可以看出，在去最近医疗点无论是距离还是时间上，东部地区的便利性大大高于西部地区，也高于全国平均水平，而西部地区农民利用医疗服务的便利性不仅低于东部地区，也低于全国平均水平（见表6-9）。

表6-9 东西部地区农村被调查住户到最近医疗点的距离与时间（%）

区域	<1公里	>5公里	<10分钟	>30分钟
东部	76.9	3.3	70.5	3.8
西部	45.6	14.4	33.5	27.6
全国	61.1	4.8	66.9	6.8

2. 医疗资源及利用情况

从表6-10中可以看出，2007年，东中西部地区每千人口乡镇卫生院床位数分别为0.96张、0.79张和0.82张，东部最高，中部最低。从每医疗机构的诊疗人次、住院人数以及病床使用率来看，东部地区县级医院的利用率比中西部地区高，而乡镇卫生院这一级东部地区虽然拥有的床位数高，但利用率不及中西部地区。❶ 这表明东部地区农民就医更倾向于到高级医疗服务机构就诊。

表6-10 2007年东西部地区农村医疗资源利用情况

县级医院	东部	中部	西部
诊疗人次（亿次）	9.2	3.7	3.5
入院人数（万人）	2939.7	1893.7	1653.9
病床使用率（%）	82.0	74.1	76.8
平均住院日	11.0	10.5	10.6
乡镇卫生院			
诊疗人次（亿次）	3.2	2.1	2.3
入院人数（万人）	820.9	917.0	924.3
病床使用率（%）	45.7	50.5	49.1
平均住院日	4.7	5.7	4.1
每千农业人口乡镇卫生院床位数	0.96	0.79	0.82

资料来源：根据卫生部2007年卫生统计提要整理。

❶ 国家卫生部卫生统计信息中心. 2007年中国卫生统计提要. http://www.moh.gov.cn,2007-05-16.

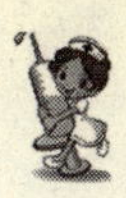

3. 医疗机构人力资源状况

平均每千人口拥有的医生数是衡量一个国家或地区社会发展状况的重要指标。从每千人口拥有的卫生资源来看，东部农村每千农业人口乡村医生数分别为1.22人，中西部为1.05人和0.91人。农村每千农业人口乡镇卫生院卫生技术人员数东部为1.37人，中部为1.21人，而西部农村仅为0.95人（见表6-11）。东部无论在乡村医生还是乡镇卫生院技术人员上都高于中西部地区。而评价卫生技术人员素质的主要指标包括执业（助理）医师（护士）数和学历状况。而中西部地区每千人口拥有的执业（助理）医师和注册护士数，都低于全国平均水平；东中西部地区依次递减（见表6-12）。而且西部地区的县和乡级卫生技术人员本/专科学历明显低于东中部地区，以中专及以下学历为主（分别占64.6%和82.6%）。

表6-11　2007年不同地区乡村医生人员数

	东部	中部	西部
每千农业人口乡村医生和卫生员	1.22	1.05	0.91
每千农业人口乡镇卫生院人员数	1.37	1.21	0.95

资料来源：根据卫生部2007年卫生统计提要整理。

表6-12　2004年不同地区医疗机构卫生技术人员数

地区	卫生技术人员	执业（助理）医师 每千人口	注册护士 每千人口	执业（助理）医师	注册护士
总计	4389998.00	1904771.00	1307814.00	1.50	1.03
东部	1882538.00	806250.00	588407.00	1.70	1.24
中部	1408740.00	594245.00	404526.00	1.38	0.94
西部	1098720.00	504276.00	314881.00	1.38	0.86

资料来源：根据卫生部2007年卫生统计提要整理。

4. 西部农村在卫生保障费用等方面与其他地区尤其东部地区有较大差距

从卫生费用看，西部地区与其他地区有着不小的差距。卫生费用由两大部分组成：政府预算对卫生事业的拨款和居民个人在医疗保健上的开销。在我国，卫生事业费主要来自地方财政，而不是中央财政。这种格局就决定了各省人均卫生事业费用的高低取决于其财政实力。在西部，除了西藏，别的省份基本上都得依靠自身的财力来解决卫生事业费。目前，全国各省人均卫生事业费最高的省份与最低的省份相差有10倍之多。

在卫生总费用中，居民个人在医疗保健上的支出占据重要地位。2004年，全国卫生总费用中居民个人卫生支出占53.6%。居民个人平均医疗保健支出主要取决于其收入水平的高低。在我国，无论是政府预算对卫生事业的拨款，还是居民个人在医疗保健上的开销都存在着巨大的地区差距。有研究认为，如果用人均期望寿命作为衡量各地总体健康状况的指标，各省的人均GDP与人均寿命高度相关。西部地区人均GDP水平与其他地区尤其东部的巨大差异，决定了西部农村农民在医疗保健上的支出与其他地区尤其东部地区比，存在着不小的差距。

第四节　完善内陆地区新型农村医疗保障制度的政策建议

以上分析表明：与经济发达的沿海地区相比，内陆省份建立农村新型合作医疗制度的背景是存在巨大差异的，这种差异主要表现为：一方面，内陆省份的总体经济实力和农村居民个人收入水平等均显著低于沿海发达地区，思想观念相对也比较保守，从而使农村新型合作医疗制度的建立和巩固、发展更加困难，即使建立之后，医疗保障的质量和水平也势必要相对更低一些；另一方面，内陆省份农村居民的健康状况相对较差，人均医疗资源相对较少。因此，更加迫切地需要建立新型医疗保障制度来提高居民的健康水平。

一、对西部地区合作医疗制度建设提供更多的财政和政策支持，进一步提高筹资水平

内陆地区总体筹资水平的偏低约束影响了新型农村合作医疗的保障水平。随着经济的发展，筹资水平需不断提高，才能满足农民基本医疗服务需要。据2003年全国卫生服务调查，医疗费用一直呈两位数上升，在农村也达11%，若不提高筹资水平，新型农村合作医疗的保障水平还会相对下降。（毛正中、蒋家林等，2005）因此，要尽快建立起稳定长效的筹资机制。在这方面，各地可根据自己的实际情况进行探索。对西部地区来说，中央政府补贴的比重也必须更高；上一级政府对所辖经济欠发达的地区应有一定的重点支持。要确保资金及时到位，并将

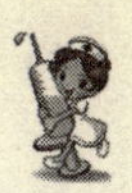

增加的财政补贴主要用于大病统筹，最大限度地用到农民身上。积极探索“个人所有、社会统筹”的运行机制，动员全社会支持合作医疗，逐步提高基金总量。农民个人缴费，可以合同的方式缴纳，明确应交费金额、时间、地点及应享受的医疗服务、医药费报销的范围和比例。只有建立多元化的筹资渠道、稳定的筹资机制，合作医疗专用资金账户才能有源源不断的活水，合作医疗才能持续、长久。

二、改善合作医疗的外部环境，加大农村卫生服务供方能力建设

积极推动农村卫生服务体系建设，合理规划区域卫生资源，加大基层卫生人力培养的力度，改善乡镇卫生院提供能力。首先，推进乡镇卫生院标准化建设和规范化管理，健全内部运行机制和分配制度。其次，提高村卫生室服务水平。加强农村卫生人才培养，提高服务人员待遇，逐渐纳入乡镇卫生院的管理体系。再次，整合农村医疗资源，实现县、乡、村医疗资源的优势互补。

同时，以深化医药卫生体制改革为契机，大力推进农村医疗机构管理体制和补偿机制、医疗服务价格、药品流通体制和农村公共卫生体系建设等相关改革，以提高合作医疗在保障农民健康方面的效果。

三、科学制定补偿方案，不断完善合作医疗制度

积极推动门诊统筹试点工作，并以全面推动信息化工作为抓手，加强信息采集处理能力，及时合理地调整补偿方案，也可通过“二次补偿”手段防止基金沉淀。同时要加强对合作医疗基金和定点医疗机构的监管，鼓励支付方式创新，确保合作医疗基金真正惠及广大农民，以不断提高农民医疗保障水平为目标，推动合作医疗可持续发展。

四、加强合作医疗经办机构管理能力建设

内陆地区应加快落实新型农村合作医疗经办人员编制，把“合管办”工作经费列入年初财政预算，充分调动县、乡两级合作医疗经办机构工作人员的积极性，加快合作医疗管理信息化、网络化建设，增强资金动作的透明度，降低管理成本，提高管理效率。

同时，国家要为内陆地区特别是少数民族地区在技术指导、基层业务和管理人才培养方面给予更大的人、财、物支持。一方面，以满足基本需要为原则，应尽快增加各级政府新农合人员的编制，要有足够数量的专门管理人员，并保证必需的管理经费和设施；另一方面，应当严格执行合作医疗经办队伍的准入标准，加强人员培训，提高工作人员素质。

必要时，在部分试点地区引入第三方管理模式，即引入商业保险机构负责医疗基金的筹资和运营管理。可以按照“征、管、监”原则，实行政府负责基金征缴管理、保险公司负责业务管理、卫生行政部门负责监督管理的合办形式。合作医疗业务通过委托商业保险公司管理，有利于降低管理成本，提高运作效率，同时，还可以利用商业保险公司管理的透明性和专业性运作，增加农民对合作医疗的信心。

五、加大财政投入力度，完善医疗救助制度

完善农村医疗救助制度并加大财政投入力度，加强医疗救助基金使用管理，并注意与新型农村合作医疗制度的衔接，以充分发挥制度合力。2006 年，中央财政（包括一般预算和彩票公益金预算）相应安排资金 9. 5 亿元，比 2005 年增加 6. 5 亿元。这对西部农村医疗救助制度的建立和新型农村合作医疗工作的推进起到了一定的促进作用。

医疗救助制度的建立，目前还要做的工作是把经济扶贫与卫生扶贫有机结合起来。可由政府在扶贫专款及有关扶持资金中划出一部分资金设立医疗救济基金，专门用于解决贫困地区的医疗扶贫问题。西部地区医疗救助对象可确定为无固定收入、无生活依靠及生活在农村最低生活保障线以下的人群，这样可使贫困者得到救助，且方便可行，减少组织成本。享受医疗救助的对象，除了本人申请外，必须经过必要的资产收入情况调查，符合情况并经批准后，由指定的医疗机构提供免费的医疗救助，保障其最低的医疗需求。

第七章　沿海地区农民就医行为特点及影响因素分析

就医行为是指人们在感到身体不适或出现某种疾病症状，或者即便现在没有感到不适，可是感觉到有潜在患病危险时而采取的寻求医疗帮助的观念、表现和行动，是一种十分复杂的心理和社会行为。它包括对医疗机构医护人员、药品、治疗方式的选择，对就医动机、看病的预期目标和结果的内涵标定，以及为实现预期目标和结果而进行的意义设定和解释。❶ 人们的就医行为和医疗需求是医疗卫生和医疗保障制度发生、发展、变化的根本动因，只有全面掌握就医行为的现状及特点，才能够有针对性地对医疗卫生领域及医疗保障制度进行改革和完善，从而更好地满足人们的求医需要。了解沿海地区农民利用医疗服务的行为模式，明确农民的就医需求，是建立和完善沿海地区农村医疗服务体系和提高农民参加新型合作医疗积极性的前提。一个完整的农村居民就医行为模式包括农村居民具体的就医选择、就医目标、影响就医行为的因素和各种影响因素之间的相互联系。本研究的就医行为主要包括：就医方式选择、就医心理动机、就医路线选择、就医机构选择、就医途径选择和是否住院的选择等。

第一节　沿海地区农村居民就医行为

一、就医方式的选择

调查中发现，所调查农民在生病后，采取步行就医的占45.4%，为主要的就医方式；采用自行车就医的占11.0%；采用摩托车就医的占27.6%；利用公共

❶ 姚兆余，张娜. 农村居民就医行为及其影响因素的分析［J］. 南京农业大学学报（社会科学版），2007（3）.

汽车或大小巴士就医的农民占 13.8%；而打的或坐顺风车就医的农民仅占 2.0%，见表 7-1。

表 7-1　你去看病通常采取什么方式

	步行	自行车	摩托车	汽车	其他	总数
频次	470	114	286	143	21	1036
百分比	45.4	11.0	27.6	13.8	2.0	100

这样的就医方式决定了医疗点不能太远，而我们的调查也显示，在沿海地区交通较便利，人们借助各种交通工具，很快就可到达医疗点。表 7-2、表 7-3、表 7-4、表 7-5 从去医疗点的距离和时间衡量了农民获得医疗服务的可及性，调查对象中 70.5% 的人 10 分钟内就可到达最近的医疗点，医疗服务的可及性强。

表 7-2　村卫生室距离　　单位：公里

	<1	1~5	5~10	11~15	16~20	>20	无医疗点	总数
频次	777	149	18	9	1	4	52	1010
百分比	76.9	14.8	1.8	0.9	0.1	0.5	5.0	100

表 7-3　乡镇卫生院距离　　单位：公里

	<1	1~5	5~10	11~15	16~20	>20	总数
频次	302	636	73	10	5	6	1032
百分比	29.3	61.6	7.1	1.0	0.5	0.6	100

表 7-4　去县医院距离　　单位：公里

	<1	1~5	5~10	11~15	16~20	>20	总数
频次	49	281	231	197	121	147	1026
百分比	4.8	27.4	22.5	19.2	11.8	14	100

表 7-5　去最近医疗点所需时间　　单位：分钟

	<10	10~20	21~30	31~40	41~50	51~60	>61	总数
频次	677	147	104	7	1	24	6	980
百分比	70.5	15.0	10.6	0.7	0.1	2.4	0.6	100

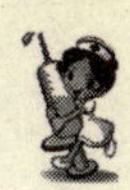

二、就医心理动机

在本次调查中研究者特别设计了一道测试被访谈者心理动机的问题：当您感到身体不舒服时，心里是怎么想的。调查结果（见表7-6）发现，“感觉平时身体不错，小病没有关系”的农民占27.2%；认为“看病太贵，还是先忍忍”的占19.4%；“太忙没时间，过段时间再说”占3.8%；认为“去医院太麻烦，算了”占7.4%；而认为“打针吃药苦，害怕看病”占1.6%；更多的被访谈者认为“身体要紧，马上去看”，占40.2%。可以看出沿海地区农民健康意识强，就医意识较强烈。还有近0.5%的被访谈者选择“其他”。访谈中农民表示：“一般不适不会去看，很严重才去看，到县城看完就想回来了。”很多时候，农民并不把伤风感冒等常见小病放在心上。

表7-6 当你身体不舒服时，是怎么想的

	频次	百分比
感觉平时身体不错，小病没有关系	281	27.2
看病太贵，还是先忍忍	200	19.4
太忙没时间，过段时间再说	39	3.8
去医院太麻烦，算了	76	7.4
打针吃药苦，害怕看病	16	1.6
身体要紧，马上去看	415	40.2
其他	5	0.5
总　数	1036	100

三、就医时机的选择

农民一般在什么情况下才到医院去就医呢？调查结果（见表7-7）显示，占39.9%的农民回答“初次不适就去”，回答“反复发作时”采取就诊的占28%，“疼痛难忍时”就诊的也占到32.1%。为什么有三分之一的农民生病到疼痛难忍时才去看病呢？在我们调查中得知，一方面农民认为是小病，自己的身体能够抵抗得过去，没必要初次不适就去看病；另一方面，考虑到农村挣点钱不容易，舍不得将钱花在看病上。农民的这种行为就可能直接导致小病不治，终酿大病。

在新型农村合作医疗实施后，这种情况有了改变。所有的被调查人员都告诉我们，许多村民生病后去医院看病的时间较新型农村合作医疗实施以前早了很多。

表 7-7　您生病到什么程度才会去看病

	频次	百分比
初次不适就去	408	39.9
反复发作时	286	28.0
疼痛难忍时	328	32.1
总　数	1022	100

罗源农民3：是的，我们现在会去看病了。比如以前与一些老人交谈，他们都自己在家抓些药吃。现在他们都会去医院检查了，态度变了很多。

长乐农民5：他们都可以在医院住更长的时间了，我现在也在想要不要住院。

蓬莱农民6：之前，人们想尽早出院，因为没钱。但现在他们可以住好多天的时间来观察，因为可以获得补偿。

卫生服务者也认同了这些观点，他们告诉我们，住院人次在逐渐增加，大部分医院的门诊量也在增加。

四、就医路线的选择

在农村，人们可以选择在四种不同级别的医院看病。最低一级是村诊所，第二级至第四级分别为乡镇卫生院、县医院和省市级医院。不同级别的医院提供的服务种类、服务质量以及价格也不同。调查结果（见表7-8）发现：选择“发现病状先到村卫生室，再到乡镇卫生院，再到县级医院及更高级别医院”的占45.2%；认为“发现病状先到村卫生室，再到县级医院及更高级别的医院”的被访谈者占15.2%；21.4%的被访谈者选择“发现病状先到乡镇卫生院，再到县级医院及更高级别医院”；而“发现病状直接到县级医院及更高级医院”的农民仅占7.6%；还有6.7%的农民认为“发现病状，根据病情选择医院，然后一次

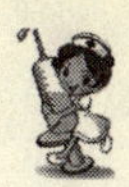

性到达看病的地方”；0.2%的被访谈者选择了“其他”。而当问及这样选择的原因时，有47%的人认为这是已经形成的习惯；13.1%的人认为根据病情来选择。说明村卫生室就诊方便是农民的首要选择。访谈结果与问卷调查一致。

表7-8　您看病的情形大致属于以下哪种形式或路线

	频次	百分比
先到村卫生室，再到乡镇卫生院，再到县级医院及更高级别医院	465	45.5
先到村卫生室，再到县级医院及更高级别的医院	155	15.2
先到乡镇卫生院，再到县级医院及更高级别医院	219	21.4
直接到县级医院及更高级别医院	78	7.6
根据病情选择医院，然后一次性到达看病的地方	68	6.7
经常性检查，然后进行体检性就医	13	1.3
没有大病拖过去就算了	22	2.2
其他	2	0.2
总　数	1022	100

晋江市农民4：生病的时候，那要看生什么病了，如果是普通的感冒就多喝水，多吃菜，其他的都没有什么特别处理。如果感冒比较严重的话，我们就到卫生院拿药了。

闽清女小组讨论：就近医治小病，去卫生院就好；一般小病都去卫生院，除非村里看不来才去医院；我们小小的卫生院看一次病也要几十块。人家一天出去打工才二十块。有的没条件连卫生院都不去。一到医院就是三五十块。

闽清男小组讨论：小病就去诊所。该开什么药就开什么药；县医院比较贵，医疗站看不来才去县医院；都是一样的。就近看病。卫生所看不好了才去县医院。小病就在医疗站，重病了才去县医院。

慈溪市农民1：小病去社区医疗服务中心。

在调查中，当我们问到“你为何选择上述路线”时，结果见表7-9。有将近一半的人回答作出上述选择是因为已经形成习惯。其次，22.1%的农民是因为是医疗定点机构，必须先到该医院。还有一小部分农村居民对各医院的医疗条件比较熟悉，能根据病情作出决定。可见，在调查样本县，有近半数的农民的就医行为主要是按照生活习惯来进行的。

表 7-9　您采取上述看病形式或路线的最主要原因

	频次	百分比
已经形成了习惯	483	47.0
卫生机构布局决定的	133	13.0
是医疗定点医院，必须先到该医院	227	22.1
现在不缺钱了，把命看得更重要了	27	2.6
能根据病情作出决定	135	13.1
其他	22	2.1
总　数	1027	100

五、就医机构的选择

对"当你生病时自由选择，首选的医疗机构是哪一种"这个问题的调查（见表7-10）显示：38.2%的人首选是"村诊所、卫生室"，35.4%的人首选是"乡镇卫生院"，18.6%的人首选"县（市）级医院"，只有4.5%的农民选择"市/地医院"，仅0.6%的农民首选"省级医院"，选择"县及县以上中医医院"的为1.8%，0.2%的农民选择"部队医院"，0.7%的农民则选择了"其他"。对于"参与新型农村合作医疗后，如果生病了，您首先选择的医院"这一问题，相应比例的变化为：23.7%、40.8%、24.0%、6.6%、0.4%、3.0%、0.2%和1.4%。可见，因新型农村合作医疗的实施，村卫生所的重要性下降了，乡镇卫生院和县（市）级医院成了农民就医的首选，其他的基本保持不变。而访谈中绝大多数的农民认为生病首先会选择去医院，小病会首选就近的村诊所（浙江省大部分已成为社区医疗服务中心）或卫生院，大病到县级及以上的医院就诊。同时访谈结果表明，对待小孩比较慎重，他们一般情况下如果是大人，就在附近的诊所看，如果是小孩会到市里的医院看。在调查中几个卫生院长反映："来这里的都是农民，那些有钱人和干部都到大医院去了，不会来我们这里。来我们这里的都是农民和外地打工的。"

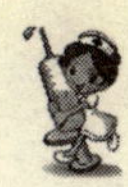

表7-10 如果患病后自由就诊，您首先选择的卫生机构是

	频次	百分比
各类诊（所）、卫生室或卫生服务站	365	35.4
乡镇（街道）卫生院	394	38.2
县（市、区）医院	192	18.6
市（地）医院	46	4.5
省级医院	6	0.6
县及县以上中医医院	19	1.8
部队医院	2	0.2
其他	7	0.7
总　数	1031	100

当问到：一般家里有人生病了会怎么处理？

罗源县农民2：小病在村里，大病到罗源城里。

闽清农民1：看病的程度，决定去什么医院，有的自己抓药，轻的不管，农村都这样。

闽清农民5：自己找草药。

长乐农民3：到村里的保健站。小病都在家里，我们没有大病。还是村里方便。

长乐农民9：一般都在村里保健院。村里解决不了，就直接去县医院。

慈溪农民2：我们这里离龙山远点，就到药店买点药吃。去医院还要坐车什么的，很麻烦的。

慈溪农民3：小病的话就是在医疗合作社看，每个村都有医疗合作社，如果是小孩或婴儿的话，就会去妇保医院或市里的医院。

蓬莱农民3：一般小病在自己家医院（指村卫生室）。村里妇女普查都是。大一点的病都上区里，挺方便的。

当问及“你选择的理由”，调查结果如表7-11显示，有50.3%的人认为是离家近，有40.9%认为主要是因为医院服务态度好和医生技术好，而7.6%的人是花费少；选择其他的理由是："自己吃些草药"、"小病到县医院，大病到大医院"、"无医疗点"、"方便"。

表 7-11　你选择卫生机构的理由

	频次	百分比
离家近	516	50.3
医院服务态度好	116	11.3
医生技术水平高	303	29.6
花费少	78	7.6
其他	12	1.2
总　数	1017	100

六、就医机构类型选择

就医类型主要目的在于调查农民就医时选择中医、西医、综合性医院或是求神拜佛，问卷调查中有47.8%的被访谈者选择了西医院，仅8.9%的农民选择去中医院就医，选择中西医医院的农民也占43.3%；12.3%的农民承认去求过神拜过佛，见表7-12。访谈中大部分农民回答，会选择西医，因为比较方便。在对待"求神拜佛"这一行为上，我们的访谈表明，现在大多数农民对此已不相信了，大多是年龄较大和病情严重的人群才寻求替代治疗法的帮助。可见，随着社会的进步，尤其是随着村民受教育水平的提高和人口流动的增加，他们对于疾病和医疗的看法也越来越理性。

表 7-12　就医类型的选择

	西医	中医	中西医结合	求神拜佛	总数
频次	490	91	444	126	1025
百分比	47.8	8.9	43.3	12.3	100

七、对是否住院的选择

对"是否有医生诊断您或家人需要住院，而未住院"这一问题的调查发现，90.9%的被访谈者认为没有此情况发生，但仍然有9.1%的农民应该住院而未住

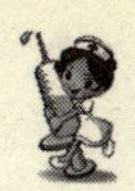

院。而其中9.1%的农民未住院的原因中：11.4%的农民认为没有必要，8.9%的农民认为主要原因是没有时间，68.4%的农民认为经济困难成为了主要障碍。访谈中福建、山东有不少人反映他们的邻居由于经济困难有病都没去看。问其原因，说这检查、那检查要不少钱，又不能报销，只好拖着。

八、在什么情况下看病对医生技术有要求

这一项的调查显示（见表7-13），有41.2%的人在看病的时候会选择医生，48.7%的人在看大病或难治的病的时候，才对医生的技术有要求，有10.1%的人对医生技术没有要求。可见，随着生活水平的提高，农民也更加重视自己的身体健康了，在看病时，并非片面地追求医疗价格低廉，而更重视医生的技术和医院的质量。

表7-13 您在什么情况下，对给您看病的医生技术有特别要求

	频次	百分比
大多数情况下都有要求	411	41.2
只是在遇到比较难治的病的时候	336	33.7
大病的时候	150	15.0
没有特别要求	101	10.1
总数	998	100

九、您看病的付费方式

调查结果显示，有70.0%的人看病仍然是完全自付的，有24.6%的人认为看病费用小部分报销，而大部分及全部报销只占5.5%（见表7-14）。2007年新型农村合作医疗已经全面覆盖沿海的农村地区，但由于福建省只报销住院费用，而农民更经常利用的是门诊，调查结果也显示许多人看病是完全自付的。

表7-14 您看病的付费方式

	完全自费	少部分报销	大部分报销（大于50%）	全部报销	总数
频次	717	252	45	11	1025
百分比	70	24.6	4.4	1.1	100

第二节　沿海地区农民就医行为影响因素分析——以就医路线的选择为例

影响农民就医行为的因素很多，包括农民的年龄、性别、职业、文化程度、经济水平、健康状况、有无医疗保障、医疗机构的距离甚至交通状况等。饶克勤（1999）采用1993年国家卫生服务调查资料，对城市和农村居民就医行为的因素进行分析，探讨了采用多元Logistic回归应用于卫生服务研究的适宜性。研究结果表明，影响城市和农村患者选择就医单位的因素各有其自身的特点，当控制了疾病类型、严重程度及其他因素后，发现在城市地区，主要的影响因素是医疗保障制度和居民健康状况，其次是经济收入和教育因素；而农村地区就诊单位选择的主要影响因素是家庭经济收入和疾病严重程度，其次是医疗保障制度、教育程度和距离。而有的学者认为居民就医行为城乡之间有较大的差别，在城市主要的影响因素是文化程度等，在农村则主要是经济水平、离就诊医疗机构距离等。还有学者（程丽香，2000；李全生，2003）认为，农民的就医行为与文化程度无关，因为农村文化程度普遍较低，文化程度的差异性较小。借鉴此研究结果对农民的就医行为作进一步的分析，以便揭示就医行为与影响因素间的联系。本研究利用统计学中的对应分析来选择"就医路线"一变量来探求就医行为与影响因素间的联系。

一、就医路线与年龄的影响因素分析

经卡方检验得出（见表7-15）：卡方值（χ^2）$=44.042$，$P=0.00005<0.01$，说明就医路线与年龄有统计学意义，呈明显的相关关系。在卡方检验有意义的基础上，农村医疗保障制度研究P214修改如下：运用对应分析得出就医路线与年龄的对应关系是：15~24岁的年轻人，更倾向于"依病情一次性选择医院"，45~59岁的农民来老说他们更愿意选则"县级及以上医院"就医，而老年人更（>60岁）倾向于选则"发现病状先到村卫生室，再到乡镇卫生院，再到县级医院及更高级别医院"，此外体检性就医在农村运用不多。

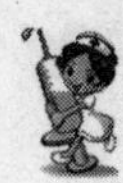

表 7-15 就医路线与年龄之间的卡方检验

就医路线	年龄					显著性检验
	0~14	15~24	25~44	45~59	60 岁以上	
村—乡—县及以上	1	14	180	161	105	$\chi^2=44.042$，P=0.00005<0.01
村—县及以上	1	4	67	57	25	
乡—县及以上	29	9	115	57	38	
县及以上	0	1	30	28	18	
依病情一次性	0	5	42	9	11	
体检性就医	0	2	7	1	3	
其他	0	0	9	6	7	

二、就医路线与性别的影响因素分析

利用卡方检验得出（见表 7-16）：卡方值（χ^2）=26.103，$P<0.01$，表明“就医路线”与性别有显著相关关系。对应分析表明，女性与“就医路线”中的各分变量没有什么对应关系，而男性相对于女性则稍倾向于选择“县及以上医院”。但运用多因素 Logistic 回归模型分析得知，在卡方检验有显著性意义的前提下，变量“就医路线”中的各分变量与性别之间的相关关系并不明显。

表 7-16 就医路线与性别之间的卡方检验

就医路线	性别		显著性检验
	男	女	
村—乡—县及以上	265	199	$\chi^2=26.103$，P<0.01
村—县及以上	98	56	
乡—县及以上	132	87	
县及以上	45	33	
依病情一次性	33	35	
体检性就医	5	8	
其他	10	12	

三、就医路线与职业的影响因素分析

调查表的职业共 6 种：务农、务农兼打工、打工、个体户、私营业主、其他。经卡方检验（见表 7-17）：卡方值（χ^2）=64.466，P<0.01，有显著性意义。通过对应分析中发现，各职业其实与“就医路线”的对应关系其实并不明显，其中以务农为职业的农民相对更倾向于选择“村卫生室—乡镇卫生院”这一就医路线。多因素 Logistic 回归模型分析也得出“就医路线”与职业间各变量间无关联 P > 0.05。

表 7-17　就医路线与职业之间的卡方检验

就医路线	职业						显著性检验
	务农	务农兼打工	打工	个体户	私营业主	其他	
村—乡—县及以上	184	41	91	31	15	76	χ^2 =64.466，P = <0.01
村—县及以上	47	15	28	25	10	26	
乡—县及以上	68	39	38	13	8	21	
县及以上	23	8	13	7	3	23	
依病情一次性	24	8	16	2	4	12	
体检性就医	3	11	12	10	8	12	
其他	11	11	2	0	0	4	

四、就医路线与文化程度的影响因素分析

问卷中文化程度分为：从未读过书、小学、初中、高中、中专、大专、本科及以上。卡方检验（见表 7-18）得出：卡方值（χ^2）=61.130，P<0.01，在对应分析中得出“从未读过书”的被调查者与“其他”相对应，“小学”文化程度的农民则与“乡镇卫生院—县及以上医院”相联系，而“高中”和“大专”的农民与“县及以上医院”这一“就医路线”对应关系紧密，而“本科及以上”的农民由于样本量很小，因此没有对应的“就医路线”与之联系。多因素 Logistic 回归模型分析也得出，“小学”的被调查者相对于“本科及以上”的被调查者更易选择“乡镇卫生院—县及以上医院”这一“就医路线”。

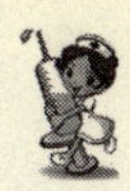

表 7-18　就医路线与文化程度之间的卡方检验

就医路线	文化程度							显著性检验
	未读书	小学	初中	高中	中专	大专	本科以上	
村—乡—县及以上	68	52	160	60	12	8	4	$\chi^2=61.130$, $P<0.01$
村—县及以上	15	37	67	19	12	2	2	
乡—县及以上	39	73	81	15	6	3	1	
县及以上	11	18	28	15	2	2	2	
依病情一次性	3	15	33	9	3	2	2	
体检性就医	0	4	6	0	3	0	0	
其他	4	8	8	2	0	0	0	

五、就医路线与经济水平的影响因素分析

问卷中经济水平程度分为：低、中下、中等、中上、高。卡方检验仍显示（见表 7-19）卡方值（χ^2）$=25.643$，$P<0.05$，表明两者间相关关系明显。对应分析表明，经济水平“低”的农民，与“村卫生室—县及以上医院”及“依病情一次性选择医院”这两种“就医路线”联系较明显。而收入“中等”的农民其“就医路线”则与“县及以上医院”相关性较近。利用多因素 Logistic 回归模型分析，经济水平“低”的农民相对于经济水平“中等”的农民更易选择“村卫生室—县及以上医院”的“就医路线”，经济水平“中等”的农民就医路线与“中上”的农民选择上没有差别，$P<0.05$。

表 7-19　就医路线与经济水平之间的卡方检验

就医路线	经济水平					显著性检验
	低	中下	中等	中上	高	
村—乡—县及以上	36	51	215	105	49	$\chi^2=25.634$, $P<0.05$
村—县及以上	18	29	63	27	16	
乡—县及以上	12	25	42	52	34	
县及以上	8	13	36	15	4	
依病情一次性	4	11	31	15	6	
体检性就医	1	2	5	5	29	
其他	0	3	6	6	7	

六、就医路线与健康状况的影响因素分析

问卷中健康状况程度分为很差、差、一般、好、很好。卡方检验（见表8-20）也同样显著（卡方值（χ^2）=21.915，$P<0.01$），通过对应分析得出，健康状况“一般”的农民更多地选择“村卫生室—乡镇卫生院—县及以上医院”这一“就医路线”。健康状况“差”的农民其“就医路线”与“县及以上医院”联系更紧密。健康状况属于“很差、好、很好”的农民没有明显的对应关系。多因素 Logistic 回归模型分析也得出，健康状况“一般”的被调查者相对于健康状况“好”的被调查者倾向于选择“村卫生室—乡镇卫生院—县及以上医院”，健康状况“好”与“很好”的被调查者在选择“就医路线”上没有显著性差异，$P>0.05$。

表 7-20　就医路线与健康状况之间的卡方检验

就医路线	健康状况					显著性检验
	很差	差	一般	好	很好	
村—乡—县及以上	39	86	223	70	27	$\chi^2=21.915$，$P<0.01$
村—县及以上	13	28	62	38	13	
乡—县及以上	21	30	107	45	13	
县及以上	6	16	32	12	4	
依病情一次性	5	15	26	14	6	
体检性就医	3	2	4	1	2	
其他	3	3	8	4	3	

第三节　沿海地区农民就医行为特点及影响因素的简要总结

一、农民就医路线选择上，沿海地区农民主要采取的是一种被动就医类型

大多数农民采取的看病路线是根据生活习惯来进行的。在选择医院类型方面，根据病情的情况不同，选取不同医院：看小病时，多数人选择村卫生室，看

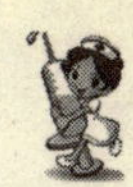

大病时，多数人选择县级医院。在就医类型方面，选择中西医结合的人数居多。在对医生的技术要求上，多数农民反映“多数情况下都对医生技术有要求”，农民越来越注重自己的身体健康。从农民就医心理动机来看，大多数的农民选择“身体要紧，马上去看”，但仍有不少人认为“自己身体不错，小病没有关系”，认为“看病太贵，还是先忍忍”。在就医时机的选择上，选择“初次不适”就去看病的农民所占比重较大，但在“疼痛难忍”时才去看病的人不在少数。可见，新型农村合作医疗的实施在一定程度上释放了农民的医疗需求，但农民群体勤俭隐忍的特点在其就医行为中还是有较多反映。此外，在看一般常见病方面，多数农民没有经济困难，但在看大病方面，几乎所有调查的农民都反映有经济困难。因此，他们希望在生病时能得到价廉质优的医疗服务。通过访谈专家和医务人员，他们反映目前沿海地区农民中也存在着“小病大看，大病不看”、“小孩小病大看，老人大病不看”、求神拜佛等不良就医行为。

二、影响农民就医行为的主要因素

调查结果显示，就医的便利性和经济因素对农民的就医行为影响比较大。本调查表明，沿海地区农民比较关心自己的健康问题，生病也愿意找医生，但受到经济条件的限制而难以及时就医。在本调查中，从“医生建议该住院而未住院”的农民中，有68.4%是认为经济困难阻碍了他们及时就医。而“就医路线与经济水平”的影响因素分析表明，经济水平低的农民与选择“村卫生室”联系较为明显。同时，现在农村中相当一部分农民处于比较“尴尬”的处境，学术上把这部分人称为“潜在贫困人群”。潜在贫困是介于贫困与非贫困之间的一种状态，是指使用目前的贫困测量指标这些人不属于贫困人口，但他们的收入不高，虽然能够基本维持家庭的日常生活，可少有结余，应付非常事件的能力非常弱，抵御风险的能力很差，一旦遭遇风险，返贫的可能性极大。可见，农村居民需要一个能够保障他们获得便捷、低廉医疗服务的医疗保障制度。其他因素对农民的就医行为也有影响，但不是很明显。

三、农民的就医特点是方便、有效和廉价

此次调查表明：有73%的农民交通工具是步行或骑摩托车，这样的交通工

具表明，距离近、方便的医疗服务机构是他们就诊的首选。而就医路线选择也表明，首选“村卫生室”的农民占60%。村、乡镇卫生院在农村医疗中具有举足轻重的地位。这提示，在今后卫生服务提供的制度设计中，要加强对村级卫生机构的管理及村级卫生服务人员的培训，保证村级卫生机构为农民提供规范、及时的服务，同时新型农村合作医疗制度要覆盖到村级医疗机构。

对沿海地区农民就医行为特点及影响因素的分析，使我们全面了解了沿海地区农民的就医行为。这对我们有针对性地提供相应医疗服务、技术以及进一步完善新型农村合作医疗保障制度都有重大意义。

第八章　国外主要农村医疗保障模式比较及启示

“他山之石，可以攻玉”。社会医疗保障的理论和实践都源于欧洲。1883 年德国首相俾斯麦顺应了工人们的愿望，颁布了世界上第一部《疾病保险法》，标志着社会医疗保险的诞生。1884 年和 1889 年，德国又先后颁布《意外伤害保险法》和《伤残老年保险法》，这 3 项立法对德国以及世界许多国家社会保障制度的发展产生了影响。20 世纪 30 年代，美国《社会保障法案》出台，标志着社会医疗保障制度的发展取得重大突破。第二次世界大战以后，社会医疗保险制度在亚洲、非洲、拉丁美洲等发展中国家也普遍得到重视，许多国家开始进行立法并逐步推行了社会医疗保险制度。迄今为止，无论是发达国家还是发展中国家，都积累了非常宝贵的经验，值得我们广泛汲取和借鉴。

第一节　发达国家主要农村医疗保障模式

在发达国家，医疗保障一般是采取城乡一体化的模式。根据融资方式和社会医疗保险、医疗服务供应的不同体制，发达国家的医疗保障体系大致有四种模式：国家医疗保障模式、社会医疗保险模式、商业医疗保险模式和储蓄医疗保险模式。

一、国家医疗保障模式

国家医疗保障模式也称“免费医疗模式”、“全民医疗保障模式”，是指医疗保障资金主要来自政府税收，政府通过预算分配方式，将由税收形成的医疗保障基金有计划地拨给有关部门或直接拨给公立医院，同时政府也可以通过合同方式，统一购买民办医疗机构或私人医生提供的医疗保健服务，医疗保障享受对象看病时基本上不需要支付费用。在这类国家中，没有城乡区别，不分农民和市民，每个人都享受医疗保障。卫生服务包括两个层级的医疗体系，以社区为主的第一线医疗网和由各科的专科医师负责的第二线医疗网，除急诊外，任何患者住院，都必须有社区医生的转诊证明。这种模式较好地体现了社会分配的公平性和福利性。

世界上实行这种医疗保障模式的国家有很多，如发达国家有英国、瑞典、爱尔兰、丹麦等，其中以英国的“全民健康服务”（National Health Service，NHS）最为典型。

英国的“全民健康服务”模式是第二次世界大战后在“贝弗里奇报告”的理念指导下建立起来的，也称“贝弗里奇模式”。1944 年英国政府颁布国家卫生服务法令白皮书，1948 年颁布了“国家卫生服务法”，对所有医疗机构实行国有化，医务人员为国家工作人员。1964 年通过《卫生保健法》，规定凡英国居民均可享受国家医院的免费医疗，卫生服务经费全部或大部分来源于国家税收支出，就医时个人只需交纳少量的处方费。现行英国的医疗保障制度的主要依据是1975 年通过的《社会保障法》以及 1986 年实施的《国民保健制度》。在英国享受国民保健服务的条件是，凡有职业工作的国民，每人每月缴纳工资的0.75%，雇主缴纳工资总额的0.6%，独立劳动者和农民缴纳收入的 1.35%作为医疗保健费，整个家庭就可享受国家统一的免费医疗待遇。

英国的医疗保险管理体制实行政府统一管理。卫生部是英国医疗制度的最高权力机构，下设地区和地段（社区）卫生局，共三级。卫生部控制资源分配，地区卫生局的职能主要是制订计划，地段卫生局是卫生服务的执行机构，它由董事会领导，对卫生部负责并独立于当地政府。

医疗服务体系也相应地分为中央医疗服务、地区医疗服务和地段初级服务三级网络。地段初级服务也就是社区医疗服务保健体系。其主要职能是为社区居民提供广覆盖的医疗保健。全民免费医疗制度规定所有居民必须在所在地段的开业医生诊所注册登记，这种开业医生又称为通科医生或家庭医生，可以单独开业，也可以几个人集体开业。政府根据登记注册的居民数，拨发医疗保健费用，称为人头经费。全国平均每个开业医生诊所登记的居民数约为 2100 人，如低于 1800 人则不准开业。居民就医时必须首先在开业医生诊所接受门诊治疗，需要转诊或住院都需经开业医生介绍到专科医院或综合医院医治，开业医生不但负责登记居

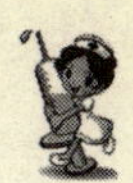

民的医疗，还承担他们的卫生保健的预防任务，经费也由当地政府包干。

地区医疗服务是根据城市内的行政区属设立的。其主要职能是提供综合医疗服务和专科医疗服务。接受行政区内市民的转诊就诊及向辖区内居民提供家庭私人保健医生。

中央医疗服务机构主要负责疑难病的诊治和进行医疗科技研究，为全国公民提供更为专业、优质的医疗服务。

“全民健康服务”以其覆盖面广和基本免费的特性，保障了“人人享有初级卫生保健”的公平性，被认为是世界上最公平的制度之一。同时，它能够较为合理地配置、利用医疗资源，使得全社会的卫生总费用保持在较低水平。近年来英国卫生保健支出仅占 GDP 的 7% 左右，远低于美国的 14%。

当然，这种免费医疗制度也存在一些问题。①医疗卫生服务效率不高，病人转诊看病等待时间长。据统计，英国现在有 3138 名病人等待手术，其中一半以上已经等了半年。不少患者为了及时得到治疗只好选择私立医院或到国外治疗。（谭克俭、丁润平等，2007）②国家的财政负担重，由于全民免费医疗，国家为此要从税收中划拨相当数量的经费。

20 世纪 80 年代以来，在强大的财政压力下，英国对卫生体制进行了改革。改革主要从两方面进行。一是推行“社区社会保护”。“社区社会保护”是出于使患者在自己的家中尽可能长期地生活，生活可以得到自立的目的，而实行的包括医院、养老院以及政府、民间团体、地方自治团体、家庭等各个方面在内的综合协作服务供给体制。实际上是把一部分公共服务委托给民间部门，或者由地区义务活动和家庭亲属去担当。二是英国政府尝试在计划体制下引进内部市场机制，于 1989 年 1 月发表了医疗制度改革的白皮书。明确规定了改变医疗卫生经费的拨款办法，由原来的定额拨款改为效益拨款，允许地方政府改变投资方向，可以选择投资对象，购买跨区域的医疗或私人医疗机构为本地区居民服务，并且扩大医疗机构的自主权。另外还采取了建立医疗质量评价制度、完善初级医疗服务制度和适当提高病人自付金额等措施。

经过近十多年来的运作，改革后的体制效应逐渐地发挥出来，政府财政赤字的压力逐步得到缓解，医疗卫生服务质量正在全面提高。

二、社会医疗保险模式

社会医疗保险模式也称社会型医疗保险或现收现付制医疗保险，是国家通过立法形式强制实施的一种医疗保障制度形式。政府大多通过法律、法规强制地限定在一定收入水平范围内的居民必须按规定数额或比例缴纳保险费（也有纳税方式），因而这类社会医疗保险又称做“法定医疗保险”。基金征集一般是按“以支定收、略有节余”的原则收取，缴纳医疗保险基金的劳动者及其家属的医疗费用，主要由医疗基金支付。这类国家的医疗机构虽大多数仍由私人经营，但由于政府的干预，通过政府、企业与个人三方筹集，使大部分居民获得基本医疗保险。为抑制医疗费用的过快增长，弥补医疗保险基金费用的不足，不少国家还根据不同的医疗保健项目，要求参保人分担一部分费用。分担费用的方式有按比例分担、扣除法分担、限额法分担及复合法分担等多种类型。（李华，2006）社会医疗保险模式的典型国家有德国、日本、法国、荷兰等。

（一）德国的全民强制性社会医疗保险模式

德国是世界上最早实施社会保障制度的国家，拥有相对发达和完善的医疗保险体系。目前德国医疗保险由法定医疗保险和私人医疗保险两大运行系统构成。公民就业后可视其经济收入多少，在法定医疗保险和私人医疗保险之间进行选择。从目前保险市场的占有情况来看，在全国总人口中，90%参加了法定医疗保险，分别参保396家法定医疗保险基金组织，而参加私人医疗保险的为9%。法定医疗保险分为两大类，一类是“普通疾病保险”，另一类是“农业者疾病保险”。

“农业者疾病保险”参加的对象是个体农民、农民家属、退休农民。德国农业者医疗保险的经费主要来自个人缴纳的保险费，属于社会集资型，只有退休年老农业者的保险费由国家补助。在德国，对农民与对职工一样，在医疗保险资金的筹措方面也采用共同承担经济责任的原则，即每一个农民都应该缴纳一定的医疗保险费，保费缴纳的多少与收入挂钩，但所有参保农民均可获得同等的保险给付。农民收入水平的计算基础是19世纪50年代德国联邦农业部根据每一块耕地的肥力和农作物单位面积平均产量确定的计分体系。每个州的农场都依据其拥有的农地分值在州内的排序，由低到高划分为20个等级，农场主依据对应的等级

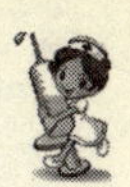

缴纳保费。农场其他人员应缴纳数额参照农场主的缴费级别按一定比例折算。30多年来，保费征收水平随农民医疗支出的增加逐渐提高，由此产生的资金缺口依据德国社会保险法由联邦财政补贴。1996 年，联邦政府提供的津贴为 20.5 亿马克，1999 年，这项支出增加到 21.5 亿马克，约占联邦财政预算的 0.5%。

农业者医疗保险的具体实施是按地区设立管理基金会，称为“农业者疾病基金会”，又称“疾病金库”。全国按地区设农业者疾病基金会 19 个，中央和州设有疾病基金联合会，负责同医院和保险医师协会确定医疗费用标准、服务范围和医生工资水平等。疾病基金会由农业者选出代表参加，由代表大会讨论基金会的章程，确定保险费率，选举产生基金会的常务委员会，由常务委员会负责基金会的日常工作。基金会的原则是维护被保险者的权利，管理机构属于民间性组织，政府不直接参与管理。“农民健康保险”业务由分布在各州的 20 个农民医疗和照料公司经营。参保农民可根据各公司的运营能力及业绩任选一家加入，这种参保方式一方面扩展了个人在福利领域的决策权，另一方面也强化了农民医疗保险市场的适度竞争。

德国社会疾病保险服务的范围较广，包括：疾病早期诊断和预防；门诊、住院和康复治疗；疾病确诊费用；怀孕分娩期经济和医疗资助；合法受孕、绝育、流产的经济资助；对既有子女需要医疗又要继续从事农业劳动家庭的经济收入资助；受保人或共同受保人死亡者的经济利益等。（张晓、刘蓉，2004）德国的医疗保险服务，一直把“以人为本”作为其服务的宗旨。医疗保险公司经常组织对投保人进行培训，指导就医，对较为复杂和疑难病还会提供必要的资料加以辅导；医疗保险公司一般均设有服务电话，指导病人去哪家医院更适宜，并与医院取得联系，将病人送至需要诊治的医院；对慢性病人和长期规律性服药治疗的病人，请专业医师对其指导和培训，使病人了解自己的病情，得到适宜的治疗，避免不必要的重复治疗。

（二）日本的全民医疗保险制度

日本实行全民医疗保险制度，政府规定居民必须全部参加医疗保险，并按不同的职业分别纳入不同医疗保险组织，属强制性。日本政府于 1922 年制定了“医疗保险法”，从 1927 年起首先在产业工人中实施，保险机构的设置和参与与否都是自愿性质的。第二次世界大战后，日本政府整顿和完善医疗保险制度，于

1948 年将保险机构由民间工会管理改为地方政府公办，1959 年 1 月日本政府颁布了“新国民医疗保险法”，把农业医疗保险列为地方政府的义务和职责，并规定农业者必须参加。1983 年日本政府对老年人的医疗保险实行改革，确定了退休后的产业工人和退休后的政府公务员、职员等也享受农业者同样的医疗保险待遇。

日本“国民健康保险”的医疗保险基金由政府、农协健康保险组织和农民个人三方负担。经费来源是保险费与政府补助各 50%。

1. 政府补助

日本农民医疗保险的资金 50% 来自政府的补助，一般来说，保险机构的管理运行费用，包括管理者的工资等，都由政府全额负担，但对各医疗保险组织的医疗经费补助数额和方法因组织而异，其中以农业人口为主的医疗保险组织得到的补助数额最大，占支出的 50%，其他组织占 16% 左右。后因医疗保险基金基础薄弱，虽然政府对农村医疗保险组织的补助比例较高，但各地赤字还是比较多，为保证补贴经费的来源，决定补助经费比例为中央政府 1/2，县政府 1/4，镇、村政府 1/4。

2. 个人交付

个人交付的医疗保险金是以户为单位收取的，根据每个家庭的收入、资产、被保险人数，决定缴纳保费数额，低收入家庭可减免 40% ~60%，被保险者凭医疗证可自由选择医疗保险的合同医院就医。由于无固定收入，因此农户、个体经营者等需每月定期到当地的社会保障事务所缴纳国民健康保险费。

“国民健康保险”的支付水平较高。以家庭为单位，其给付范围包括：诊疗费及特定诊疗费的 70%、高额诊疗费、助产费、丧葬费、育儿补助等。医院费用的支付方法是门诊和住院均由医疗保险组织负担 70%，个人负担 30%。另外还有一种和其他保险组织一样的，称作高额医疗费用补偿法。

日本医疗保险管理的最高机构是厚生省保险局和社会保险厅，主要负责立法、指导、组织和监督，各类医疗保险机构实行各自独立管理。国民医疗保险覆盖的农业劳动者由市、町、村政府管理，具体业务由各级政府组织的国民医疗保险合作社经办。目前国民医疗保险参加总人数为 4500 万，占全国总人口的 37.1%。

总的看，日本是一个医疗体制健全、医疗质量和服务水平高、国民医疗保障

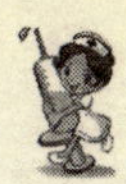

做得较好的国家。2000年世界卫生组织公布的对191个成员国的医疗综合评价指标，其名列世界第一。但其全民医疗保险制度也存在一些问题：一是日本老龄化程度比较高，当年交纳的费用远远不够当年的医疗费用支出，国家财政负担日益加重；二是日本国内医疗保险经营主体太多，不能很好地体现同类风险最大分散原则，影响保险的经营效率。同时各制度间享受的待遇也不相同，容易造成国民在公共性保险制度面前的不平等。近年来，日本针对财源枯竭的困境，对医疗保险制度进行了改革，提高参加医疗保险者本人以及家属的医疗费负担比例。取消了老人的免费治疗，代之以个人负担10%的费用，增加了居民的医疗费负担。

（三）韩国社会医疗保险模式

韩国于1963年通过了第一部《医疗保险法》，1965年首先在大中型企业和产业工人中实行自愿保险（500名工人以上）。1977年在企业强制推行医疗保险，1979年扩大到政府职员和私立学校教师，1981年开始在农村试点，1988年扩展到全国农村。至此完成了全民医疗保险，覆盖了90%的农村人口，10%贫困线以下的农民由政府提供医疗救济。2001年，该国95.6%的人口已被医疗保险计划覆盖。除对少数特别困难的贫困人群实行免费医疗，对其他绝大多数人群，则采取根据各自收入多少交纳一定保险费的办法。

农村医疗保险经费筹集是根据农民拥有的土地面积和收入划分为15个档次，每个档次的缴费由政府承担50%，农民家庭承担50%；在补偿比例上，设置了医疗服务费用，超过起付线的部分，农民在诊所看病可以得到70%的医疗费用的补偿，在医院看病可以得到50%的补偿。同时，也设置了封顶线，农民每年看病最多可以得到180天的医疗费用补偿，超过180天的医疗费用由农民自己承担。同时，韩国还建立了逐级转诊制度，在低级医疗机构得不到有效治疗的，可以按照一定转诊程序转入高一级医疗机构。

韩国的医疗服务存在的主要问题：一是卫生资源分布不均问题日趋严重，城市过剩，农村不足；二是初级医疗机构水平低，人们不愿去就诊，基层医疗机构使用率仅25%；三是农民医疗保险经费困难（年轻人进城谋生，老人和儿童留在农村，发病率高，医疗费用开支大）。四是对10%贫困农民仅提供低质量的免费医疗服务。

三、商业医疗保险模式

商业医疗保险模式，一般是指通过市场法则来筹集保险资金的自愿性的医疗保障制度。卖方是私人保险公司或民间团体，买方既可以是政府、企业、民间团体，也可以是个人。买卖双方建立在自愿和市场基础之上，多投多保，少投少保，不投不保，权利和义务完全对等，公立和私立医疗机构都在市场上平等竞争。这种模式，不具备法律的约束性和强制性，覆盖面较小，资金来源主要来自雇主和雇员自身，政府财政一般不出资，除了严格监管外，只负责为穷人、老人医疗买单。

这种保险方式的特点是自由、灵活、形式多样，适应社会多层次需求。也能较好控制医疗费用的上涨，追求高效率但欠缺公平性。而完全市场化也会导致医疗资源不能配置到最需要的领域和地方，造成资源浪费，降低实际效率。这种模式的典型代表国家是美国。

美国的医疗保险系统主要由三大部分组成：社会医疗保险、私营医疗保险和管理式医疗组织。

社会医疗保险是由联邦政府和州、地方政府举办的，主要是帮助弱势人群（老人、穷人等）的强制性的医疗保险计划。主要有以下几种。一是医疗照顾制度。该制度是对65岁以上年龄人，以及65岁以下因残疾、慢性肾炎而接受社会救济金的人提供医疗保险，包括医院保险、补充医疗保险两部分，保障的范围包括大部分的门诊及住院医疗费。受益人群约占美国人口的17%。二是医疗补助制度。美国法律对低收入的人和家庭有提供医疗服务的规定。医疗补助制度是最大、最具代表性的一个项目。由联邦、州政府共同资助，对低收入居民实行部分免费医疗，服务项目包括门诊、住院、家庭保健等。全国每年约有3000万人受益。三是少数民族免费医疗。享受对象为印第安人和阿拉斯加少数民族，约有100多万人。全国有50所专门医院为少数民族提供医疗服务。由国家卫生和人类服务部印第安人卫生服务办公室直接管理。另外还包括少数工伤补偿保险、军人医疗计划等医疗保障内容。但这一部分医疗保险并不占有主要地位，其覆盖的人群范围十分有限。在美国，80%以上的国家公务员、私营企业雇员和农民都没有受到社会保险的保护，而是参加了私营医疗保险。

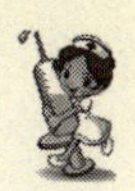

私营医疗保险公司在美国医疗保险中承担重要角色。美国约50%医疗费用来自私营医疗保险计划，而且政府医疗保险计划中的很多工作都是由私营医疗保险公司去执行。全国的私营医疗保险组织有1800多家。这些公司主要分为两类：非营利性（主要代表是蓝盾、蓝十字公司）和营利性两种，前者在税收上可以享受优惠待遇，后者不享受相关的待遇。医疗保险基金主要来源于参加者缴纳的保险费，如参加得克萨斯州的蓝十字和蓝盾医疗保险，每人每年缴费2600美元，由雇主和雇员共同负担（1993年）。蓝盾和蓝十字的保险基金可免缴2%的保险税。

一般情况下，参加私营医疗保险后，投保人看病不再自己支付医疗费用。得克萨斯州的蓝十字和蓝盾医疗保险费用的支付方式是：就诊的费用，蓝盾负担80%，个人负担20%，但个人全年最多负担1500美元，超过的部分由蓝盾支付。住院的费用，第一天个人负担66美元，以后的费用均由蓝十字负担（1993年）。美国营利性的医疗保险公司目前承保了大约5400万人。它们主要通过费用分担的"共同保险"办法降低保险金的支出，只提供费用低廉的医疗服务，对费用昂贵的医疗项目单独设立险种。

私立医院的经费主要来自于私人医疗保险和患者自费，主要通过市场来筹资和提供服务。医疗服务的供给、医疗服务的价格等主要通过市场竞争和市场调节来决定，政府基本不干预。由于医疗保险是第三方付款制度，因此容易出现投保者过度的医疗需求，以及医生和医院为了增加收入而诱导病人，过度提供医疗需求。因此，美国保险公司就采取了一系列改革措施，如保险公司着手改变医疗服务提供方式，包括自己开办医院以替代价高的医院等。

管理医疗是美国医疗保健制度改革的产物。它是一种由保险人与医疗服务提供者联合提供服务的医疗保险形式。最有代表性的是健康维护组织（HMO）、优先服务提供者组织（PPO）和点服务计划（POS）。管理医疗是将预付的、人均医疗保险款项和连保医疗结合起来提供服务的。医生或医院的应收款项从签约客户的个人缴费中扣除。医生必须是预付式从业计划的成员或者较为松散的提供医疗服务组织成员。这些组织统一按照协定提供必需的预防、住院和门诊服务。因此，管理医疗将公共医疗卫生服务和筹资结合起来。美国实行管理医疗后，节省了20%的医疗费用。经过多年的实践，管理式医疗组织由于其在节省医疗费用和提高医疗质量方面的成效，已成为美国占主导地位的医疗保险形式。目前美国有50%的人口加入了某种形式的管理医疗组织。

美国商业医疗保险模式的特点是：不强调医疗卫生工作的政府责任和社会统一性，反对行政限制，强调个人责任和社会多样性，因而，医疗保险主要由市场经营和管理，政府只负责老年人和贫困者的医疗保险。保险经费主要由个人和企业负担，政府基本不负担。该模式的突出问题是社会公平性较差，还有相当多农民家庭享受不到医疗保险。

四、储蓄医疗保险模式

储蓄医疗保险模式一般是指通过对雇主和雇员实行强制性的储蓄方式来筹集积累保险资金，以满足居民医疗消费需求的一种医疗保障制度。这种模式以新加坡最具代表性，被称为"新加坡模式"。

新加坡的社会保障制度是因为它属于政府强制个人储蓄的完全积累模式，是以中央公积金制度为主体的社会保障制度，它规定雇主和雇员必须以雇员的薪金为基数，按照法定的公积金缴纳率（目前为雇主和雇员各20%）将公积金存入雇员的公积金账户，以作为雇员养老、住房、医疗、保险、教育等方面的支出。并在其基础上形成了新加坡独特的医疗保障制度，其医疗保障体系主要由保健储蓄计划、健保双全计划和保健基金计划三部分组成。其中保健储蓄计划属于一项全国性、强制性的储蓄计划，在医疗保障体系中起主导作用，健保双全计划和保健基金计划起辅助作用。

（一）保健储蓄计划

新加坡于1983年立法，1984年制订了"保健储蓄计划"，这是一项全国性的、强制性的储蓄计划。保健储蓄计划中雇员的保健储蓄金由雇主和雇员各分摊一半，个体业主的保健储蓄金由自己缴纳，缴费比例因投保人的年龄不同而不同。投保人缴纳的保健储蓄基金免交个人所得税并且有稳定的利率。保健储蓄账户所有者去世后，余款可以作为遗产由家属继承并免交遗产税。为避免账户余额过多沉淀，从而引发不必要的医疗消费，新加坡政府在运转中规定缴纳保健储蓄基金的最高限额，这一规定既能鼓励储蓄者谨慎使用卫生资源，又使储蓄者在必要时能够使用高等级病房或者私人医院。同时，病人提取保健储蓄金以支付住院

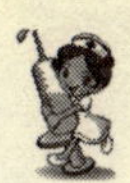

费用也有一定的限额。设置限额的目的是为了防止储蓄者过早地用完保健储蓄金，也为了要求住在公立医院高级病房或私立医院的病人，在动用储蓄金的同时，自己支付部分现金。当储户超过55岁时，可提取超过“最低累计额”的储蓄金，而保留账户最低累计额最终将保障储户在年老时有足够的储蓄金支付其住院医疗费用。政府尽力确保每个公民享有基本医疗服务，允许储蓄存款不足的会员在政府医院或重组医院的低等级病房接受治疗，用日后缴纳的储蓄金偿还“赤字”，但必须缴纳和公积金利率一样的利息。

（二）健保双全计划

健保双全计划是一项基本的大病保险计划，它的设立是为了帮助参保者支付大病或慢性病的医疗费用。新加坡政府于1990年开始实施健保双全计划，坚持自愿参加原则。健保双全计划的费用支付设立“报销起线”，只有当投保者的医院账单超过规定的数额后，健保双全才会提供疾病风险保障。另外，健保双全计划的费用支付还设有最高补偿额，每年的最高补偿额为2万新元，投保者一生可享受高达7万新元的最高补偿额。通过设立“报销起线”和最高补偿额，可以体现投保者的责任性，避免过度使用和滥用医疗服务。在此基础上，1994年政府又推出了增值健保双全计划。

（三）保健基金计划

为了帮助全体社会成员都能获得最基本的医疗服务，新加坡政府于1993年特别设立了一个“保健基金”，即医疗救济基金。每个公立医院都有一个由政府任命的医院保健基金委员会，无力支付医疗费的穷人可以向保健基金委员会申请补助，由委员会审批和发放补助金，这些补助金由政府及捐赠基金的利息收入支付，但选择高级病房的病人无权申请保健基金。公立医院不能将无力付钱的病人拒之门外，而是必须提供必要的服务，保证每个新加坡人都能方便地得到医院服务和初级卫生保健服务。

新加坡储蓄医疗保险的特点。

一是医疗保险与公积金挂钩。新加坡的医疗个人账户是建立在“公积金”制度上的。公积金来源于企业个人和雇主的交费，以个人交费为主。公积金作为个人储蓄全部记入雇员个人账户，将来雇员退休时此款可用作买房、支付医疗费用及作为雇员的养老金。由于公积金是按劳动者个人工资的一定比例提取的，谁的工资高，谁将来可拥有更好的住房，晚年退休后生活会更有保障、更为舒适。因此这种安排可以鼓励人们从年轻时就努力工作。

二是强调个人约束。新加坡的基本医疗费无“大锅饭”可吃，谁多花了医疗费就会挤占自己的养老和买住房的资金。职工在支出医疗费时会自我约束“无病求医”、“小病大治”，而这种自我约束又会对医疗大夫开处方进行约束，不会乱开大药方，进而导致对药厂任意提高药价加以约束，起到良性循环的作用。

新加坡的这种“三位一体”的保健体制加上政府补贴为新加坡人编制了一张“社会安全网”。❶ 新加坡的医疗保障制度是世界上最为完善的医疗保障制度之一，被誉为“公私兼顾和公平有效”的医疗保障制度，成为各国解决全民医疗保障问题的成功典范。

第二节　发展中国家农村医疗保障模式

一、亚洲发展中国家的农村医疗保障模式

（一）马来西亚和越南的免费医疗保障模式

1. 马来西亚的免费医疗保障模式

马来西亚的医疗保障制度也属于免费医疗保障制度。马来西亚实行国家卫生服务（NHS），卫生事业由国家预算安排，实行条条管理。政府开办国家医院、州医院、区医院、卫生中心和村卫生站五级医疗机构，提供大部分卫生服务。政府在农村地区提供的医疗服务全部免费，住院病人交付很少的就餐费，贫困地区和医疗条件差的地区还可以减免。医疗保健经费的76%由政府税收支付，24%通过病人付费等渠道筹集。

2. 越南的全民免费医疗制度

越南在1989年以前实行全民免费的医疗制度，政府卫生总预算中有很大一部分来自国外援助。1989年随着国外援助的减少与国内通货膨胀，人均卫生费用支出逐年下降。1990年减少了1.2%，1991年又减少了9.9%。卫生总预算只

❶ 陈智明．医疗保险学概论［M］．广东：海天出版社，1995：482.

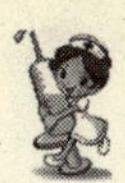

能满足卫生保健总需求的50%左右。1989年开始改革，各级医疗机构实施收费医疗制度。政府对贫困农民实行低水平的免费医疗，大部分农民处于自费医疗阶段。

越南乡村地区的私人开业医生大多数是部队的退伍医生，或者是级别不高的退休人员。1991年以来，条件好的城市和差的乡村不仅工资收入高低不一，由于器械装备、药物供应商的差异，医疗质量也难求一致。1992年越南启动了一个社会医疗保险方案，但这一计划对工人和公务员是强制的，对农业和非正式部门的人是自愿的。1997年，越南已有13%的人享受了社会医疗保险。

由于马来西亚和越南经济发展水平不高、政府财政收入有限等原因，其在解决农民医疗保障可及性问题的同时也存在着政府财政负担较重、医疗保障投入不足、医疗保障能力及服务水平较低、看病难等问题，使农民的医疗保障问题很难得到彻底解决。（郭振宗，2008）

（二）泰国和印度尼西亚的社区合作医疗保障模式

社区合作医疗保障模式是依靠社区的力量，按照“风险共担，互助共济”的原则，在社区范围内通过群众集资建立集中的医疗基金（政府通常也给予一定补贴），采取预付方式用来支付参保人及其家庭的医疗、预防、保健等服务费用的一项综合性基本医疗保健措施。中国传统的农村合作医疗和泰国的医疗保险卡制度，是社区合作医疗保障模式的代表。

1. 泰国的社区合作医疗保障模式

泰国的医疗保障制度共分成三大类：一是强制性医疗保险，适用于企业工人；二是自愿性医疗保险，包括商业性医疗保险及农村健康卡；三是免费医疗，实质是一种国家医疗保险制度，由国家财政预算分配经费，适用对象是国家公务员、僧侣、老人、儿童和低收入家庭。

泰国农民主要是通过购买健康卡形式参加社区合作医疗保障。泰国的健康卡制度于1983年6月开始在农村推行，以家庭为单位参加，1户1卡，超过5人者再购1卡，50岁以上老人和12岁以下儿童享受免费医疗。每张卡由家庭自费500泰铢（1泰铢约合0.0264美元），政府补助500泰铢。为了推动健康卡的发行，政府规定只有当全村35%以上家庭参加时，政府才给予补贴。健康卡所筹资金，由省管理委员会统筹管理（全国分为76个省），90%用于支付医疗保健费用，10%用于支付管理费用。健康卡可用于医疗、母婴保健和计划免疫。

泰国国家对社区卫生服务的投资很大，约占到整个卫生筹资额的36%。社区卫生服务对扩大医疗保障率、提高卫生服务效率以及防治艾滋病等做出了重大贡献，被世界卫生组织誉为"市场经济条件下实现人人享有卫生保健改革的新思路"。（谭克俭、丁润萍等，2007）

2. 印度尼西亚的社区保健计划

20世纪70年代和80年代，印度尼西亚在农村先后推行以村或小区为筹资单位的医疗保健计划，1992年又颁布了新卫生法规，实行社区医疗卫生保障计划。参加的农民每年交800～1000卢比，可以免费享受由政府举办的健康中心提供的医疗卫生服务。对于贫困农村，印度尼西亚政府还以总统令方式，对村中每户农民补助750卢比药费。费用的使用由村民集体讨论，或购买药品，或举办村卫生设施，为村级卫生事业注入了活力。

印度尼西亚政府规定，凡高等医学院毕业的学生，必须到农村卫生中心服务三年或五年，才能回城工作。一般卫生中心都有20多名工作人员，其中除负责妇幼、预防、药剂和检验的中级卫生人员外，还有一两个医学院的大学毕业生从事服务工作。政府为在农村工作的大学生提供工资、住房等。

社区合作医疗制度将一个区域内医疗资金的筹集、因病造成经济损失的分担机制及医疗保健服务的提供三者结合在一起，能够在基层单位提供较好的基本医疗和预防保健，有效保障基层农民的身体健康。其局限性是资金有限，覆盖人群少，抵御大病风险的能力差。

二、拉美国家的农村医疗保障模式

（一）巴西、阿根廷的全民医疗保障制度

巴西、阿根廷两国经济社会发展水平、医疗卫生服务体制差异不太大。

巴西的全民医疗保障制度始建于20世纪50年代，完善于经济高速增长的六七十年代。巴西的全民医疗保障制度包括三部分。

一是基本医疗免费制度。1976年，巴西制定了包括医疗保险在内的、面向城乡居民的基本医疗免费制度。该制度规定，工商业雇员、个体劳动者（包括农民）以及其他一切从事雇佣工作的人员都必须参加由政府举办的社会医疗保险，

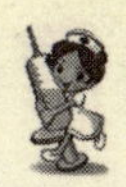

基本上实行了惠及农民的全民医疗保险制度。目前，巴西的全民免费医疗制度已覆盖了75%的居民。

二是针对农民的“家庭健康计划”。巴西农民除了参加全民统一的医疗健康制度外，巴西政府还专门设立了针对农村居民的“家庭健康计划”。该计划由巴西联邦政府于1994年建立，是一种关注家庭和社区的农村初级卫生保健制度。具体执行计划的是一个个家庭健康小组，小组至少由1名全科医生、1名护士、1名助理护士和4~6名社区健康代理组成。家庭健康小组一般要为600~1000个家庭服务，目前在巴西有10025个这样的小组在工作。截止到2002年底，该项计划已覆盖巴西50%以上的农村人口。“家庭健康计划”所需资金来自联邦和各州的专项资金支持。“家庭健康计划”实施后，巴西农民在医疗服务方面的可及性明显提高，几乎达到90%以上。

三是私人健康保险制度。私人健康保险制度大约覆盖25%~30%的巴西公民。据私立医疗保险公司协会统计，大约有4500万~5000万人购买了各种形式的私人健康保险。他们多数是工业和服务业的雇员，由所在公司集体办理医疗保险。有些家庭或个人直接与保险公司签约获得私立医疗服务或同时享有双重保险。

巴西的医疗保险事业由社会福利部管理，下设国家医疗保险协会，由该协会自办保险医疗机构。公立医疗机构对病人实行免费治疗，不收取病人任何费用，住院患者还免费享受一日三餐。医院所有费用由政府支出，政府根据医院的工作量，按病种成本核定医疗机构的费用，按期拨付。职工工资和科研等费用由政府另行拨付。在卫生服务网布局上，巴西也实行三级卫生服务网。一是以农村或城镇社区门诊为基础，主要针对“小病小祸”，使大多数居民特别是老人、妇女和儿童能够免费获得初级卫生保健服务；二是以专科和普通综合医院为枢纽，主要针对常见病和多发病，解决大多数患者的住院诊治问题；三是以大型综合医院为依托，主要从事疑难杂症诊治、医学教学科研活动。居民患病后，必须首先在当地初级医疗机构就诊，经初级医疗医生同意，才能转到中级或高级医疗机构诊治。患者随意找医院或医生就医时，一切费用自理。

除这些保险医疗机构外，还有一些合同私人医院和医生。

（二）阿根廷的医疗保障制度

阿根廷的医疗保障制度大体包括政府免费医疗服务、社会医疗保险制度和私

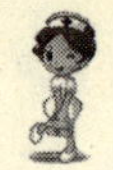

人医疗保险体系三部分。

一是政府免费的医疗服务。主要针对无工作人员，由公立医院提供免费服务。

二是社会医疗保险制度。1970 年阿根廷议会通过的法律规定，所有参加工作的人必须向本行业的社会保险组织缴纳工资税，企业和行政机构也要为每个人缴纳相应的工资税。总的税率为7.5%，其中雇员3%，雇主4.5%。社会保险组织是强制性的医疗保健组织，他们按照行业和部门设置，并实行单独管理，为其参保人员提供医疗保健服务。参保人员分属某个特定的社会保险组织，无权加以选择。在这种制度下，住院医疗服务基本免费，但对于一些贵重项目或特大型手术不能报销，门诊药费由个人自费。资金收入的大部分用于向参保人员及其家属提供医疗服务。在全部资金中，约 2/3 用于工人及其家属的医疗保健支出，1/3 用于退休人员的医疗保健支出。另外，政府还为退休人员提供一项特殊津贴，相当于全部资金的5%。社会保险组织主要通过与公立医院或私立医院签订合同的方式，由这些医院提供医疗服务。社会保险制度大约覆盖了 75% 左右的阿根廷人口。

三是私人医疗保险体系。阿根廷的中高收入阶层基本上都参加私营医疗保险，近年来，参加私营医疗保险的人数越来越多。据阿根廷国家统计局公布的数据，目前阿根廷全国共有 269 家私人医疗保险公司，覆盖了 200 多万人。国家和省政府都有专门基金监督机构负责这项事务的监督。医疗费纳入国家财政预算，约占 GDP 的7% ~9%。

阿根廷医疗卫生体制分为三个组成部分。一是公立医疗服务系统。与巴西一样，公立医疗服务体系由各省、县、市政府举办，覆盖了阿根廷 65% 的人口，主要面向低收入人群。居民到公立医疗服务系统，由社区到大医院，就诊、检查、化验等全部免费，有的地区门诊需要收取 5 元挂号费（但贫困人群可以不交）。药品提供是市场化的，患者自己到药店购买，政府原则不提供。但住院治疗过程中，医院可提供一些用于急诊或急救免费的药品和材料。对于一些贫困地区或贫困人群，政府通常购买一些药品，由当地社区卫生人员免费分发给农民。二是工会医疗服务系统，由各行业工会或企业工会举办。会员根据年龄、收入交纳会员费。工会系统医院覆盖了 30%，约 1200 万的人口，在业人员及其家属的

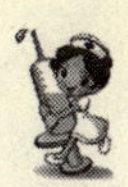

医疗服务基本上有工会系统医院覆盖。三是私立医疗服务系统，主要是私人开业。阿根廷私人医疗系统主要是通过私人保险公司和私立医院之间的合同实现。一般收入水平较高的人选择私立医疗机构。覆盖了15%，约540万人。

阿根廷公立医疗系统、工会医疗系统和私人医疗系统相互独立。在急诊或急救情况下，首先送往公立医疗系统，然后再转到其他医院。

巴西、阿根廷政府都非常重视国民的健康，都以宪法的形式保证全体国民享有免费医疗卫生服务的权利。在卫生事业的筹资和管理方面，以政府投入为主，同时进行多渠道筹资。2002年，巴西卫生总费用占GDP的8%，政府医疗卫生支出占卫生总费用的比例为46%、私人医疗保险费用占卫生总费用的比例为54%，政府医疗卫生支出占政府财政支出总数的10.1%。平均每个居民医疗卫生费用按当地汇率计算为266美元。阿根廷卫生总费用占GDP的9%，政府医疗卫生支出占卫生总费用的比例为50.2%、私人医疗卫生费用占卫生总费用的比例为49.8%，政府医疗卫生支出占政府财政总支出的15.3%。平均每个居民医疗卫生费用按当地汇率计算为680美元，其中，政府支出375美元。[1] 对于保护人民健康，特别是弱势群体的健康、消除社会不平等、化解社会矛盾方面起到了较好的社会效果。

但巴西、阿根廷的医疗保障制度也存在着一定的问题。①全民医疗保障制度面临的资金压力很大。②公立医疗机构低效率、低质量。③在医疗保障项目以及医疗待遇等具体制度上存在城乡差别，并没有真正实现全民一体化的医疗保险制度。医疗资源分配的不均衡也影响着社会医疗保险制度的实施。

近十年来，巴西、阿根廷对不堪重负的医疗体制和保障制度也进行了改革，一是改革公共卫生管理体制，提高公立医疗机构经营灵活性。二是积极发展私立医疗机构，并让其承担免费医疗任务。三是发展私人医疗保险机构，鼓励有条件的人购买私人医疗保险。

（三）智利城乡有别的社会医疗保险制度

智利实行城乡有别的社会医疗保险制度。“早在1924年智利就已经建立起包

---

[1] 中华人民共和国国家发展和改革委员会赴巴西、阿根廷考察小组．巴西、阿根廷医疗卫生服务体制考察报告［EB/OL］．http://www.sdpc.gov.cn/shfz/t20060515_68973.htm.

括疾病补助和健康津贴在内的医疗保险制度。”❶ 但当时智利的医疗保障制度并没有覆盖到全国，仅限于蓝领工人、领薪的雇员以及公共部门的职员。

智利于 1980 年对包括健康保障在内的社会保障系统进行了广泛的创新改革。改革后智利的强制医疗保险体制成为私人保险和公共保险的混合体制，资金来源主要是一定比例的工资和养老税。1981 年智利法律规定，雇员可以用其薪水收入的 7% 参加国家健康保障基金或私人医疗保险提供的服务。目前参加国家健康保险基金的人约为全国人口的 70%。从 20 世纪 90 年代以来，智利开始着手进行国家健康保障制度重建，要逐步建立起面向城乡各个阶层的疾病保障制度。并加强了政府对社会保险的法律保证以及制度规范和制度监督。

（四）墨西哥的农村医疗保险制度

墨西哥医疗保险制度的特点是各级政府参与，医疗保险组织举办医院，医疗保险的覆盖面人数约占总人口的 60%，在城市达 90% 以上，全国共有两大医疗保险系统，最大的一个叫做“全国职工社会保险协会”，主要对象是企业工人、农业工人等，会员约为 4600 万。另一个叫做“国家职工社会保险协会”，主要对象是政府和文教科研工作人员等，会员约为 800 万。另外，还有一种对穷人的免费医疗救济，对象是城市和偏僻地区的贫困居民，受益对象大部分为农民，约有 1400 万。

农业工人及其家属参加全国职工社会保险协会。该协会成立于 1944 年，最初只为城市企业工人提供医疗保险，1954 年扩大到农业工人。对免费医疗救济的农民，其医疗服务也由全国职工社会保险协会管理。该协会的管理机构是理事会，理事会由政府、雇主（含农场主）和雇员代表组成，协会主任则由总统任命，协会代表大会是最高权力机构，由三方各派 10 名代表参加，每年一月和十月召开代表大会，一月份的会议主要是通过经费预算和项目计划，十月份的会议主要是审核执行情况。全国职工社会保险协会还设有 10 名副主任和秘书长，分管各项具体业务，并向全国各州、地区派驻代表，执行协调工作。全国职工社会保险协会在全国 31 个州和一个联邦区设相应的组织，具体执行协会制定的各项政策。

---

❶ M. 因方特等. 智利社会保障改革历程［J］. 经济社会体制比较，2000（6）.

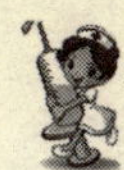

农业工人医疗保险资金的筹集与支付。农业工人与产业工人都属雇员，经济收入有保障，并且比较稳定，所以两者在医疗保险基金的筹措以及支付方式上都一样。保险基金来自雇主和雇员的交纳部分和政府的少量补贴，具体办法是雇员每月交纳工资的2.25%，雇主按雇员工资比例的6.3%交纳，政府补贴部分相当于雇员工资的0.45%，以上合计相当于雇员工资的9%。全国职工社会保险协会医疗保险基金的主要支出项目是：医疗保险机构的管理费用，所属医疗机构的建设和设备更新，所属医疗机构医务人员的工资及投保者的医药费用。

贫困农民的医疗费用筹集与支付。农村贫困居民的医疗服务由全国职工社会保险协会的农村事务部总协调员负责管理，由政府和协会签订协议，利用协会的人才和物力为没有能力支付医疗费用的贫困农民提供免费医疗救济，费用全部由政府负担。

农业工人的医疗保健服务由保险协会下属的医院提供，全国各级社会保险协会下设医疗机构500多所，为保险协会的参加者提供免费医疗。这些医疗机构分一级、二级和三级。第一级为诊所，只看门诊，设少量床位，第二级为综合医院，第三级为医疗中心，是最高水平的医疗机构。对协会成员的医疗实行划区逐级转诊的办法，约85%的病人都能在门诊得到医疗。贫困农民的医疗则由政府开办的医院提供，也可到政府与协会签订合同的诊所和医院医治。

第三节　国外农村医疗保障制度建设的经验启示

通过以上各国农村医疗保障模式的分析我们可以看出，各个国家虽然经济社会发展水平、政治文化背景都不相同，但每个国家都在努力探索和建立适合本国的农村医疗保障制度和医疗卫生服务体系，使之为解决各自国家农村人口的医疗服务需求问题发挥巨大作用，在一定程度上保证农民分享到现代工业文明的成果。它们的一些成功实践为沿海地区农村医疗保障体系的建立与发展提供了某些借鉴。

一、建立健全农村医疗保障制度，政府责无旁贷

从经济学上来说，国家对农村医疗保障的支持是一种投资，其回报主要是借

助于农民疾病损失的减少来间接计算的。西·舒尔茨指出，传统的经济理论认为，经济增长必须依赖于资本和劳动力的增加已不再符合今天的事实，对于现代经济来说，人的知识、能力、健康等人力资本的提高，对经济增长的贡献远比物质资本和劳动力数量的增加重要。人人享有基本医疗保健，显然有助于保护人力资源，改善劳动力整体素质，进而提高国家竞争力。❶ 从福利的角度看，医疗保健更是一种机会，高质量的医疗保健应当作为一种全体国民可以获得的权利，而不管他们的生活状况或经济地位如何。（林闽钢，2007）

虽然国外的医疗保障制度中有针对各种不同人群的险种，但是，无论是实行何种社会制度的国家，基本上都建立起了不同形式的社会基本医疗保险制度（见表 8-1）。保证广大民众的基本医疗需求，这种制度的建立，不仅解决了高收入阶层的医疗需求，同时，也满足了贫困人群的基本医疗需求。通过政府支持给予必要的救助，使全体成员不分城市居民和农村居民，不分富裕还是贫穷，都能够有权而且享受到基本的医疗卫生保健服务，并在控制因病致贫、因病返贫等方面，起到了非常重要的作用，收到了良好的社会效果。（李和森，2005）医疗保障制度承载着国家保障国民人人享有基本健康权益的责任。医疗保障制度的建设和完善一直是世界面临的难题，各国政府都在努力寻求建立一种适合本国国情、比较合理的医疗保障模式。

农民的医疗保障问题，必须得到中国各级政府的重视。建立和完善新型农村医疗保障制度，必须打破过去解决农民医疗保障问题的传统思路和“路径依赖”，以全新的思路和途径来解决农民的医疗保障问题，使解决农民医疗保障的可及性问题成为可能。在全面实施新型农村合作医疗制度的基础上，应加大医疗保障的力度，争取将仍被排除在医疗保障范围外的那部分农民通过医疗求助等方式纳入到医疗保障的范围中，在此基础上提高农民医疗保障的水平，将农村医疗保障纳入到城市一体化体系中，使农民的医疗保障制度与城镇职工医疗保障制度并轨，开创新时期农村医疗保障的新局面。

二、正确处理政府与市场的关系

医疗保障是一种准公共产品，具有一定的公益性，这就要求政府给予适当的

---

❶ 朱玲．政府与农村基本医疗保健制度选择［J］．中国社会科学，2000（4）．

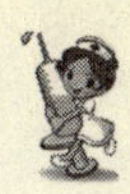

投入和支持。政府的参与是上述国家农村医疗保障制度得以正常运行的重要保证。从世界范围来看，由于农民收入及消费水平相对较低，尤其是对医疗服务消费的支付能力相对较低，所以除了少数国家外，世界各国都通过各种方式对农民参加医疗保障给予资助和补贴，尤其是泰国、韩国等国家政府在农民医疗保障中特别是资金筹集中承担了较大责任乃至主要责任，甚至马来西亚政府还承担了全部责任。美国虽然对一般农民参加商业医疗保险几乎不给予补贴，但对贫困农民参加医疗保障给予了财政补贴甚至全部免费。因此，在农村医疗保障建立中政府具有不可推卸的责任，尤其是要承担较大的资金筹集责任，这也是由医疗保障一定程度上的公共产品性质以及政府应该注重社会公平的社会责任所决定的。政府投入为主是世界各地区、各国的一般做法，据国际货币基金组织统计，2001 年全球所有的大洲或次大陆的卫生公共投入（含社会保障支出）占卫生总费用的比重都在 50% 以上，WHO 的 191 个成员中，已经有 106 个国家以税收作为医疗的主要筹资来源。❶ 农村合作医疗制度的解体和重建的失败，与政府缺乏必要的投入有很大关系，新型合作医疗的成功，与政府在资金上的大力支持和有效的管理是分不开的。

同时，国外的经验也告诉我们，医疗保障在一定意义上也是私人产品，受益者也应承担一定的责任，政府的责任也不是无限的。政府在建立农村医疗保障制度的过程中，要处理好政府与市场的关系。如实行国家医疗模式的国家，经过了半个多世纪的考验，这种全民免费的医疗保障制度都出现了许多问题。其中最主要的是国家财政负担过重；卫生管理机构臃肿，办事效率低下；医疗和服务质量低下，存在严重的“看病难”问题。而以市场化为主导的美国，尽管没有实现全民医保，但医疗开支却很庞大，医疗体系投入高而效率低，公平性也欠佳，“看病贵”成为许多美国民众的不能负担之重。

各国经验表明，过度政府化往往产生“看病难”的问题，而过度市场化往往产生“看病贵”的问题。社会医疗保障制度的理想模式是政府适度管制，是各相关利益方的一种协商对话机制。要处理好政府与市场的关系，既要积极发挥政府作用，适当运用行政手段，又要充分尊重和遵循市场规律，更大程度地发挥

---

❶ 包玉颖. 国外医疗保险模式及对江苏省建立医疗保障制度的启示，构建与完善现代医疗保障体系［M］. 南京：东南大学出版社，2008：31.

商业医疗保险的补充作用，增强制度的活力和效率。近年来沿海地区的商业保险公司积极参与新型农村合作医疗、城镇居民医疗保险等的经办管理工作（主要承担审核报销服务工作，并配合开展医疗行为管控），建立了“征、管、监”相分离的运行机制，提供了方便快捷的补偿服务，形成了多方共赢的良好局面，值得其他地区借鉴和参考。

三、建立适宜的医疗卫生服务体系是农村医疗保障制度顺利实施的关键

与其他保险不同的是，医疗保险制度的有效运行需要完善的医疗卫生服务体系和良好的医疗服务质量作保证。为了提高本国民众看病就医的可得性和可及性，各国政府在重视医疗保障制度建设的同时，也非常重视适合本国的医疗卫生服务体系建设。比如，英国、巴西、阿根廷建立了完善的三级卫生服务网，严格的分级转诊制度，并特别注重保健和预防宣传工作，还建立了不少体育场馆等公共保健设施，以降低患病率，从源头上节约医疗保险费的开支；还有一些国家为了控制医疗费用，社会保险机构自己设立医疗单位为被保险人提供服务；采用富有激励的支付制度，比如单病种收费制度；为了保证农村的医疗质量，针对偏僻地区，日本还制定了“赤脚医生”培养制度。巴西和印度尼西亚政府都特别重视对医疗服务者的激励，激发他们在农村开展医疗服务的积极性。

这些措施经验告诉我们，中国农村医疗保障体系的建设与完善农村医疗卫生服务是分不开的，需要根据我国农村的实际情况，在建立一套适合我国国情和农村的医疗保障制度的同时，还需要建立起一套完善的以预防保健为中心的农村公共卫生体系和以基本医疗服务为中心的农村医疗救治体系，形成预防控制疾病发生与基本医疗救治相结合、相配套的机制，减少疾病的发生，提高农村居民医疗的可及性和可得性。

四、加快农村医疗保障制度立法工作

在世界各国社会保障制度的发展过程中，疾病保障的立法是最早实施的。医疗保障制度无一例外都有法可依，在医疗保险基本法律法规的基础上，还在医疗保险基金的征集、管理和使用方面都有比较健全的法律体系，确保了医疗保险制

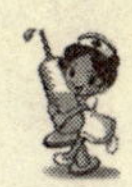

度的正常运行。

德国于1883年，就颁布了《劳工疾病保险法》，1884年颁布《工伤社会保险法》，1889年颁布《老年及残疾社会保险法》，以及后来颁布了《疾病保险费用控制法》、《联邦健康保险法规》、《农民医疗保险法》等多部医疗保障法律。英国1911年颁布《国民保险法》，1948年颁布《国家卫生法》，以及《国民救济法》、《国民工伤保险法》、《国民保健事业法》等多部法律。日本仅就社会福利方面就颁布过有名的六部法律，被称为“福利六法”。医疗保障方面，1922年颁布《健康保险法》，1938年颁布《国民健康保险法》，1961年全面修改《国民健康保险法》，实现了全民保险，而后又三次修改《国民健康保险法》。没有实行普遍医疗保险的美国，在1935年颁布了《社会保障法》。泰国在2001年试点成功的基础上于2002年颁布了《国民健康保险法》，赋予该项计划以权威性，这为以后该计划的实施奠定了基础，至今，这项全民医疗服务计划得到了有效实施。1922年，日本在亚洲首先通过了《健康保险法案》，1935年，医疗保险进一步扩大到南美洲的智利、阿根廷等国。有资料显示，截至1935年，通过立法建立了疾病或包含生育保障在内的国家达31个。（谭克俭、丁润萍等，2007）

目前，我国农村医疗保障制度只有中共中央、国务院《关于进一步加强农村卫生工作的决定》和卫生部、财政部、农业部《关于建立新型农村合作医疗制度的意见》等指导性文件，缺乏具体的用于指导实践的法律法规。因此国家应制定统一的农村合作医疗法规，以规定农村合作医疗的实施办法和相关合作医疗保险组织、村级合作医疗站的组建方法及其职能等国家应该通过相关的比较高层级的立法文件，对保障人权作全面的、具体的规范，对农民参与社会保险予以严格的乃至强制性的规定，最好是能够像其他国家一样做到强制参保。当然这项规定必须建立在不加重农民负担的前提之下，所以就更加要通过立法发挥政府，特别是基层地方政府的作用，以从长远上解决农民的医疗保障问题。

第九章　建立健全沿海地区农村医疗保障制度的政策建议

随着经济发展和人民生活水平的提高，农村居民的医疗保障需要逐渐呈现多元化。建立健全以新型农村合作医疗制度、农村公共卫生服务和农村医疗救助制度为主体、以商业医疗保险为补充的新型农村医疗保障制度是农村医疗保障统一于我国社会保障制度的必然选择。当前政府应以这个发展目标为导向，鼓励农民多渠道参与医疗保险，逐步提高保障水平，降低农民的健康风险。

第一节　建立健全沿海地区农村医疗保障制度的原则

一、政府主导的原则

农村医疗保障制度建设中政府要始终处于主导地位。综观既有的研究，尽管围绕农村医疗保障问题，存在政府主导与市场主导之争，但绝大多数研究者认为，医疗卫生保健服务不同于一般商品。单凭“看不见的手”不可能有效解决农村医疗保障中的市场失灵、消费不足或过度以及效率损失等问题。在市场经济条件下，市场机制在配置资源方面从总体上看是有效的，是主导性的，但在外部性很强、信息不对称的领域，市场往往失灵，导致资源配置效率降低，公共产品提供不足。经济学理论已经充分证明，市场机制缺乏提供公共产品的动机，也不能有效地提供公共产品。健康市场是市场机制难以有效发挥作用的典型领域，患者缺乏足够的信息，在医疗保险中，普遍存在逆向选择和道德风险。医疗卫生保健服务具有明显的消费外部性和公共产品特征，有效的组织形式和制度安排，是医疗保障制度效率最大化的内在要求。因此，需要政府和公共部门承担其公民医疗保障的责任。“绝大多数发达国家都为自己的国民提供由国家财政支持的全民

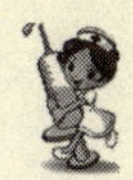

保健计划，而不是把患者和医护人员推向市场”。（王延中，2004）新中国成立以来我国农村医疗保障制度的起起落落的实践也证明，没有政府的介入和支持，公平高效地实施农村医疗保障制度只能是一句空话。因此，政府的重视和支持是建立农村医疗保障的根本和前提。也就是说，农村社会保障的建立必须充分发挥政府的主导作用。

政府在农村医疗保障建设中的主导作用主要体现在两个方面。一是建设主导作用。政府必须承担起对农村医疗保障事业的领导责任，进行科学决策，制定基本政策和发展规划，动员广大农民、相关部门和组织积极参与。二是投入主体作用。政府必须在农村基本医疗保障制度资金投入上承担主要责任，特别是在农村社会医疗保险建设和早期运作经费中，应该主要靠政府投入。政府应当把卫生投入重点转向切实保障初级卫生保健、公共卫生服务和广大城乡弱势群体的医疗保障和医疗救助上，引导和监督医疗卫生机构坚持公益性质和为人民服务的方向，逐步减轻群众医药费用的负担。

二、公平公正原则

世界卫生组织总干事陈冯富珍指出：卫生最需要坚持公平和正义。公平性是关乎生死的大事，每个人都应该公平获得拯救生命和促进健康的干预措施，无论是经济和社会原因，都不能否认这样的权利。❶ 卫生政策的公正原则应体现在三个层次：①卫生资源的公平、公正分配，即应按需要分配卫生资源；②卫生服务提供的公平和公正，即按需要提供卫生服务。③卫生服务支付的公平和公正，即根据支付能力来支付卫生费用。卫生保健的公平和公正既是国家卫生政策的基础，也是社会文明进步的重要标志。效益合理原则亦即最有效、最合理地利用卫生资源，同时减少或杜绝浪费的原则。（扈书霞，2007）

在当前实施的农村医疗保障制度中，不符合卫生服务领域公平公正的现象仍然存在。从卫生服务可及性观察，新型农村合作医疗在地理上的可及性和医疗保障的覆盖率方面较高，但在实际农民看病可及性和农民工医疗保障覆盖率方面仍较低；从筹资角度看，同一社区一样的筹资标准造成了“穷人补贴富人”现象，

---

❶ 陈冯富珍．卫生最需要坚持公平和正义［N］．健康报 2007-11-05（1）．

明显存在筹资的垂直不公平性；在投入方向上，具有明显的重治轻防倾向，从而不能获得良好的投入绩效，也削弱了农民参加的积极性。

新型农村医疗保障是一项旨在促进社会公平、协调发展的战略性政策。公平公正原则应贯彻始终。因此，在新型农村医疗保障制度目标的制定上，不仅仅只是关注经济视野下的“因病致贫、因病返贫”现象，而是要提供给农民最及时、便捷、有效的生命健康服务，以提高农民的整体健康水平，促进农村经济发展和社会的和谐稳定。在结构上，包括政府支持、规章制度、生命健康服务提供能力、参合率及贫困户参合率都要立足公益、公平原则进行设计。在过程中，从资金筹集、基金运行、管理监督、服务评价指标上立足公正兼顾效率，实现可持续性。在结果里，从参合者受益程度、满意度、服务利用度、疾病的社会风险等严格遵循自主、有利、不伤害、公正原则。

三、坚持因地制宜、逐步推进的原则

新型农村合作医疗制度的实施首先要考虑适应性的问题，从实际出发，先行试点，总结经验，不断完善制度设计，逐步扩大覆盖面，稳步发展是较好的发展策略。我国农村各地经济发展不平衡，农民收入水平和消费能力差异很大，不同的地区应选择不同的筹资水平及补偿水平。遵循这一原则的根本要求就是要根据不同地区和历史时期的社会经济发展水平，量力而行，循序渐进地发展。要随着农村社会经济的发展和农民收入的增加，逐步提高新型农村合作医疗制度的抗风险能力。在我国经济社会发展不平衡的情况下，也需要建立新型农村合作医疗的多种模式，从各地的实际出发，因地制宜地选择合作医疗模式。

逐步推进是指要贯彻医疗保障水平与地方政府财政支持能力、农村集体和农民费用承担能力相适应的原则，在实施区域、保障人群、保障范围、保障水平等方面要做到循序渐进。实施区域上要先从社会经济发展条件好的地方开始，总结经验后逐步推广到其他地区，保障人群先是有工作的农村人口后是全体，保障范围可以先是大病或住院后是门诊，保障水平由低渐高。

 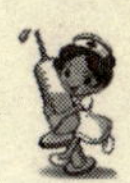

第二节 建立健全沿海地区新型农村医疗保障制度的政策建议

农村医疗保障制度体系的建立和完善是当前社会保障制度深化改革的最迫切任务之一，也是难度最大的一项工作。沿海地区为了尽快实现农村医疗保障体系建立和完善的目标，笔者提出如下建议。

一、完善新型农村合作医疗制度

（一）充分发挥农民主体意识，实现“高参合率”下的“高参与度”

社会政策揭示，在政策过程的互动之中，作为政策客体的目标群体并非单纯的政策承接者，而是具有积极的能动作用，其对待政策的态度与行为，会推进或阻碍政策过程，在事实上扮演着主体的角色。因此，在新型农村合作医疗制度中建立农民参与机制，充分发挥农民主体作用，是降低制度实施成本、确保新型农村合作医疗制度可持续发展的重要前提和途径。

我们的研究发现沿海地区农民对医疗保障有较强的需求，对新型农村合作医疗也显示出其高度的参与积极性。但这种高度的参与积极性只是表现在“高参合率”上，农民对新型农村合作医疗的相关事务并不关心，仅是一种被动的参合。因此，要充分发挥农民的主体意识，在实现“高参合率”的同时，也要激发农民参与新型农村合作医疗相关事务的热情，实现“高参与度”。

第一，遵循自愿的原则。坚持自愿原则意味着要尊重目标人群的意愿。在问卷中当未参与人群被问及如果强制性参保时，选择“会”的寥寥无几，可以说农民更乐于接受自愿，强制的作用适得其反。尤其在当前民主管理机制尚未形成的地方，选择自愿的效果要高于选择强制。在当前政府和医疗机构处于强势，而农民处于弱势的局面下，对农民来说，自愿退出权是一种有效的制约机制，能够激励管理者完善合作医疗方案设计、改善医疗服务。如果实行强制，合作医疗管理者和卫生服务提供者的激励机制都会改变。“强制”取消了农民“自愿”条件下的“投票权”，这项制度的下层监督就取消了，而来自上层的监督普遍是失效的，那么这项制度会很容易地偏离它本来设定的目标。也就是说，强制参与可能防范了居民的“逆向选择”，但是却带来了管理人员和卫生服务提供者的“道德

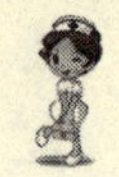

风险”。

只是农民对新型农村合作医疗的认识和接受需要一个过程，奉行自愿原则，有利于农民树立保险意识，长此以往，就慢慢形成了一种深入人心、自觉遵守的保险消费习惯，进而为推行法定保险创造条件。以现在的国情村貌民意，自愿还是首选。但时机成熟或者必要时可采用强制性手段并以法的形式来控制逆向选择，保障合作医疗基金的筹集，使农村合作医疗制度得以可持续发展。

第二，加强宣传，提高认识。一是各级政府要利用各种新闻媒介宣传，强化农民的风险意识和保险意识，提高农民的参合积极性和自觉性。二是对村干部和农民中的户主进行培训。可以依托基层党校先对村委中文化程度较高的人进行培训，让他们充分掌握新型农村合作医疗的政策内容，然后利用农闲或晚上时间，在村委的召集下，给农民中的户主讲解新型合作医疗的宗旨、目的、补偿程序以及农民在新型合作医疗中的权利和义务。比如，对于农民最关心的补偿问题和药品目录问题，给予详细讲解，并解答他们的疑惑，让农民对新型合作医疗是如何进行补偿等关键问题心中有数。同时，这也是了解农民想法的一个好途径。可以通过与农民的互动，了解他们的看法和想法，增进农民对政府的信任及对新型农村合作医疗制度的认同。

第三，大力加强农村文化建设，培育具有现代生活方式和思想观念的新农民。农民行为的改变首先是知识的改变。受教育的程度影响着政治参与的水平和质量，决定着现代民主政治发展的进程。针对农民不良的就医行为和参与意愿不强的现实，我们要通过各方面的、各种形式的教育和措施来改变农民的就医行为，培养农民的参与意识，改善农民参与的态度，提高农民的参与热情和参与能力。

首先，加强宣传教育，引导农民树立科学、合理的就医和现代保险观念。我们要从电视、广播或墙报等多方面积极向农民宣传健康知识和科学的防治观念。预防是最好的治疗方式，要号召广大农民学习健康卫生知识，平时多注意身体健康，遇到疾病时不害怕、不拖延，积极配合治疗。树立正确的健康保险意识，引导他们正确消费，减少可调节性开支。如从烟酒中节约，将非健康行为投资转为健康投资，这样既促进了支付意愿向支付能力的转化，又提高了合作医疗的筹资水平。

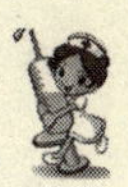

其次，培养农民参与意识和参与能力。人的行动是受思想指导与支配的，参与意识的有无、参与意识的强弱直接关系到参与行动能否发起、参与行动能否有效。在农民参与新型农村合作医疗制度的过程中，唤醒、培养和提高农民的权利意识和参与意识非常重要。要通过典型案例的分析与解剖，加强对农民的启发和引导，让农民充分认识参与合作医疗对自身生活的保障意义，认识到参与合作医疗中自己既有缴费的义务，同时也有知情权和监督权，认识到融入合作医疗体系是文明进步的体现。

再次，参与主体仅有强烈的参与热情和参与愿望还不够，还必须具备一定的参与能力，参与能力是提高参与行动效果和质量的重要前提。在参与新型农村合作医疗制度的过程中，参与主体的参与能力主要包括四个方面。一是知晓与熟悉新型农村合作医疗政策的能力；二是信息收集与概括能力；三是表达能力；四是一定的组织能力。

最后，积极探索农民参与的有效机制。农民参与机制是新型农村合作医疗制度可持续发展机制的重要组成部分。借鉴世界各国公民参与机制的成功经验并结合各地农村特点，根据当地风俗习惯、村民文化层次、信息来源、获取信息难易程度等诸多限制因素，采用符合当地实际的农民参与方法，如座谈会、农民听证会、村民意见公投、村民代表大会、民意问卷调查、入户访谈、举报与投诉等方式，鼓励更多的“无权的”或“沉默的”利益主体能够更加自由而充分地表达自己的医疗保障需求。在此基础上，通过民主决策、依法决策，形成科学的、有效的、能反映群众医疗保障需求的合作医疗政策，从而激发参与合作医疗的热情和责任感，使个人筹资由外在压力变为内在动力。

（二）进一步创新和完善新型农村合作医疗制度设计，增强制度吸引力

新型农村合作医疗的制度设计是影响农民参合意愿的重要因素，只有不断创新和完善这一制度，才能增强制度吸引力，提高农民的参合意愿。广大农民是新型农村合作医疗的切身体验者，他们对如何完善新型农村合作医疗有着自己的见解，我们要注重倾听农民的心声，根据农民意愿来创新和完善新型农村合作医疗制度。

对于如何改进新型农村合作医疗制度，调查问卷设计一道多项选择“你最希望制度哪些方面得到改进”，农民的选择依次是：460 户认为应当提高报销比例、

369户认为要简便报销手续、266户认为起付线要降低、253户选择扩大药品目录（见表9-1）。

表9-1　你希望哪些制度得到改进

	提高报销比例	简便报销手续	降低起付线	扩大药品目录
频次	460	369	266	253
百分比	34.12	27.37	19.74	18.77

注：这是一道多项选择，农民最多可选择三项，总数不是100%。

为了了解沿海地区农民对新型农村合作医疗的重点需求以及为了实现这些需求农民愿意付出什么样的代价，我们制作了矩阵表格并对福建省罗源县和闽清县定性访谈农民进行了调查。在计算了农民对每个项目的选择次数并将其作矩阵排序后发现，增加门诊报销，提高县级及县级以上医院的报销比例成为农民最大的需求。罗源县的农民希望提高所有级别医院的报销比例，而闽清县农民要求提高县级和省级医院的报销比例。

然而，农民们也知道，如果要实现这一目标，就意味着要增加参合费。但在矩阵排序表中显示（见表9-2），参合费和报销手续对村民而言并不是很重要，也就是说他们愿意多交参合费来达到“提高报销比例”的目的，使自己的健康更有保障。

表9-2　矩阵排序结果

	罗源县	闽清县
更高的报销比例	67%	73%
更高的报销比例，特别是在县和省一级的医院	0%	69%
药店及门诊补偿	76%	59%
针对老人的特殊报销体制	58%	74%
改变各级医院的报销限制（降低起付线并提高封顶线）	49%	44%
简化报销手续	16%	21%
降低新型农村合作医疗参合费	17%	7%

定性访谈结果与定量调查、矩阵排序结果相一致。

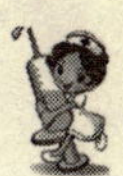

闽清农民8："假如我们在乡镇卫生院看病的话，我们就可以报销更多医疗费用。这一政策可能是根据农村现状而制定的，但我个人认为，在县医院或省级医院看的病都是重病，因此应该获得更多的报销。因为这些大病要花更多的钱治疗，比如在省级医院治疗的话至少得花几千元，一般人很难能承受得起。所以最好减少对县及省级医院的限制，增加这一级医院看病的报销比例。"

罗源农民6：慢性病哪有空去住院，慢性病又没办法住院的最好要报销。

闽清农民3：钱多补一点。报销70%、80%。农村人只有大病才会去住院，农村人只有实在不行了，才去住院，不会花得少。

闽清女小组讨论N9：明年有新政策吗？门诊能不能报？这是最关键的。

长乐男小组讨论N2：看病1万元以上，怎么报销，1万元以下怎么报销。在县城是小病，大病才会去福州，大病要提高一点。

慈溪市农民2：我最好政府宁波医院与慈溪医院同样对待，因为宁波近，方便，慈溪远，不方便。

蓬莱农民1：门诊这块就不用报销了，只要报销住院。查体（体检）这块，只要没报销过要给查查体（体检），查体不要流于形式。

晋江农民5：人生病已经很难受了，还要跑这边登记，跑那边报销，走冤枉路走得很多，要是在医院直接扣掉，比如说晋江市定点医院，我在里面看病，我费用多少，能报多少给我报多少，该报的给我报。

根据排序以及农民回答的结果可以得出，对于新型农村合作医疗该如何完善，农民们的建议是"报销比例提高一点，药费降一点"。具体主要集中在三点：一是合作医疗可以不报销小病门诊，但应该报销大病但不用住院的门诊，因为合作医疗资金必须用于最需要的地方。感冒等小病费用农民可以支付，但一些病，危害不轻，花费不少，无需住院，这种情况更多，而且也给家庭经济造成很重的负担，所以应该把门诊报销纳入农村合作医疗报销范围。二是大病报销比例要提高，现时的报销比例达不到减轻负担的效果。三是县（市）外医院的报销手续要简便。因此，我们应该从以下几个方面来完善和改进新型农村合作医疗制度。

第一，在模式选择上，应探索大病统筹与门诊统筹相结合的补偿制度，扩大受益面。

目前各地新型农村合作医疗保障目标大都定位为保大病，认为“大病”是造成农民“因病致贫，因病返贫”的主要因素，在筹资水平较低情况下，应以保大病作为主要目标。这样的制度设计为有效缓解农民因“生大病”而产生的经济困难发挥重要作用，但这也大大限制了新型农村合作医疗的受益面，因为农民“生大病”的概率毕竟是小的，而真正影响农村居民整体健康水平的是常见病和多发病。因此，我们在坚持以“保大病”为主要目标的同时，要积极探索大病统筹和门诊统筹相结合的补偿制度。一是把在门诊长期治疗的慢性病纳入新型农村合作医疗报销范围。这样能够极大满足农民的就医需求，将有利于慢性病人的治疗。如果农民确实需要治疗的疾病，比如高血压、糖尿病，他们却治不起，待在家里直到各种并发症出现后再去医院治疗，将延误及时治疗的机会。二是建立门诊补偿机制，对门诊医疗费用实行累计制。沿海地区农民对于“头疼脑热”的小病还是可以承受的。他们希望对于超过千元以上的医疗费用不管是门诊还是住院最好能给予一定的报销。而且有些门诊可以治疗的疾病由于新型农村合作医疗规定只报住院而住院接受治疗住院费用比门诊费用要高得多，这给新型农村合作医疗基金和参合农民都带来了很大的负担，也造成医疗资源的浪费。从我们对沿海地区农民对医疗补偿意愿的考察来看，在补偿模式的选择上，绝大多数人主张（59.2%）“看病了都按比例报销”，26.4%的人认为“门诊积累到一定数额报销”，12.3%的农民认为只要“住院报销”，2.1%的人选择“其他”（见表9-3）。

表9-3　农民对完善新型农村合作医疗制度的建议

	看病了都按比例报销	门诊累积到一定数额报销	住院报销	其他	总数
频次	591	263	123	21	998
百分比	59.2	26.4	12.3	2.1	100

因此，课题组认为，对门诊医疗费用应实行累计制，设计一定限额，在限额以上实行补偿。按医疗费用大小报销，体现了“大病大补偿，小病小补偿”，对

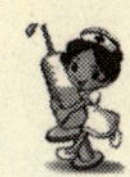

缓解农民“因病返贫”效果较好，农民比较拥护。

建立科学灵活的补偿制度，调整只保大病的医疗合作模式，选择“大病统筹与门诊统筹”相结合的补偿模式，将门诊长期治疗的慢性病纳入新型农村合作医疗报销范围，对门诊医疗费用实行累计制，这样可提高参合农民就医可及性，扩大受益，增强制度的吸引力。

第二，科学地确定补偿比例、起付线和封顶线。

补偿标准不高和报销比例偏低是影响新型农村合作医疗发挥其有效作用的主要原因，只有解决了这一问题，才能增强合作医疗对农民的吸引力，才会有利于合作医疗的长期发展。在具体工作中，一是要遵循以支定收、收支平衡的原则设计合理的补偿方案。在政策出台前，一定要认真做好基线调查，广泛征求农民意见，掌握第一手资料，科学制定各级医疗机构的补偿比例、起付线和封顶线。并对新型农村合作医疗的筹资、补偿、管理、监督等进行科学测算和成本收益分析，同时还应根据不同经济发展水平和地域特点，制定不同的政策方案供农民选择（如慈溪市），鼓励农民参与多种医疗保障，以维护农民的选择权。二是实行“以户为单位”的起付线设计方案。目前的参合方式原则上是“以户为单位”，这种方式可以防止由于信息不对称导致农民在参合意愿上的逆向选择行为。同时，我们认为在报销方式上也应该实现“以户为单位”。目前合作医疗的“以人为单位”的报销方式其实存在一个盲区。举例来说，假设有两个经济水平相当，各有三个家庭成员的参合农民。甲户一人得病，医疗费用达到起付线可享受报销；乙户三人均得病，医疗费用的总计和甲户相当或更多，但三人分开的费用没有达到起付线，因而不能享受报销。这对参合农民来说是不公平的。所以，必须要根据参合农民的家庭成员等指标制定不同的报销标准，消除这一盲区。

第三，简化报销程序。

能否及时、足额地领取到补偿金直接影响了广大农民对新型农村合作医疗的评价和认同感，县（市）外烦琐复杂的报销手续抑制了农民的参合意愿。因此，我们应该创新报销方法，简化报销程序以提高农民的满意度。一种方法可以考虑在报销方面充分发挥村组织的作用。县（市）外就医的农民的可报销医疗费用单据交到村委会即可。由村委会审核后转到乡镇合作医疗管理中心，乡镇管理中心先垫付，然后再到新型农村合作医疗管理中心进行结算，变“农民跑”为

"政府部门转"。另一种方法可以考虑实行医疗费用医院垫付制度。在定点医院设立新型农村合作医疗结算窗口或在原窗口增加新型农村合作医疗报销程序，参保农民在当地规定的任何一家定点医院就诊，都可以直接在该医院所设的新型农村合作医疗结算窗口交纳自付费用，一次性结算清楚。医院本身先垫付参合农民的医疗费，农民自己只出很少的一部分，最终由医院与新型农村合作医疗管理机构结算医疗费。这样的做法，不但能使农民及时、便捷地得到资金补偿，而且由政府部门充当"第三方购买人"的角色，可以制约医疗机构开大检查、大处方的行为。

（三）提高筹资水平，逐步缩小城乡医疗保障制度间的差距

缩小城乡医疗保障制度之间筹资及补偿水平的差距是构建城乡统一医疗保障制度的关键因素。新型农村合作医疗建立之初，考虑到农民收入水平，设置较低的筹资标准。现阶段，提高筹资水平不仅具有必要性，也具有可行性。一方面，中央政府从2006年已经几次提高中央政府和地方政府对农民参加新型农村合作医疗的补贴标准，这大幅度提高了新型农村合作医疗的筹资水平。另一方面，随着农村经济的发展以及政府惠农政策的实施，农民的收入正稳步增加。以现在的收入水平，农民承担每人每年10元的保险费是没有问题的，并且还有一定的提升空间。我们的调查发现，对于新型农村合作医疗制度设计中要求个人要缴纳一定的费用的认识，绝大部分农民是认可的。据调查，个人能接受的参合费用（见表9-4）：10元（44.1%），20元（32.2%），30~50元（16.8%），50~100元（3.9%），100元以上（3.0%）。定性访谈结果，福建省农民大多能接受的参合费用在10~30元，慈溪市和蓬莱市较多农民认可交30~50元。这与各地的经济发展水平是相适应的。2008年福建省农民个人缴费都是10元，浙江省慈溪市是40元，山东省蓬莱市是15元，说明提高筹资水平具有可行性。家里有老人的更愿意多交。

表9-4　农民接受的参合费用　　单位：元

	10	20	30~50	50~100	100以上	总数
频次	417	297	161	35	27	937
百分比	44.5	31.7	17.2	3.7	2.9	100

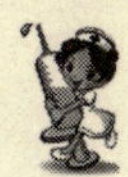

（四）改善医疗服务水平，加强对定点医院的监管，增强农民对制度的信任度

定点医疗机构是新型农村合作医疗制度的重要利益体，定点医疗机构的运行状况直接影响农民对新型农村合作医疗的信任度。调查中，农民对定点医院诟病较多，反映的主要问题有：乡镇卫生院技术及设备落后、定点医院分布不合理以及定点医疗机构的逐利行为。因此，我们要改善定点医疗机构服务水平，加强对定点医疗机构的监管，增强农民对制度的信任度。

一是发挥政府在宏观调控、资源配置与整合中的主导作用。在市场经济环境下，政府在新型农村合作医疗制度中的作用首先是宏观调控作用。作为宏观调控者，政府要做好两方面工作。

1. 调整农村医疗卫生资源的布局，加强乡镇卫生院及村卫生室建设

沿海地区各省（市）应在区域卫生规划基础上，根据农村地理环境、人口分布、病人流向来重新配置农村医疗卫生资源。打破部门体制的限制，克服以往县乡卫生体系机构重叠现象，将县乡医院、卫生防疫站、妇幼保健站、计划生育指导站，以及传染病、地方病防治机构进行有效整合，减少机构运行成本，提高卫生资源利用效率。对那些离县级（二级）医疗机构过近的、生存能力很差的乡镇卫生院，实行撤、并、转，或转型成社区医疗服务中心。而对那些偏远地区的设备简陋的卫生院进行资金倾斜，建成中心卫生院，提高偏远地区农民就医的可及性。鼓励社会力量兴办农村民营医疗机构，参与农村医疗卫生服务，适应广大农民多层次、多元化的卫生服务需求。在选择定点医疗机构上也应这样，对所有医疗机构应一视同仁，只要具备资质和条件都要考虑在内，不应有亲疏之分，给农民更多的选择机会，更好地满足农民医疗需求；要大力加强村卫生室建设，把它纳入农村整个卫生服务体系，承担由乡镇卫生院交给的公共卫生信息报告、健康档案建立、常见病初级诊治和转诊等农村公共卫生项目相关工作。按照相邻相近、便利群众的原则，根据人口分布、服务半径和医疗需求，合理设置村卫生室，逐步达到“每个行政村至少有一个卫生室”的要求；加强行业管理，整顿农村医药市场秩序，实行医药分开，完善药品集中采购办法，扭转农村医药价格混乱的局面，切实降低医疗费用。

2. 重视乡镇卫生院建设，提高医护人员素质

为了合理引导参合农民的就医行为，应鼓励农民常见病、多发病在所在地乡

镇医疗机构就医，关键在于提高卫生院的就医条件、医护人员的技术及经验。因此要加强人才队伍建设，应分层次地加强对农村医务人员的培训，特别是加强农村全科医生的教育培养，提高乡村医生的业务技能，提高医疗服务的质量与数量。使卫生院医技和临床岗位人员以大专学历为主体，护理人员以中专学历为主体，村医以中专学历为主体。

二是政府要进一步加大农村医疗卫生建设的投入力度。农村基本医疗服务是一种准公共产品，政府应加大对农村医疗卫生资源的投入，提高新型农村合作医疗制度的公平性。政府公共投资主要包括两方面：一是在私人资本不愿投资的阶段或领域，政府应改变医疗卫生投资上的城市导向，扩大农村卫生基础设施的投资建设，提高农村医疗卫生资源的质量与水平；二是在合作医疗的筹资补偿方面，由于农民收入有限，政府必须给予公共资金支持，共同建立合作医疗基金。特别是对于经济发达地区中欠发达地区的偏远海岛与山区，省市级政府要加大转移支付的力度，强化公共资金的引导作用。政府还应改变财政资金的拨付方式，明确不同层级政府间的投入责任，保证公共资金按期足额到位，切实保障农村居民的基本医疗保障需求。

三是要加强对定点医疗机构的监管。医患双方信息不对称使得农民在新型农村合作医疗中处于劣势，定点医疗机构利用其信息优势的逐利行为直接损害了农民的利益，也是农民意见集中反应的方面。一方面，要加强对定点医疗机构的监管，规范其执业行为。各级政府应对各定点医疗单位进行监管监督，切实维护百姓利益，对发放的医疗保险资金进行跟踪监管。同时要加大对违规医疗机构的惩罚力度，增加定点医疗机构的违规成本。对诱导参合农民过度医疗、严重套取或变相套取合作医疗基金等违法行为的定点医疗机构，应给予通报或取消其定点医疗机构资格。另一方面，要引入外部竞争。打破定点医疗机构的“终身制”，引入退出机制，强迫定点医疗机构规范自身行为。在完善医疗市场监督体系的基础上，适当扩大定点医疗机构的范围，把医疗水平高和服务态度好的医院（包括民营医院）纳入合作医疗体系。通过建立竞争机制，形成多方参与的医疗卫生服务供给格局，这样既有利于降低药品价格，又有利于提高服务水平，使新型农村合作医疗真正惠泽广大农民。

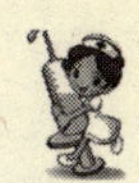

（五）探索适合流动人口实际情况的制度设计，积极引导流动人口参加新型农村合作医疗

随着经济的发展，我国广大农民已不再完全囿于土地，外出务工人员不断增长，而我国的新型农村合作医疗显然没有关注到农民阶层内部结构的分化及农村人口流动性的增强，没有充分考虑流动人口实际情况的制度设计制约了农民参与新型农村合作医疗的热情。我们的调查从职业、经济收入、教育程度及认知状况的差异来考察农民的参合意愿，发现“经济收入高”，教育程度在“本科及以上”，对新型农村合作医疗“很清楚”的农民，其参合意愿反而更低。深入考察的结果得知，这部分群体往往是农村中的“精英”，是外出务工的主要力量，而新型农村合作医疗不适合流动现实的制度设计是其不愿意参合的重要因素。可见，探索适合流动人口实际情况的制度设计，对于提高农民的参合热情，促进新型农村合作医疗的可持续发展都具有重要意愿。

从中央政策上看，农民工可以参加城镇职工的医疗保险，也可以参加新型农村合作医疗，但我们应该正视绝大多数农民流动的频繁性和其最终要回到农村的现实。因此，对于那些在城市有定居意愿的群体，可考虑参加城镇职工的医疗保险。而对绝大多数的农村流动人口，积极引导其参加新型农村合作医疗才是明智之举，适合流动人口的制度设计则是其中的关键因素。大部分流动农民不愿意参加新型农村合作医疗的原因在于返乡就医高额的成本费用以及在城市就医低补偿比例之间的矛盾，要化解这一矛盾，可考虑从以下几个方面入手。

一是要探索在农民工务工城市确定新型农村合作医疗的定点医疗机构。我们可以尽量增加在城市里收费较低的市级医院和社区非营利卫生服务站作为新型农村合作医疗的定点医疗单位，使流动农民不用返乡，在城市也可以及时、便捷就医。

二是要适当提高补偿比例。在制定和调整统筹补偿方案时，要切实考虑外出务工农民返乡就医的高额成本及给对其工作生活造成的不便。可以适当提高农民工在城市就医的补偿比例，以减轻农民工返乡就医之苦。

三是继续坚持“以户为单位”的参合原则。在当前我国农民自我保障意识不高、对新型农村合作医疗互助共济原则认识不深的情况下，“以户为单位”的参合原则能在较大程度上缓解因信息不对称所造成的逆向选择问题。这一原则，对于促进流动农民参加新型农村合作医疗也具有重要作用。因为制度设计问题，流动农民在参合意愿上更倾向于“不参加”，但考虑到家中的“留守老人”和“留守儿童”也会参加。虽然这样有“不得已而为之”的意味，但这对于促进流动人口参合以及制度本身的可持续发展却具有重要意义。因为人口流动对年龄具有很大的选择性，相关的研究表明，年龄较小者较年长者更容易迁移。（赵耀辉，1997；段成荣，2000）如果流动人口不愿意参合而又没有相关制度加以制约的话，那么参加新型农村合作医疗的就只有老人和儿童，这对制度本身的可持续发展也是个极大的隐患。当然，我们应该明确的是，“以户为单位”的参合原则只是权宜之计，要吸引流动农民参加新型农村合作医疗的根本举措应是探索适合农民工实际情况的制度设计。

（六）创新和完善新型农村合作医疗制度的运行机制

第一，创新筹资机制。

能否保障资金的有效供给，建立科学合理、稳定可靠的筹资机制，是农村医疗保障制度顺利实施运行的关键和前提。根据经济学理论和国际经验，医疗保障“从资金上来讲，广泛地依靠公共基金（税收及社会保险费）比依靠私人基金更能节省成本”。（李和森，2005）为了解决当前向农民筹资难、成本高以及筹资的不稳定及地方政府的违规行为，可以考虑由政府财政收入全部承担农民的基本医疗保障费用，保证农民最基本的医疗需求。中央和地方各级财政根据负担能力按一定比例承担。有研究表明，个人总筹资达到 90 元，报销比例就可以达到 50% 以上（唐立健，2006），这是农民能够接受的最低报销比例。2007 年我国乡村人口 7.4544 亿人，按照每人 100 元补助，需要资金 745.44 亿元，而 2007 年我国财政总收入达到 5.13 万亿元。[1] 财政投入新型农村合作医疗的补助资金仅占政府财政收入的 1.5%。加上地方政府承担的一部分费用，我国政府完全有足够的财力为新型农村合作医疗制度原本农民缴费的部分全额买单。当然，随着社会进步，人们对医疗卫生的需求将不断增加，医药费用也会不断增加，因此筹资水平也将进一步提高，农民个人承担一定的保险费用也是必然。但那时农民收入和保险意识已经提高了，自然参加的积极性与主动性也增强了，制度运行的成本也

[1] 温家宝. 2008 年政府工作报告. 中国网.

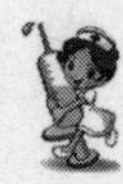

将降低。

第二，创新管理监督机制。

1. 明确新型农村合作医疗组织定位

课题组认为新型农村合作医疗制度本身具有社会保障的公共职能，只有坚持政府对新型农村合作医疗的主导地位，将新型农村合作医疗纳入社会保障系统，明确新型农村合作医疗隶属社会保障部门，从组织架构上明确定位，把新型农村合作医疗报销、城乡困难群众医疗救助的操作职能归入到县社险办（医保经办机构）的工作机制中。在劳动和社会保障部门中设立农村医疗保险管理中心，负责新型农村合作医疗基金的管理、使用、审核、结保等具体业务，并会同财政、审计等部门对农村合作医疗资金收支、运行情况进行监管和风险控制。通过对医疗费用的审核、支付行使对新型农村合作医疗定点医疗机构的监管责任。卫生局作为医疗卫生行业的行政主管部门负有对所有医疗机构监管的主要责任，县农医办作为县卫生局的临时机构负责农村合作医疗相关政策的制定。

把新型农村合作医疗整合到劳动和社会保障部门，有利于整合社会保险信息化网络资源和管理力量，减少政府对结报体系的投入，降低运作成本，提高效率。同时，也有利于新型农村合作医疗管理职能与操作机制的分离，实现有效监管。

2. 充分发挥农民主体作用，加强民主管理

当前可以考虑把监督管理的关口前移，充分发挥群众力量，优化新型农村合作医疗监督管理结构。在已成立的乡管理委员会中增加农民代表数量，及时集中和反映农民对新型农村合作医疗的看法、想法。在村级应该成立新型农村合作医疗管理小组，成员由村民代表大会选出。职责是广泛听取村民对互助医疗方案的意见和监督方案的实施，及时向乡管理委员会反映情况。应该发扬协商式民主的精神，让农民自己的代表进入合作医疗管理委员会，切实发挥作用，做好信息公开。对于本县合作医疗筹资方案、补偿方案和其他配套政策的变动，需要经过村民代表听证，再由合作医疗管理委员会审议通过。同时，要改变合作医疗监督委员会虚置的局面，对其组成人员进行改组，使监督委员会的组成更具代表性，让更多的农民代表参与其中。监督委员会的监督也要定期化，并赋予其在解决问题上的否决权或搁置权。唯有如此，才能有效监督合作医疗的运行，保证其可持续

发展。更为重要的是，要探索与扶植农民自己的健康合作社组织，通过民主化的机制保证农民参与新型农村合作医疗的决策与监督。

3. 继续完善当前行之有效的监督管理制度

建立健全人大监督、司法监督、财政与审计监督，加快和完善信息化建设，坚持“三公示”制度。

二、完善农村医疗救助制度

进一步健全和完善农村医疗救助制度，要加大政府支持力度，充分发挥社会力量的作用，扩大医疗救助范围，提高救助水平，重点解决好农村五保户、特困户等贫困家庭的医疗困难问题。为此，需要创新医疗救助方式方法。

医疗救助政策已不仅仅是保证新型农村合作医疗制度顺利实施的必要补充，而成为新型农村合作医疗制度的有机组成部分。为此，应不断创新农村医疗救助的方式方法，鼓励多方面的社会力量参与到农村社会救助活动中来，并使尽可能多的贫困人群能享受到医疗救助的利益。具体医疗救助方式包括：进行医疗费用补助；资助交纳合作医疗或其他基本医疗保障制度的保险费用；开设福利医院、福利药店，实行医药费用减免。具体方式是，救助对象凭医疗救助卡在这些部门看病、购药时，直接享受免费或优惠待遇；定期组织专家开展义务巡诊，向农村贫困家庭提供免费或价格低廉的医疗服务；鼓励社会组织主动开展慈善救助。

三、切实加强农村公共卫生建设

良好的公共卫生体系不仅能够维持和提高居民的生存能力，而且还能促进人力资源的普遍发展，对于促进宏观经济的增长也具有重要作用。因此，建立国家公共卫生体系，为居民提供公共卫生保障是国际上通行的做法。

预防保健在性质上不同于单纯的医疗卫生服务，其需求是长期的、全面的，不可能是阶段性、局部性的任务。这也决定了公共预防保健工作必须常抓不懈。过去我们创造的以三级医疗预防保健网、合作医疗制度和乡村医生队伍为内容的三位一体卫生模式是一个宝贵的经验，这种模式实际上是源于一种“大卫生”战略。“大卫生”战略，是立足于“预防为主”和“人人健康”的卫生观，卫生系统从封闭变为开放，以“人人享有卫生保健”为目标，将预防、保健、医疗、

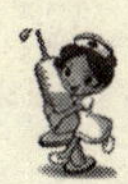

康复结合成一个整体进行系统综合操作。必须将公共卫生建设上升为新型农村医疗保障的重要组成部分，与新型农村合作医疗、医疗救助工作统筹考虑，切实发挥其在提高农民健康水平方面的作用。

沿海地区相对中西部来说，经济实力、农村公共卫生和基本医疗服务体系基础要好得多。因此，沿海地区政府要坚持公共医疗卫生的公益性质，强化政府责任和投入，加强公共卫生体系建设。着手研究建立城乡统一的社区公共卫生管理制度，探索社区全程健康服务模式，实行社区慢性病动态管理、传染病防控和健康综合促进。完善社区责任医生制度，力争早日让农民也拥有自己的责任医生，在属地社区卫生服务机构建有自己的健康档案，享有责任医生提供的公共卫生和基本医疗服务，共享经济社会发展成果。

四、鼓励农民通过购买商业医疗保险的方式来实现自我保障

由于政府提供的社会保障体系能抵御的疾病风险有限，保障的资金额度有限，难以满足部分富裕群体的医疗需求。沿海地区有些生活水平较高的农民愿意另外拿出一部分资金用于医疗保障。但由于商业医疗保险缴费水平高、理赔程序复杂以及前几年商业保险公司的不诚信，使农民参加商业医疗保险还有许多顾忌。为了进一步推动商业医疗保险的发展，至少可以从两方面考虑：一是划分社会医疗保险和商业医疗保险的范围，将补充医疗保险划归商业医疗保险经营。因此，应用法律的形式界定社会保险的经营范围就很有必要。对于社会保险管辖范围的，商业保险不应插手；而属于基本医疗保险范围以外的领域，社会保险管理机构也不应干预。二是进一步完善和落实扶持商业医疗保险发展的政策。政府要建立一种与保险公司的协商机制，通过一定政策引导，支持商业保险公司开发各种适合农民需要的补充性住院医疗保险和重大疾病医疗保险等险种，以满足农民不断增长的医疗需求。

五、优化新型农村医疗保障制度建设的外部环境

第一，提高医疗保险基金的统筹层次，逐步实行地（市）级统筹。建议在全市范围内实现医疗保险基金的互助共济和风险分散，提高抗御大病风险的能力。为了解决市级统筹造成的“穷县补贴富县”现象，可以根据各县（市）的

经济水平制定不同的缴费标准，比如，经济富裕县多交一点，贫困县少交或不交，但农民享受的补贴是一样的，从而有利于提升医疗筹资的公平性。这对推进城乡一体合作医疗制度的建立也具有重要意义。

第二，积极推进现代农业的发展以增加农民收入。在积极推进现代农业发展的同时，完善现行的农村土地流转制度，并在这一基础上更加有效地增加农民收入，从而提高农民的筹资能力，使潜在的医疗需求转化为现实的医疗需求。

第三，加快建立健全农村社会保障体系。养老、医疗等社会保障制度和最低生活保障等社会救济、福利制度存在着相互制约和相互促进的关系。搞好了养老保障与医疗保障，可为保障对象解除后顾之忧，减少因病致贫和需要救济的老年人群，进而促进社会救济事业的发展；搞好社会救济，可以帮助贫困人群解决基本生活问题，从而促使其搞好生产经营，增加收入，从而积极参与养老保障与医疗保障。反之，农村养老保障、医疗保障与社会救济之间关系处理不好，都难以发展。从目前情况看，大部分沿海地区的农村养老保障制度还没有真正建立起来，最低生活保障制度也存在覆盖面窄、保障水平低等诸多难题。因此，在完善新型合作医疗制度的同时，也要加快农村养老保障制度、最低生活保障制度等农村社会保障体系建设，早日实现农民的国民待遇，共享经济社会发展成果。

第四，改善农村道路设施和交通状况。由于新型农村合作医疗为农民共担大额医疗费用，偏远山区的农民可以到卫生院看病，使卫生服务可及性得到改善，就医行为良性改变。但交通不便的地方农民参合后就医行为变化不大。因此，一要修路，改善山区交通；二是政府增加投入，尽量给卫生院配备救护车。

第五，加快地方立法建设步伐，从法律上保证新型农村医疗保障制度各项制度的顺利实施。鉴于现阶段新型农村合作医疗制度的实施主要依靠政治动员和行政推动，而缺少法律制度的有效保障，导致出现诸如筹资来源的不稳定、管理措施的随意性、政策缺乏权威性与稳定性等一系列问题。因此，加快地方立法建设对新型农村合作医疗制度的可持续发展关系重大。一是要从法律上保证合作医疗基金的收缴与政府投入，确保新型农村合作医疗制度实施的可靠财源；二是从法律上对新型农村合作医疗基金筹资、使用、管理和监督过程等加以明确和规范；对农民、农村集体、政府财政在资金筹集中的权利义务关系，对各级政府在合作医疗资金划拨中的职责进行规范；对农民、合作医疗资金管理机构、医疗服务机

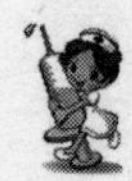

构之间的权利义务关系及对医疗服务机构的服务规范，包括医疗诊治技术规范、医疗保险报销目录、检查和治疗费用的控制标准等从法律制度上加以明确规定，以便于操作执行。

六、以流动人口为先行者，积极推进城乡医疗保障制度的一体化建设

沿海一些地区农村医疗保险城乡一体化，已经开了一个较好解决农民就医难的问题的好头，但还有待进一步深化和完善，才能真正满足农村居民的医疗需求。随着沿海地区城市化进程的加快，农民收入水平的不断提高，以及农民医疗要求的提高，应做到城乡完全的医疗保险一体化，即不分城市和农村，不分职工和农民，执行完全统一的政策，除根据收入水平的不同，个人交纳的资金有差异和坚持就近就医的原则外，其他完全同城镇职工一样，实行一种医保政策，一套医保方案。

推动城乡医疗保障体系的一体化建设，一方面可以通过不断提高新型农村合作医疗的筹资水平，缩小城乡医疗水平差距来实现，另一方面可以考虑以农村流动人口为先行者，通过这部分群体加入城市医疗保障制度来实现。当前实现城乡统一的医疗保障制度可以从两方面着手：一是把农村合作医疗与城镇居民医疗保险合并，让农民与城镇居民自由选择参与的类型；二是把长期在城市务工、工作相对稳定、流动性较小的进城农民，纳入到城镇职工基本医疗保险制度之中，与城镇职工享受同等的医疗保障待遇。使农民工患病时能够得到与城镇职工相同的补偿金额。当农民工已融入城镇职工基本医疗保险体制之中，就填补了他们未能参与新型农村合作医疗制度的空白。

参考文献

[1] 全国新型农村合作医疗运行良好 [N]. 人民日报，2007-11-14.

[2] 卫生部统计信息中心编. 中国卫生统计年鉴 [M]. 北京：中国协和医科大学出版社，2003.

[3] 卫生部统计信息中心编. 卫生改革专题调查研究——第三次国家卫生服务调查社会学评估报告 [M]. 北京：中国协和医科大学出版社，2004.

[4] 卫生部统计信息中心. 中国新型农村合作医疗进展及其效果研究 [M]. 北京：中国协和医科大学出版社，2007.

[5] 韩俊，罗丹. 中国农村卫生调查 [M]. 上海：上海远东出版社，2007.

[6] 王红漫. 大国卫生之论——农村卫生枢纽与农民的选择 [M]. 北京：北京大学出版社，2006.

[7] 陈佳贵，王延中主编. 中国社会保障发展报告 [M]. 北京：社会科学文献出版社，2008.

[8] 谭克俭，丁润萍等. 新型农村合作医疗理论与实践研究 [M]. 北京：中国社会出版社，2007.

[9] 李华. 中国农村合作医疗制度研究 [M]. 北京：经济科学出版社，2007.

[10] 郑功成. 社会保障学 [M]. 商务印书馆，2000.

[11] 张金马. 公共政策分析：概念、过程、方法 [M]. 北京：人民出版社，2004.

[12] 赵曼，张广科. 新型农村合作医疗保障能力研究 [M]. 北京：中国劳动社会保障出版社，2009.

[13] 李和森. 中国农村医疗保障制度研究 [M]. 北京：经济科学出版社，2005.

[14] 吴明. 医疗保障原理与政策 [M]. 北京：北京大学医学出版社，2003.

[15] 许文兴. 农村社会保障 [M]. 北京：中国农业出版社，2006.

[16] 丁少群，李桢. 我国新型农村合作医疗制度及其可持续发展研究 [M]. 厦门：厦门大学出版社，2007.

[17] 王靖元. 新型农村合作医疗滚动筹资理论与实践 [M]. 北京：北京大学医学出版

社，2006.
[18] 潘宝骏. 公共管理统计学 [M]. 福州：国际炎黄文化出版社，2005.
[19] 关信平. 社会政策概论 [M]. 北京：高等教育出版社，2004.
[20] 杨翠迎. 中国农村社会保障制度研究 [M]. 北京：中国农业出版社，2003.
[21] 应松年. 行政程序法立法研究 [M]. 北京：中国法制出版社，2001：28 -29.
[22] 许正中. 社会医疗保险：制度选择与管理模式 [M]. 北京：社会科学文献出版社，2002.
[23] 李宁. 中国农村医疗卫生保障制度研究 [M]. 北京：知识产权出版社，2008.
[24] 王龙兴. 卫生经济学的理论与实践 [M]. 上海：上海交通大学出版社，1998.
[25] 李小云，左停等. 2005 年：中国农村情况报告 [M]. 北京：社会科学文献出版社，2006 .
[26] 张琪. 中国医疗保障理论、制度与运行 [M]. 北京：中国劳动社会保障出版社，2003 .
[27] 黄佩华，迪帕克. 中国：国家发展与地方财政 [M]. 北京：中信出版社，2003.
[28] 范斌. 福利社会学 [M]. 北京：社会科学文献出版社，2006.
[29] 张枢贤主编. 社区医学 [M]. 北京：北京大学医学出版社，1994.
[30] 世界银行. 1993 年世界发展报告：投资于健康 [M]. 北京：中国财政经济出版社，1993 .
[31] 郑杭生. 社会学概论新修 [M]. 北京：中国人民大学出版社，2003.
[32] 中国卫生年鉴 2003 [M]. 北京：人民卫生出版社，2003.
[33] 马克思恩格斯选集（第 1 卷）[M]. 北京：人民出版社，1995.
[34] 马克思. 资本论（第 3 卷）[M]. 北京：人民出版社，1975.
[35] 马克思恩格斯选集（第 3 卷）[M]. 北京：人民出版社，1995.
[36] 列宁全集：第 17 卷 [M]. 北京：人民出版社，1959.
[37] 列宁全集：第 25 卷 [M]. 北京：人民出版社，1986.
[38] 马克思. 资本论（第 1 卷）[M]. 北京：人民出版社，1975.
[39] 郭崇德. 社会保障学概论 [M]. 北京：北京大学出版社，1992.
[40] 吕虹. 收入分配和社会保障制度 [M]. 天津：天津人民山版社，1997.
[41] 郑功成. 中国社会保障制度变迁与评估 [M]. 北京：中国人民大学出版社，2002.
[42] 郑功成. 中国社会保障论 [M]. 北京：中国劳动社会保障出版社，2009.
[43] 樊明. 劳动市场制度对劳动供给的影响 [J]. 南大商学评论，2005（4）.
[44] 汤质如. 建立健全农村健康保障制度的必要性及改革思路 [J]. 中国农村卫生事业管理，2002（7）.
[45] 肖严华. “后危机时期”中国社会保障制度的完善 [J]. 学术月刊，2009（11）.
[46] 梁鸿. 论农村医疗保障制度的地位和作用 [J]. 中国卫生经济，1998（1）.

[47] 萧庆伦. 中国农村合作医疗要更新 [N]. 健康报，2001 - 03 - 01.

[48] 方黎明，顾昕. 突破自愿性的困局：新型农村合作医疗中参合农民大病花费与收入比较激励机制与可持续发展 [J]. 中国农村观察，2006 (4).

[49] 汪时东，叶宜德. 农村合作医疗制度的回顾与发展研究 [J]. 中国初级卫生保健，2004 (4).

[50] 柳拯，全国农村医疗救助现状、问题与对策 [J]. 长沙民政职业技术学院学报，2005 (3).

[51] 马其波，唐根富. 农村医疗救助基金利用的影响因素与对策建议 [J]. 中国卫生经济，2006 (12).

[52] 王保真，李琦. 医疗救助在医疗保障体系中的地位和作用 [J]. 中国卫生经济，2006 (1).

[53] 吴建，张亮. 农村医疗救助对象确定中的公平性测度 [J]. 中国卫生经济，2007 (6).

[54] 吴佳. 中国农村医疗救助政策研究 [J]. 中国发展，2007 (4).

[55] 吴建，张亮. 农村医疗救助政策执行阻滞的利益分析 [J]. 医学与社会，2008 (4).

[56] 顾昕. 城市医疗救助体系建设的战略选择——从救济型向发展型模式过渡. 维普资讯 http://www.cqvip.com.

[57] 唐钧. 城乡医疗救助制度的发展、现状和前瞻 [EB/OL]. 中国价值网，http://www.chinavalue.net/article/61030_11.html,2007 - 04 - 01.

[58] 朱玲. 农村医疗救助项目的管理成本和效率 [J]. 中国人口科学，2006 (4).

[59] 陈爱云. 农村医疗救助的功能、存在的问题及对策探讨 [J]. 中国初级卫生保健 2008 (2).

[60] 朱庆生. 积极稳妥地推进中国新型农村合作医疗制度建设 [D]. ISSA 第 28 届全球大会中国特别全会报告之五，2004 - 09 - 17 .

[61] 朱玲. 政府与农村基本医疗保健保障制度选择 [J]. 中国社会科学 2000 (4) .

[62] 林闽刚. 中国农村合作医疗制度的公共政策分析 [J]. 江海学刊，2002 (3) .

[63] 谢圣远. 农村合作医疗度的历史回顾与发展反思 [J]. 中国卫生经济，2005 (4) .

[64] 董忠波. 我国新型农村合作医疗的筹资问题 [J]. 云南社会科学，2004 (3).

[65] 刘远立等. 论新形势下合作医疗成败的关键点 [J]. 中国卫生经济，1999 (4).

[66] 王延中. 如何保障农民的健康 [J]. 经济研究参考，2002 (35).

[67] 朱玲. 农民看病吃药究竟该如何提供保障 [J]. 中国社会保障，2000 (8).

[68] 陈秋霖. 农村合作医疗为何推行困难——需求角度的解释 [J]. 社会科学战线，2003 (4).

[69] 程岚. 农村医疗保障——构建和谐社会中的“短板”[J]. 江西财经大学学报, 2005 (5).

[70] G. 布罗姆, 汤胜兰. 中国政府在农村合作医疗保健制度中的角色与作用 [J]. 国际医药卫生导报, 2003 (15).

[71] 王红漫, 高红, 李化, 李政. 我国农村卫生保障制度中政府角色的定位 [J]. 北京大学学报 (哲学社会科学版), 2003 (4).

[72] 萧庆伦. 合作保健制度——发展中国家卫生资金筹集策略 [J]. 中国卫生经济, 1993 (1).

[73] 李华. 新型农村合作医疗制度的制约因素与发展对策 [J]. 求是, 2005 (10).

[74] 李培福. 关于完善我国社会保障立法的思考 [J]. 时代经贸, 2007 (7).

[75] 徐正华, 张发祥. 试论新型农村合作医疗中的政府责任 [J]. 东华理工学院学报 (社会科学版), 2005 (1).

[76] 唐敏等. 新型农村合作医疗制度创新 [J]. 经济问题探索, 2007 (5).

[77] 吴新慧, 孙秋云. 农村合作医疗制度差异性研究 [J]. 理论前沿, 2004 (5).

[78] 韩留富. 我国农村医疗保障的变革、创新及政府调控 [J]. 中国矿业大学学报 (社会科学版), 2003 (3).

[79] 谢冰洁. 新型农村合作医疗政策实施中的偏差、评估与改进 [J]. 法制与社会, 2007 (6).

[80] 柴志凯, 孙淑云. 新旧农村合作医疗制度比较新论 [J]. 中国农村卫生事业管理, 2007 (10).

[81] 葛恒云. 新型农村合作医疗可持续发展问题研究 [J]. 中国卫生经济, 2006 (12).

[82] 张朝阳. 新型农村合作医疗制度相关因素分析 [J]. 中国卫生经济, 2004 (8).

[83] 官波. 镇江市新型农村合作医疗制度实践之浅析 [J]. 卫生软科学, 2006 (4).

[84] 刘雅静. 新型农村合作医疗筹资问题研究 [J]. 湖南农业大学学报 (社会科学版), 2007 (3).

[85] 王延中. 我国公共卫生制度的问题及出路 [J]. 中国卫生经济, 2004 (2).

[86] 王俊华. 中国农村公共卫生: 问题、出路与政府责任 [J]. 江苏社会科学, 2003 (4).

[87] 陈健生. 公共卫生发展的财政制度安排 [J]. 财经问题研究, 2004 (10).

[88] 孙菊. 我国公共卫生支出的发展效应分析 [J]. 中国软科学, 2003 (11).

[89] 李卫平, 石光, 赵琨. 我国农村卫生保健的历史、现状与问题 [J]. 管理世界, 2003 (4).

[90] 张元红. 农村公共卫生服务的供给与筹资 [J]. 中国农村观察, 2004 (5).

[91] 朱玲. 农村健康教育和疾病预防 [J]. 中国人口科学, 2002 (5).
[92] 湖北省疾病预防控制中心. 公共卫生体系建设中需要解决的问题和思路 [J]. 湖北预防医学杂志, 2004 (1).
[93] 李晓西. 建设我国公共卫生体系的若干思路 [J]. 发展, 2003 (2).
[94] 陈竺. 中国公共卫生的现状及未来 [J]. 管理视角, 2004 (11).
[95] 王彦锁, 张淑先. 公共卫生概念新思考 [J]. 中华临床与卫生, 2004 (4).
[96] 龚志成. 对加强农村公共卫生体系建设的思考 [J]. 中华医院管理杂志, 2005 (2).
[97] 雷海潮, 葛延风, 王列军. 完善公共卫生体制需要注意的几个问题 [J]. 医院领导决策参考, 2005 (17).
[98] 王列军, 葛延风. 农村医疗保障制度建设需全面调整思路 [J]. 医院领导决策参考, 2005 (16).
[99] 张仲芳. 中国农村医疗卫生保障制度研究的文献综述 [J]. 求实, 2009 (9).
[100] 刘文海. "十二五"期间我国社会发展面临的挑战. http://www.leaders-re.com/news.aspx? id=8123. 2010-01-12.
[101] 张里程等. 社会资本对农民参与新型农村合作医疗支付意愿的影响 [J]. 中国卫生经济, 2004 (10).
[102] 夏冕. 影响农村合作医疗农民意愿的因素分析 [J]. 中国初级卫生保健, 2004 (7).
[103] 顾昕, 方黎明. 自愿性与强制性之间——中国农村合作医疗的制度嵌入性与可持续性发展分析 [J]. 社会学研究, 2004 (5).
[104] 叶琪, 潘再见. 新型农村合作医疗制度与农民行为分析 [J]. 辽宁工程技术大学学报, 2006 (1).
[105] 蒋远胜. 家庭风险分担机制对农村医疗保险需求的影响 [J]. 人口与经济, 2003 (1).
[106] 顾海, 唐艳. 强制性制度变迁与农户理性不及的反应 [J]. 农业经济问题. 2006 (11).
[107] 梁小华, 周立. 农民参与新型合作医疗影响因素分析 [J]. 医学教育探索, 2006 (5).
[108] 孙洪军, 郑立军. 新型农村合作医疗参合率不高的原因及对策分析 [J]. 卫生经济研究, 2006 (2).
[109] 陈磊等. 农民参加新型农村合作医疗意愿的影响因素分析 [J]. 中国健康教育, 2007 (6).
[110] 林晨. 中部地区农民参加农村新型合作医疗的影响因素分析 [J]. 农业经济问题, 2007 (1).
[111] 杨文选, 杨艳. 新型农村合作医疗应重视农民的参与意愿——以陕西省旬阳县为例

[J]. 农业经济问题，2007（8）.

[112] 彭现美，周静静. 农民参与新型合作医疗意愿及影响因素分析［J］. 中国初级卫生保健. 2007（8）.

[113] 王红漫，顾大男，杜远举，邓喜先，王宏艳. 新型农村合作医疗参与、满意度及持续性的影响因素分析［J］. 中国人口科学，2006，（5）.

[114] 余仕荣. 推行新型农村合作医疗制度难点问题的思考团［J］. 中国农村卫生事业管理，2004（3）.

[115] 冯显威，陈曼莉. 论发展多种形式的我国农村医疗保障制度［J］. 中国卫生经济，2005（11）.

[116] 丁少群，尹中立. 农村医疗保障新型农村合作医疗该向何处去［J］. 中国卫生经济，2005（3）.

[117] 李卫平，张里程，朱佩慧. 中国农村医疗保障的制度选择［J］. 中国卫生经济，2002（1）.

[118] 饶江红，刘雪斌，胡延庆. 农村医疗保障制度模式选择的比较研究［J］. 南昌大学学报：人文社会科学，2003（6）.

[119] 陈健生. 新型农村合作医疗筹资制度的设计与改进［N］. 中国改革论坛，2005－04－22 .

[120] 黎东生. 新型农村合作医疗制度的几个关键性问题研究［J］. 卫生软科学，2005（2）.

[121] 左延莉，胡善联等. 新型农村作医疗门诊统筹模式与家庭账户模式的比较研究［J］. 中国卫生经济，2006（12）.

[122] 田庆丰，雷卫河. 新型农村合作医疗试点县农民医疗费用分析和补偿比例测算［J］. 郑州大学学报（医学版），2005（5）.

[123] 方黎明，顾昕. 突破自愿性的困局：新型农村合作医疗中参合的激励机制与可持续性发展［J］. 中国农村观察，2006（4）.

[124] 李美娟，王丽等. 我国新型农村合作医疗现行模式比较分析 http://www.ahnw.gov.cn/2006nwkx/html/{38C229D5-E8EE-4313-8880-10AE3B8EDEF9},2005－10－16.

[125] 林闽钢. 我国农村合作医疗制度治理结构的转型［J］. 农业经济问题，2006（5）.

[126] 丁学东，张岩松. 公共财政覆盖农村的理论和实践［J］. 管理世界，2007（10）.

[127] 季平. 农村医疗保障制度形式比较与选择［J］. 中国卫生经济，1998（11）.

[128] 李怡，宋军. 对西方和马克思社会保障理论的现代诠释［J］. 马克思主义研究，2009（12）.

[129] 丁元竹. 界定基本社会保障均等化的几个问题 [J]. 行政管理改革, 2010 (3).

[130] 凌文豪. 论马克思恩格斯的社会保障思想 [J]. 河南大学学报 (社会科学版), 2008 (5).

[131] 王瑞娟. 论马克思主义社会保障思想及其当代意义 [J]. 广州社会主义学院学报, 2008 (4).

[132] 桑春红. 马克思恩格斯的社会保障理论及其启示 [J]. 兰州学刊, 2007 (9).

[133] 梅哲. 马克思恩格斯的社会保障思想研究 [J]. 马克思主义研究, 2005 (6).

[134] 韦樟清. 马克思主义社会保障基金理论及其当代意蕴 [J]. 社会主义研究, 2008 (1).

[135] 王俊华. 论 21 世纪苏南农村医疗保障体系的创新 [J]. 学海, 2000 (6).

[136] 刘少娟, 潘宝骏, 郑振佺. 福建省 9 县市新型农村合作医疗运行综合评价 [J]. 海峡预防医学杂志, 2008 (1).

[137] 潘宝骏, 郑振佺. 福建省新型农村合作医疗运行概况与政策建议 [J]. 海峡预防医学杂志, 2006 (6).

[138] 福建省新型农村合作医疗技术指导组. 福建省新型农村合作医疗 5 年来运行绩效研究 [J]. 福建医药杂志, 2009 (5).

[139] 郑振佺. 福建省农村卫生服务系统的现状分析与对策建议 [J]. 福建医科大学学报: 社会科学版, 2006 (4).

[140] 丁少群. 建立福建省农村医疗保障体系构想和政策建议 [J]. 东南学术, 2005 (4).

[141] 童峰. 浙江省农村医疗保障体系的研究 [D]. 浙江大学硕士学位论文, 2006.

[142] 浙江省发展改革委课题组. 浙江省促进新型农村医疗卫生服务体系建设对策研究 [J]. 中国经贸导刊, 2005 (24).

[143] 张瑞萍. 我国西北农村医疗保障制度调查研究 [D]. 兰州大学硕士学位论文, 2006.

[144] 张朝阳. 浙江省新型农村合作医疗试点效果评价 [D]. 复旦大学博士学位论文, 2007.

[145] 王兰芳. 水平、影响与发展: 江苏新弄农村合作医疗的研究 [D]. 南京农业大学博士学位论文, 2006.

[146] 吴建龙, 江莉玲, 朱敏. 江阴市推行农村住院医疗保险制度的情况思考 [J]. 中国农村卫生事业管理, 2002 (3).

[147] 金健宏, 谢云龙等. 昆山市实施农村居民基本医疗保险的探索与思考 [J]. 中国农村卫生事业管理, 2006 (8).

[148] 王冬. 上海市嘉定区新型农村合作医疗制度评价研究 [D]. 复旦大学硕士学位论文, 2009.

[149] 邵德兴. 杭州新型农村合作医疗制度模式及其绩效的比较研究.

[150] 林晓坦. 沿海经济发达地区农村医疗保障制度的研究 [D]. 厦门大学硕士学位论文, 2006.

[151] 陈锶. 沿海发达地区新型农村合作医疗模式及其对湖北省的借鉴 [D]. 武汉科技大学硕士学位论文, 2006.

[152] 程念, 付晓光, 汪早立. 我国东部地区新型农村合作医疗运行情况分析 [J]. 中国卫生经济, 2009 (3).

[153] 付晓光, 程念, 杨志勇等. 中部地区新型农村合作医疗运行情况分析 [J]. 中国卫生经济, 2009 (10).

[154] 任钢, 付晓光, 汪早立. 西部地区新型农村合作医疗运行情况分析 [J]. 中国卫生经济, 2009 (11).

[155] 陈迎春, 唐圣春等. 东中西部地区农村卫生发展比较 (一) [J]. 中国卫生经济, 2006 (2).

[156] 韩俊, 罗丹. 中国农村医疗卫生状况报告 [J]. 中国发展观察, 2005 (1).

[157] 左延莉, 胡善联, 傅卫等. 2004 年全国新型农村合作医疗资金使用情况分析 [J]. 中华医院管理杂志, 2006 (4).

[158] 2004 中国农村贫困状况监测公告 [EB/OL]. 国家统计局网站, 2005-04-21.

[159] 陈曼莉. 中国农村医疗保障制度模式研究 [D]. 武汉大学硕士学位论文, 2006.

[160] 陈兴宝等. 富裕地区农村居民对现行合作医疗制度的评价与支付意愿研究 [J]. 中国卫生资源, 2001 (2).

[161] 毛正中, 蒋家林等. 新型农村合作医疗方案比较研究 [J]. 中国卫生事业管理, 2005 (7).

[162] 卫生部农村卫生管理司, 卫生部新型农村合作医疗研究中心. 2003~2007 年全国新型农村合作医疗 (试点) 工作会议资料汇编 [M]. 2007.

[163] 福建省新型农村合作医疗领导小组办公室. 福建省新型农村合作医疗文件汇编: 第三册 [M]. 2008.

[164] 陈秋霖. 农村合作医疗为何推行困难? [J]. 社会科学战线, 2003 (4).

[165] 王俊华. 新型农村合作医疗制度的合法性与合理性研究 [J]. 江苏社会科学, 2006 (5).

[166] 王思斌. 农村社会保障制度建设的政策过程分析 [J]. 文史博览, 2005 (22).

[167] 杨红燕. 政府间博弈与新型农村合作医疗政策的推行 [J]. 云南社会科学, 2007 (1).

[168] 姚兆余, 张娜. 农村居民就医行为及其影响因素的分析 [J]. 南京农业大学学报 (社

会科学版)，2007（3）.
[169] 程丽香. 现阶段农村社会阶层的分化与重组［J］. 中共福建省委党校学报，2000（11）.
[170] 李全生. 农村社会分层标准浅析［J］. 烟台大学学报（哲学社会科学版），2003（4）.
[171] 国务院办公厅转发卫生部等部门关于建立新型农村合作医疗制度意见的通知. 国办发［2003］3号.
[172] 国务院办公厅转发卫生部等部门关于进一步做好新型农村合作医疗试点工作指导意见的通知. 国办发［2004］3号.
[173] 郭振宗. 促进新型农村合作医疗可持续发展的对策建议［J］. 中医药农村卫生事业管理，2008（5）.
[174] 徐辉，丁煜. 论社会保障政策制定中的公众参与［J］. 中国行政管理，2005（1）.
[175] 孙洪军，郑立军，徐兴富. 新型农村合作医疗参合率不高的原因及对策分析［J］. 卫生经济研究，2006（2）.
[176] 肖慧欣，陈烈平. 新型农村合作医疗实施过程中的公民参与问题浅析［J］. 中国农村卫生事业管理，2008（5）.
[177] 朱俊生. 农村社会保障制度中的主体行为研究［R］. 首都经贸大学，2006.
[178] 朱玲. 政府与农村基本医疗保健保障制度选择［J］. 中国社会科学，2000（4）.
[179] 唐立健，沈其君等. 农村居民合作医疗的支付能力［J］. 第四军医大学学报. 2007（1）.
[180] 汪宏，张里程等. 中国农村合作医疗的受益公平性［J］. 中国卫生经济，2005，24（2）.
[181] 王延中. 论新世纪中国农民医疗保障问题［J］. 经济管理文摘，2002（8）.
[182] 饶克勤，李青. 多项式 Logistic 回归分析在患者就诊行为影响因素研究中的应用［J］. 中国卫生统计，1999（2）.
[183] 毕天云. 论构建新型农村合作医疗制度农民参与机制的理论基础［J］. 学习与实践，2008（3）.
[184] 吴国文. 论建立新型农村合作医疗保险制度的基本问题［J］. 中国农村卫生事业管理，2003（7）.
[185] 吴仪. 扎扎实实做好新型农村合作医疗试点工作［EB/OL］. 新华网，2003-02-29.
[186] 夏新斌. 公共卫生投融资机制的理论模型与国际经验［J］. 卫生经济研究，2006（2）.
[187] 辛怡，张丽丽. 中国农村互助医疗制度的可持续性分析——基于贵州省开阳县的调查. 中国初级卫生保健，2006，20（1）.
[188] 许梦博，许罕多. 新型农村合作医疗保险资金筹集模式研究［J］. 当代经济研究，

2007 (10).

[189] 赫双英. 认同与观望——山东省新型合作医疗制度的实地研究 [R]. 山东大学硕士学位论文, 2006.

[190] 李华. 理性政府与理性农民间的简单博弈——新型农村合作医疗保险制度进入机制分析 [J]. 学习与探索, 2007 (4).

[191] 李林贵. 山东省新型农村合作医疗评价研究 [D]. 山东大学学位论文, 2006.

[192] 刘明慧, 我国农村医疗卫生融资机制选择 [J]. 财政研究, 2004 (7).

[193] 崔香芬, 姚兆余. 社会政策视角下新型农村合作医疗实施现状调查与思考 [J]. 江西农业大学学报 (社会科学版), 2008 (2).

[194] 王翌秋. 中国农村居民医疗需求研究 [D]. 南京农业大学博士学位论文, 2008.

[195] 方黎明, 顾昕. 突破资源自愿性的困局: 新型农村合作医疗中参合的激励机制与可持续性发展 [J]. 中国农村观察, 2006 (4).

[196] 吴新慧. 我国农村合作医疗研究综述 [J]. 中州学刊, 2004 (3).

[197] 左树岩, 鞠秀荣. 探索合作医疗制度下的大病补偿比 [J]. 中国卫生事业管理, 2001 (1).

[198] 李良军, 杨树勤等. 保险因子的初步研究 [J]. 中国农村卫生事业管理, 1994 (4).

[199] 田庆丰. 对促进新型农村合作医疗可持续发展的思考 [J]. 中国卫生事业管理, 2005 (2).

[200] 马安宁, 管延羡. 农村合作医疗改革框架及效果 [J]. 中国农村卫生事业管理, 1999 (7).

[201] 罗敏, 高梦滔, 顾昕. 给付结构设计与新型农村合作医疗的可持续性 [J]. 卫生经济研究, 2007 (9).

[202] 肖湘雄. 西部新型农村合作医疗资源型筹集方式新探 [J]. 生产力研究, 2007 (9).

[203] 马培生. 农村医疗救助制度必须改革 [J]. 中国合作经济, 2005 (6).

[204] 时正新. 中国的医疗救助及其发展对策 [J]. 国际医药卫生导报, 2002 (11A:).

[205] 国务院. 农村医疗救助基金管理试行办法 [S]. 中华人民共和国国务院公报, 2004 (28) 10-11.

[206] 杨红燕. 建立农村医疗救助制度的若干难点分析 [J]. 卫生经济研究, 2005 (5).

[207] 罗莉. 独立的农村医疗救助制度初探 [J]. 卫生政策, 2005 (1).

[208] 张振忠. 中国农村建立贫困人口医疗救助制度研究 [J]. 中国卫生经济, 2002 (11).

[209] 李琦. 发达国家弱势人群医疗救助制度对我国的启示 [J]. 卫生经济研究, 2004 (10).

[210] 郑向涛，武瑞雪. 农村医疗救助体系存在的问题及其完善思路 [J]. 卫生经济研究，2005 (4).

[211] 张旦，闾斌，华利明. 创新合作医疗制度 推进城乡医疗保障一体化 [J]. 中国农村卫生事业管理，2004 (12).

[212] 吴建龙，江莉玲，朱敏. 江阴市推行农村住院医疗保险制度的情况思考 [J]. 中国农村卫生事业管理，2002 (3).

[213] 周鸣宇. 农村合作医疗保险结算方式的实践与探索 [J]. 中国农村卫生事业管理，2004 (12).

[214] 吕美行. 对农村医疗保障制度构建的理论思考 [J]. 卫生经济研究，2001 (6).

[215] 仇雨临. 国外医疗保险制度的主要问题与改革 [J]. 卫生经济研究，2002 (5).

[216] 朱铭来. 政府与市场如何在医保体系中分担角色 [N]. 金融时报，2007-07-19.

[217] 包玉颖. 国外医疗保险模式及对江苏省建立医疗保障制度的启示，构建与完善现代医疗保障体系 [M]. 南京：东南大学出版社，2008：31.

[218] 林闽钢. 中国农村合作医疗制度的公共政策分析 [J]. 江海学刊，2002 (3).

[219] 杨团. 农村新型合作医疗政策需要反思 [J]. 科学决策，2005 (6).

[220] 张文兵. 中国农村卫生医疗保障制度建设路径 [J]. 中国农村经济，2003 (3).

[221] M. 因方特等. 智利社会保障改革历程 [J]. 经济社会体制比较，2000 (6).

[222] 中华人民共和国国家发展和改革委员会赴巴西、阿根廷考察小组. 巴西、阿根廷医疗卫生服务体制考察报告. http://www.sdpc.gov.cn/shfz/t20060515_68973.htm.

[223] 杨惠芳，陈才庚. 墨西哥和巴西的农村医疗保险制度及其对中国建立农村新型合作医疗制度的几点启示 [J]. 拉丁美洲研究，2004 (5).

[224] 丁纯. 当代四大医疗保障制度模式典型国家绩效实证比较 [J]. 当代经济文汇，2005 (4).

[225] 高连克. 德国医疗保障制度变迁及其启示 [J]. 社会科学辑刊，2005 (6).

[226] 曹俊山，孙国桢. 国际医疗保障制度全民覆盖情况的比较研究 [J]. 中国卫生资源，2007 (6).

[227] 李彬，张禄生. 解读国外农村卫生保障体系的启示 [J]. 医学与社会，2007 (12).

[228] 郭永松. 国内外医疗保障制度的比较研究 [J]. 医学与哲学（人文社会医学版），2007 (8).

[229] 丁润萍. 国外农村医疗保障的经验及对我国的启示 [J]. 经济问题，2007 (4).

[230] 代志明，何洋. 国外农村医疗保障制度的解读与借鉴 [J]. 经济纵横，2005 (2).

[231] 扈书霞. 关于新型农村合作医疗的几个伦理问题的分析 [J]. 中国医学伦理学 2007 (2).

[232] 陈冯富珍. 卫生最需要坚持公平和正义 [N]. 健康报, 2007 - 11 - 05 .

[233] 赵耀辉. 中国农村劳动力流动及教育在其中的作用经济研究 [J]. 经济研究, 1997 (2).

[234] 段成荣. 关于当前人口流动和人口流动研究的几个问题 [J]. 中国人口年鉴, 2000 (1).

[235] 张自宽. 中国农村初级卫生保健工作的发展 [J]. 中国农村卫生事业管理 1988 (1).

[236] 张自宽, 朱子会, 等. 关于我国农村合作医疗保健制度的回顾性研究 [J]. 中国农村卫生事业管理, 1994 (6).

[237] 何金颖, 社会保障中的政府责任—兼评中国的政府责任问题 [J]. 南都学坛 (南阳师范学院人文社会科学学报), 2003 (6).

[238] 郭曰君, 吴新平. 以宪法为依据, 保障公民的社会保障权—从宪法修正案第二十三条谈起 [J]. 辽宁大学学报 (哲学社会科学版), 2004 (4).

[239] 安树昆. 论公民的社会保障权 [J]. 云南行政学院学报, 2004 (1).

[240] 李乐平. 论社会保障权 [J]. 实事求是, 2004 (3).

[241] 都春雯. 对社会保障经济增长效率和社会分配效率的思考 [J]. 人口与经济, 2004 (6).

[242] 方盛举. 论健全社会主义市场经济的公平——兼论当前我国社会保障制度的理论基石扛 [J]. 经济问题探索, 2003 (11) .

[243] 景天魁. 底线公平与社会保障的柔性调节 [J]. 社会学研究, 2004 (6) .

[244] 景天魁. 城乡统筹的社会保障: 思路与对策 [J]. 思想战线, 2004. (1) .

[245] 肖泽晟. 宪法学——关于人权保障与权力控制的学说 [M]. 北京: 科学出版社, 2003: 241.

[246] 董保华主编. 社会法原论 [M]. 北京: 中国政法大学出版社, 2001: 308.

[247] 钟明钊主编. 社会保障法律制度研究 [M]. 北京: 法律出版社, 2000: 95.

[248] 李迎生. 论政府在农村社会保障制度建设中的角色 [J]. 社会科学研究, 2005 (4) .

后 记

建立健全农村医疗保障制度是我国社会转型背景下的客观要求，也是社会主义新农村建设和实现城乡社会统筹发展的重要任务之一。几年来，我始终关注着新型农村合作医疗制度实施的进程，并不断搜集有关农村医疗保障制度建设的理论资料，同时，作了大量的田野调查，也对农村医疗保障推进过程中出现的问题进行了思考和研究，形成一些文字在相关刊物上发表。为了更深入地研究这一问题，在2007年，我以“沿海地区农民参与新型农村合作医疗行为研究”为题申报了国家哲学社会科学基金项目，并有幸获得立项，本书正是在该课题研究报告的基础上进一步扩充形成的。

本书能够顺利完成并出版，与老师、领导、朋友和家人的支持与理解是分不开的。首先要感谢福建省江夏学院副院长、厦门大学叶文振教授，江夏学院传媒学院院长黄陵东教授、中共福建省委党校程丽香教授的热心指导和不断鼓励。感谢中共福州市委党校常务副校长陈志昇、副校长游伯垄、副校长林秀玲的关心与支持。感谢中共福州市委党校理论教研部主任刘淑娟老师的关心与支持。感谢福建省卫生厅医改处处长、福建省新型农村合作医疗领导小组副组长陈烈平教授的指导与支持，也感谢课题组成员的帮助与支持，感谢我家人的理解与支持。

由于国家对农村医疗保障的重视，近几年，学术界对农村医疗保障问题也给予了极大的关注。我在研究农村医疗保障制度理论过程中，收集了相关的文章，其中有不少观点得益于学术界同行的研究成果，并尽量将他们的研究成果包括或总结到本书中去，本书已将这些成果及作者列在书后，在此表示我对他（她）们的衷心感谢！

由于个人能力所限，本书是粗浅的，存在一些缺憾甚至谬误之处，敬请各位读者批评指正。

林淑周

2010年5月于福州